HYPNOTISMUS UND MEDIZIN

GRUNDRISS DER LEHRE VON DER HYPNOSE UND DER SUGGESTION MIT BESONDERER BERÜCKSICHTIGUNG DER ÄRZTLICHEN PRAXIS

VON

HOFRAT DR. L. LOEWENFELD
NERVENARZT IN MÜNCHEN

MÜNCHEN UND WIESBADEN
VERLAG VON J. F. BERGMANN
1922

ISBN-13:978-3-642-90056-3 e-ISBN-13:978-3-642-91913-8
DOI: 10.1007/978-3-642-91913-8

Softcover reprint of the hardcover 1st edition 1922

Vorwort.

Mein Werk „Hypnotismus“, Handbuch der Lehre von der Hypnose und der Suggestion,“ ist seit Jahren vergriffen, eine Tatsache, welche mir den Gedanken nahe legen mußte, eine neue Auflage herzustellen. Allein die traurigen Folgen, welche uns der Weltkrieg auf literarischem und wirtschaftlichem Gebiete brachte, sowie persönliche Verhältnisse gestatteten mir nicht, den mir an sich sehr sympathischen Gedanken zur Ausführung zu bringen. Hiermit war jedoch mein Wunsch nicht beseitigt, das mit dem Handbuche begonnene Werk, wenigstens in beschränktem Umfange, fortzusetzen, und das Ergebnis dieses Wunsches ist die hier vorliegende Schrift.

Ich habe mich in derselben bemüht, die für den Arzt erforderlichen Kenntnisse auf dem Gebiete der Hypnose und der Suggestion und ihrer Verwertung für Heilzwecke dem jetzigen Stande der Wissenschaft entsprechend, wenn auch in gedrängter Kürze, darzustellen.

Man kann nicht von jedem Arzte verlangen, daß er sich mit hypnotischer Behandlung befaßt, allein jeder Arzt muß im Interesse seiner Patienten über die Leistungen der hypnotischen Behandlung im allgemeinen und bei einzelnen Krankheiten im besonderen unterrichtet sein. Deshalb wurden die Indikationen der Hypnotherapie in eingehender und streng kritischer Weise behandelt. Ich ließ es mir aber auch angelegen sein, den Ärzten, welche mit Hypnotherapie sich zu befassen wünschen, die hierfür erforderliche Anleitung zu geben. Es geschah dies durch ausführliche Schilderung der für den Anfänger nach meiner Erfahrung besonders geeigneten Hypnotisierungstechnik und Erteilung aller jener Ratschläge, deren Berücksichtigung für eine kunstgerechte hypnotische Behandlung unerläßlich ist.

München, im Oktober 1921.

Der Verfasser.

Inhalts-Übersicht.

I. Kapitel.

Geschichtliches.

Die wissenschaftliche Erforschung des Hypnotismus ist eine Frucht der Neuzeit. Während über diese Tatsache kein Zweifel besteht, sind die Ansichten der Autoren darüber sehr geteilt, wie weit die Kenntnis hypnotischer Phänomene und die Kunst, solche hervorzurufen, in die Vergangenheit zurückreicht. Nach den Äußerungen mancher Schriftsteller auf hypnotischem Gebiete ist eine gewisse Bekanntschaft mit hypnotischen Zuständen bis in das graue Altertum zu verfolgen und verfügten die Kulturvölker des Altertums über verschiedene Mittel, solche hervorzurufen. Von anderer Seite wird dies bestritten, und insbesondere hat sich Regnier in seiner verdienstvollen Arbeit „Hypnotisme et croyances anciennes“ gegen diese Annahme ausgesprochen.

Zugunsten derselben ist die Tatsache anzuführen, daß schon im Altertum zu wahrsagerischen und religiösen Zwecken vielfach Prozeduren angewandt wurden, welche nach unseren derzeitigen Kenntnissen geeignet sind, hypnotische Zustände herbeizuführen. So war zweifellos bei den alten Kulturvölkern bereits das Anstarren glänzender Gegenstände, von Metallflächen (sogenannter Zauberspiegel), Kristallen, Gefäßen etc. in Gebrauch, um einen für prophetische Leistungen geeigneten Geisteszustand zu erzielen. Wir wissen gegenwärtig, daß die Fixation glänzender Gegenstände zu den Hypnose erzeugenden Mitteln gehört, und es liegt deshalb die Annahme sehr nahe, daß die durch das Anstarren bei den Alten bewirkten psychischen Veränderungen dem Gebiete der Hypnose angehörten.

Nach den Mitteilungen Brugsch-Paschas, welche sich auf in dem sogenannten gnostischen Papyrus enthaltene Angaben stützten, wurden von den gnostischen Sekten in Ägypten im 2. Jahrhundert n. Chr. Schließen der Augen und Streichungen zur Erzeugung von Hypnosen verwendet, die sie zu Wahrsagezwecken ausnützten. Brugsch-Pascha ist der Anschauung, daß die Kenntnis hypnotischer Zustände, welche die Ägypter in den ersten Jahrhunderten n. Chr. besaßen, ein Erbteil viel älterer Epochen bildete.

Von manchen Seiten wurde auch der Zustand, in welchem die delphischen Pythien und die Sibyllen des Altertums ihre Orakelaussprüche erteilten, als hypnotischer Somnambulismus betrachtet, eine Auffassung, welche wie Regnier zeigte, der Begründung ermangelt.

Auch an Hinweisen auf eine Verwertung der Hypnose zu Heilzwecken fehlt es bei den Alten nicht gänzlich. So wird berichtet, daß Asklepiades aufgeregte Kranke durch Reibungen in Schlaf versetzte.

Wichtiger ist die Tatsache, daß eine Sekte indischer Asketen, die Jogis (Yogins), sich wie noch gegenwärtig, so schon vor Jahrtausenden durch eine Reihe komplizierter Prozeduren in einen Zustand zu versetzen verstand, dessen Zugehörigkeit zur Hypnose nach den Ermittelungen der neueren Zeit nicht zu bezweifeln ist — den sogenannten Yogaschlaf. Wir werden uns mit diesem an späterer Stelle eingehender beschäftigen.

Im Mittelalter erfuhren die jedenfalls spärlichen Kenntnisse hypnotischer Erscheinungen, welche das Altertum überliefert haben mochte, keine Vermehrung.

Auch in den ersten Jahrhunderten der neuen Ära wurde es mit dem Stand des Wissens auf hypnotischem Gebiete nicht besser. Dagegen entwickelte sich schon am Ausgange des Mittelalters aus den astrologischen Lehren, nach welchen alle irdischen Ereignisse und damit auch die menschlichen Schicksale von Einwirkungen der Gestirne abhängen sollten, und den vom Altertum überlieferten Kenntnissen vom mineralischen Magnetismus die Anfänge einer magnetisch-fluidistischen Theorie, welche in den folgenden Jahrhunderten weiter ausgebildet und schließlich die Grundlage der Mesmerschen Lehre vom tierischen Magnetismus wurden.

Peter Pomponnazi (Mantua 1462—1521) verkündete, daß jeder Wunderakt in natürlicher Weise durch den wechselseitigen Einfluß sich erklären lasse, den die Sterne auf einander und ebenso die Menschen ausüben; er meinte, es sei nicht schwieriger, an die Heilwirkungen der menschlichen Seele zu glauben, als an die der Kräuter und Pflaster. „Sie wirkt, indem sie den Körper beeinflußt, per vapores transmissos, die mit seinen guten und schlechten Eigenschaften geschwängert sind.“

Noch bemerkenswerter sind die Lehren des genialen seiner Zeit viel verketzerten Arztes Philippus Aureolus Theophrastus Paracelsus Bombastus von Hohenheim, gewöhnlich Paracelsus genannt.

In seinen Schriften findet sich zuerst die Bezeichnung „Magnetismus“ im Sinne der späteren mesmerischen Doktrinen gebraucht. Nach Paracelsus ist das Weltall von einer magnetischen Kraft erfüllt, die sich auch im menschlichen Körper infolge einer Übertragung von den Gestirnen (als ein siderisches Wesen) findet. Der Mensch wird nicht nur sichtbar durch Speisen, sondern auch durch die in der Natur verbreitete magnetische Kraft ernährt. Zwischen den Gestirnen und den menschlichen Körpern findet eine wechselseitige Anziehung statt. P. gab ferner die wechselseitige Einwirkung eines Individuums auf das andere zu; nach seiner Meinung kann der Wille eines Menschen durch die Kraft seiner Anstrengung auf das geistige Wesen eines andern einwirken, mit demselben kämpfen und dasselbe seiner Gewalt unterwerfen. Er erwähnt auch, daß es Zustände gebe, in denen man wisse, was sich in einer großen Entfernung zutrage. Träume, Ahnungen, Vorgefühle und ähnliches betrachtete P. als Äußerung einer Tätigkeit des siderischen Wesens des Menschen, welche von den Gestirnen angeregt wird. Ähnlich phantastische Ansichten finden sich in seinen Schriften in reicher Fülle.

Die Paracelsusschen Ideen fielen namentlich in Deutschland und England auf einen fruchtbaren Boden.

Van Helmont (1577—1644) bezeichnete als Magnetismus den Einfluß, den die Körper aus der Entfernung durch Attraktion oder Abstoßung aufeinander ausüben. Das Mittel oder Vehikel dieses Einflusses sollte ein ätherartiger Geist, das magnale magnum, sein, das alle Körper durchdringt und die Massen des Weltalls in Bewegung setzt. Van H. glaubte, daß im Menschen die Kraft verborgen liege, „bloß durch den Wink und die Einbildungskraft“ außer sich zu wirken und anderen diese Kraft einzuprägen, welche auf die entferntesten Gegenstände einwirken sollte. Durch seinen Willen glaubte er auch Arzneien eine eigentümliche Kraft mitteilen zu können.

Robert Fludd, ein anderer Adept der Paracelsusschen Lehren, bekannte sich 1640 zu der Ansicht, daß jeder Körper durch einen bestimmten Stern beeinflußt werde, der Magnet durch den Polarstern, von dessen Strahlen er die in der Natur verbreitete magnetische Kraft ableitete.

Nach Fludd besitzt auch der Mensch magnetische Kraft und wie die Erde zwei Pole und üben zwei Personen bei Annäherung aneinander wechselseitig eine anziehende oder abstoßende Wirkung aus, je nach dem ihr Magnetismus negativ oder positiv ist.

Diese Fluddschen Ideen wurden von dem insbesondere durch sein experimentum mirabile bekannt gewordenen Jesuitenpater Kircher bekämpft.

Der schottische Arzt Maxwell (1679) nahm einen universellen ätherischen Lebensgeist an, welcher alle Dinge in ihrem eigentümlichen Zustande erhält und die Tätigkeit der Materie bedingt. Dieser Lebensgeist, welcher mit dem Lichte identisch oder in demselben enthalten ist, läßt sich nach M. in geeigneten Körpern, auch im Menschen auf künstlichem Wege anhäufen, wodurch große Vorteile namentlich in gesundheitlicher Beziehung erzielt werden können. Maxwell leitete alle Krankheiten von Verminderung oder Erschöpfung des Lebensgeistes ab und betrachtete den verstärkten Lebensgeist als Universalheilmittel.

In England erregten in der zweiten Hälfte des 17. Jahrhunderts die Wunderkuren eines irländischen Edelmannes Greatrakes großes Aufsehen; Greatrakes, welcher eine göttliche Mission zu haben glaubte, heilte lediglich durch Handauflegen und Streichungen zahlreiche Kranke. Gr. scheint jedoch nicht ausgesprochene hypnotische Zustände hervorgerufen zu haben, und seine Erfolge lassen sich lediglich als Wirkungen der Wachsuggestion bei Individuen von höherer Suggestibilität betrachten. Ein ähnliches Renommee als Wundermann wie Gr. in England erwarb sich etwa ein Jahrhundert später in Deutschland und Österreich der schwäbische Priester Gaßner, geb. 1727, welcher Exorzismen anwandte, um den die Krankheit verursachenden Teufel auszutreiben.

Gaßner wußte durch seine Exorzismen Katalepsie, Anästhesie, Lähmungen, Zuckungen und eine Reihe anderer Suggestiverscheinungen mit einer Promptheit und Sicherheit hervorzurufen und zu beseitigen, die von den Leistungen der späteren Magnetiseure und Hypnotiseure kaum überboten wurde.

Gaßners Praxis ist nicht ohne Einfluß auf jenen Mann[1]) geblieben, der in den letzten Dezennien des 18. Jahrhunderts das Interesse für den sogenannten animalischen Magnetismus stärker und nachhaltiger anregte als irgend ein Gelehrter vor ihm: Anton Mesmer, geb. 1734 zu Isnang am Bodensee, gest. 1815.

In der Geschichte der Wissenschaften bildet Mesmer eine der interessantesten Gestalten, obwohl er keineswegs der geniale Entdecker und Wohltäter der Menschheit war, zu dem ihn seine Anhänger stempelten. Er hat seine Lehre vom tierischen Magnetismus, dessen Entdeckung er sich nicht ganz mit Recht zuschrieb, auf die Ideen älterer Vertreter der magnetisch-fluidistischen Theorien basiert, indem er diese weiter ausbildete und zu einem System verarbeitete. Haben sich auch seine Hypothesen, obwohl sie in manchen Beziehungen modernen

[1]) Mesmer besuchte Gaßner, dessen Verfahren er schon vorher kannte, gelegentlich einer Reise in Regensburg 1775.

physikalischen Theorien nahe stehen, doch in der Hauptsache als irrtümlich erwiesen, so haben sie doch unmittelbar den Anstoß zur Entdeckung von Wahrheiten gegeben, die für die Wissenschaft wie für die Praxis von größter Tragweite waren. Der Mesmerismus, unter welcher Bezeichnung seine Lehren und deren praktische Verwertung zusammengefaßt werden, wurde zum Grundstein des Hypnotismus.

Wie wenig Mesmer Forschergeist besaß, erhellt daraus, daß er von der Fülle von Erscheinungen, die er bei Kranken zu beobachten Gelegenheit hatte, das Wesentliche und Neue von dem Beiwerke in keiner Weise zu sondern wußte und deshalb die wichtigste Entdeckung, welche das Studium des sogenannten tierischen Magnetismus zu seiner Zeit zutage förderte, die des künstlichen Somnambulismus, nicht ihm, sondern seinem Schüler Puységur zufiel. Daß er es gelegentlich, wenn sein Interesse es erheischte, mit der Wahrheit nicht allzu strenge nahm und seinem materiellen Vorteile nicht immer in ganz einwandfreier Weise nachging, ist ebenfalls nicht in Abrede zu stellen. Auf der anderen Seite kann aber als sicher betrachtet werden, daß Mesmer nur das lehrte und in der Praxis anwandte, was seiner Überzeugung entsprach.

Franz Anton Mesmer studierte, nachdem er sich mit Theologie, Philosophie und Jurisprudenz beschäftigt hatte, in Wien Medizin, wo er auch seine ärztliche Laufbahn begann. Seine Dissertation: „de influxu planetarum in corpus humanum“ 1766 bildet bereits ein Zeugnis seiner mystisch-phantastischen Neigungen. Zu Beginn seiner ärztlichen Tätigkeit wurde seine Aufmerksamkeit auf die therapeutische Verwertbarkeit des Magneten durch den Astronomen Pater Hell gelenkt, und er gebrauchte demzufolge von dem Genannten in verschiedenen Formen angefertigte künstliche Magnete in seiner Praxis. Alsbald machte Mesmer jedoch die Wahrnehmung, daß sich die Heilerfolge, die er bei Anwendung der Magnete beobachtete auch ohne solche erzielen ließen, und er gelangte daher zu der Anschauung, daß der Magnet nicht vermöge seiner physikalischen Eigenschaften, sondern lediglich als Leiter eines vom menschlichen Körper selbst ausgehenden magnetischen Einflusses bei Krankheiten wirke. Er fand, daß er die gleichen Effekte wie durch den Magneten dadurch herbeiführen konnte, daß er mit seinen Händen über den Körper des Kranken vom Kopfe zu den Füßen strich oder die Hände in einiger Entfernung über denselben hinweg bewegte. Allmählich kam er auch zu dem Glauben, daß er leblosen Gegenständen durch Berühren mit seinen Händen die Kraft, auf Nervenschwache einzuwirken, übertragen könne. Ähnlich den älteren Vertretern der magnetisch-fluidistischen Theorien nahm Mesmer ferner an, daß die magnetische Kraft überall in der Natur sich finde und die Wechselbeziehungen zwischen den Himmelskörpern, der Erde und den beseelten Körpern vermittle. Diese kosmisch-magnetische Kraft glaubte er, soweit sich dieselbe im tierischen Körper äußert, wegen ihrer Ähnlichkeit mit den Magnetwirkungen als tierischen Magnetismus im Gegensatz zum mineralischen bezeichnen zu müssen. Mesmer befaßte sich in seiner Praxis nach seiner vermeintlichen Entdeckung des tierischen Magnetismus nur mit magnetischer Krankenbehandlung, wobei er jedoch auf den Gebrauch von Magneten anfänglich nicht völlig verzichtete. Im Jahre 1775 versandte er ein Rundschreiben an alle bedeutenderen Akademien, in welchem er in 27 Lehrsätzen seine Theorien darlegte, doch wurde er nur von der Berliner Akademie einer Antwort gewürdigt. Die fraglichen 27 Lehrsätze, die eine gewisse Berühmtheit erlangten, kennzeichnen zu sehr die Phantasterei und Kritiklosigkeit Mesmers, als daß wir dieselben hier ganz übergehen könnten;

doch müssen wir uns auf Anführung der wichtigsten der fraglichen Sätze beschränken.

1. „Es findet ein wechselweiser Einfluß unter den Himmelskörpern, der Erde und allen belebten Wesen statt.

2. Eine Flüssigkeit (Fluidum), die allgemein verbreitet und so ausgedacht ist, daß sie keinen leeren Raum verstattet, deren Feinheit mit Nichts verglichen werden kann, und, welche ihrer Natur nach fähig ist, alle Eindrücke der Bewegung anzunehmen, fortzupflanzen und mitzuteilen, ist das Hilfsmittel bei diesem Einfluß.

8. Der tierische Körper verspürt die abwechselnden Wirkungen dieses tätigen Wesens und, indem es unmittelbar in die Substanz der Nerven eindringt, setzt es dieselben unmittelbar in Bewegung.

9. In den menschlichen Körpern findet man Eigenschaften, die mit denjenigen des Magnets übereinstimmen. Man unterscheidet darin gleichfalls verschiedene, entgegengesetzte Pole, welche mitgeteilt, verändert und zerstört werden können.

10. Die Eigenschaft des tierischen Körpers, welche ihn zu dem Einfluß der himmlischen Körper und zu der gegenseitigen Wirkung derjenigen, die ihn umgeben, fähig macht, durch die Ähnlichkeit mit dem Magnet dargetan, hat mich bestimmt, dieselbe den tierischen Magnetismus zu nennen.

11. Die auf diese Art beschriebene Kraft und Wirkung des tierischen Magnetismus kann anderen belebten und unbelebten Körpern mitgeteilt werden; beide sind aber jedoch mehr oder weniger hierzu fähig.

23. Aus Tatsachen nach den von mir festgesetzten und ausgeübten Regeln wird man leicht einsehen, daß dieses Prinzip (tierischer Magnetismus) unmittelbar Nervenkrankheiten heilen kann.

24. Durch seine Beihilfe bekommt der Arzt viel Licht bei der Anwendung der Arzneimittel, so daß er ihre Wirkung verbessern, heilsame Krisen herbeilocken und sie so leiten kann, daß er Herr davon bleibt.

27. Diese Lehre wird endlich den Arzt in den Stand setzen, genau von dem Grade der Gesundheit eines jeden Menschen urteilen und ihn vor Krankheiten verwahren zu können, welchen er ausgesetzt ist. Die Kunst zu heilen würde auf diese Art den höchsten Grad der Vollkommenheit erlangen."

Mesmer verstand es, durch seine magnetischen Kuren viel Aufsehen beim Publikum wie bei den Ärzten in Wien zu erregen, was ihm einen bedeutenden Patientenzulauf verschaffte, aber auch fortgesetzte Anfeindungen und Verdächtigungen seitens seiner Kollegen zuzog. Im Jahre 1777 wurde jedoch, und zwar nicht ohne sein Verschulden[1]), die Stimmung in allen Kreisen gegen ihn so feindselig, daß er es vorzog, Wien zu verlassen.

Im Februar 1778 tauchte Mesmer in Paris auf, weselbst er zunächst mit seinem Magnetismus wenig Anklang fand, jedoch schon im Herbst dieses Jahres in Dr. d'Eslon, dem Leibarzte des Grafen Artois, einen überaus eifrigen Anhänger seiner Lehre erwarb. Einige glückliche Kuren, die ihm gelangen, erregten Aufsehen und erweckten speziell in den Kreisen der vornehmen Pariser Gesellschaft ein lebhaftes Interesse für den tierischen Magnetismus, welches ihm in der Folge ein reiches Krankenmaterial zuführte. Die Ärzte verhielten sich

[1]) Insbesondere soll der Fall der erblindeten Musikschülerin Paradis, für welche sich alle Kreise, auch die Kaiserin, interessierten, ihn völlig diskreditiert haben. Mesmer behauptete, daß die Patientin von ihrer Blindheit durch ihn befreit worden sei, während dieselbe tatsächlich unverändert fortbestand.

dagegen zumeist ablehnend gegen seine Lehren, insbesondere seine pathologischen und therapeutischen Theorien; es fehlte ihm daher auch in Paris keineswegs an Anfeindungen, die ihn schließlich veranlaßten, für einige Zeit nach Spaa sich zu begeben. Durch seine Freunde ließ er sich jedoch alsbald zur Rückkehr nach Paris bewegen. Mesmer (und seine Anhänger strengster Observanz) kurierte durch Berührung mit den Händen oder metallischen Konduktoren, verwendete auch magnetische Wannen (baquet's), magnetisierte Bäume etc. und hielt die Hervorrufung starker Reaktionen (Krämpfe) für vorteilhaft; er erblickte in diesen die Heilung fördernde Vorgänge — Krisen — im älteren Sinne. In der Behausung Mesmers spielte die Baquetbehandlung, welche gleichzeitige Einwirkung auf eine größere Anzahl von Personen gestattete, eine ganz besondere Rolle. Die Kranken saßen um eine eigentümlich konstruierte, verdeckte Wanne, von welcher aus durch Konduktoren die magnetische Heilkraft auf dieselben übergeleitet werden sollte. Um den Effekt dieser Einrichtung zu verstärken, war der mit Spiegeln überreich versehene Kursaal verdunkelt, es herrschte auch tiefe Stille in dem Raume, nur zeitweilig unterbrochen durch die Töne einer Glockenharmonika, welche Mesmer meisterhaft spielte, oder die Akkorde eines Flügels. Es ist begreiflich, daß bei den (zumeist hysterischen) Patienten unter diesen Einflüssen häufig leichtere und schwerere Zufälle (Krämpfe etc.) auftraten, und Mesmer hatte einen eigenen als salle de crises bezeichneten Raum in seinem Hause, dessen Fußboden und Wände mit Matratzen belegt waren, um die von Krisen befallenen Patienten vor Beschädigung zu schützen. 1784 forderte die französische Regierung die medizinische Fakultät in Paris zur Ernennung von Kommissarien zur Untersuchung des tierischen Magnetismus auf. Ihr Bericht fiel entschieden zu ungunsten der Lehre Mesmers aus. Dieser protestierte zwar gegen die Schlüsse des Kommissionsberichtes, konnte aber den durch diese hervorgerufenen Eindruck nicht abschwächen. Im folgenden Jahre verließ Mesmer Paris. Zu den begeistertsten Anhängern Mesmers in Frankreich zählten die beiden Brüder Grafen von Puységur, von welchen der eine (Herr von Buzancy) 1784 den künstlichen Somnambulismus entdeckte. Beide Brüder verzichteten auf den Gebrauch des Baquets und verwarfen die Hervorrufung von Krampfkrisen. Bei der Behandlung von Krankheiten ging ihr Bestreben dahin, die Kranken zu beruhigen und in eine Art Schlafzustand, i. e. Hypnose zu versetzen. Sie berichteten auch über Erscheinungen angeblicher Clairvoyance, die sie bei Magnetisierten gemacht hatten, und diese Mitteilungen trugen wesentlich dazu bei, das Interesse für den tierischen Magnetismus in und außerhalb Frankreich zu verbreiten. In der Folge spielt eine Anzahl Dezennien hindurch die Clairvoyance eine Hauptrolle in den Berichten über die Phänomene des tierischen Magnetismus.

In Deutschland machte 1787 Lavater bei einem Besuche in Bremen mehrere dortige Ärzte, inbesondere Bicker, Olbers und Wienholt, mit der Anwendung des animalischen Magnetismus nach der Puységurschen Methode bekannt. Fast zu gleicher Zeit wurden Böckmann in Karlsruhe und Gmelin in Heilbronn von Straßburg aus in die Lehre vom tierischen Magnetismus eingeweiht. Die von Bremen ausgehenden Anregungen veranlaßten Ärzte auch an anderen Orten Deutschlands, insbesondere in Berlin, sich mit dem Mesmerismus zu beschäftigen; doch fand dieser auch zahlreiche und energische Gegner unter den deutschen Ärzten, was aber nicht verhinderte, daß der tierische Magnetismus mehr und mehr Anhang in Deutschland fand. Gegen Ende des 18. und in den ersten Dezennien des 19. Jahrhunderts beschäftigten sich eine stattliche Anzahl angesehener Gelehrter, Ärzte, Physiologen und Philosophen mit dem tierischen

Magnetismus, von denen hier nur erwähnt seien: Nasse, Treviranus, Kluge, Hufeland, Wolfarth, Ennemoser, Eschenmeyer, Justinus Kerner. Unsere Kenntnisse auf dem Gebiete des Hypnotismus wurden jedoch hierdurch nicht wesentlich gefördert, zumal die Aufmerksamkeit der Anhänger des tierischen Magnetismus sich in besonderem Maße den Erscheinungen der Clairvoyance und verwandten Phänomenen (Sinnesverlegung, prophetischen Leistungen etc.) zuwandte, die man als reguläre Symptome der allerdings seltener vorkommenden höheren Grade des magnetischen Schlafes (Somnambulismus) betrachtete[1]).

In Frankreich trat erst nach dem Sturze des Kaiserreiches wieder mehr Interesse für den tierischen Magnetismus zutage, doch sollte dort alsbald Mesmers Lehre eine gewaltige Erschütterung erfahren. Der portugiesische Abbé de Faria, welcher 1814 von Indien nach Paris gekommen war, bestritt mit aller Entschiedenheit die Existenz eines magnetischen Fluidums und erklärte, daß die bei den Magnetisierten zu beobachtenden Erscheinungen nicht durch eine von dem Magnetiseur übertragene Kraft, sondern lediglich durch die Einbildung des Subjektes zustande kommen, die Ursache dieser Erscheinungen also in dem Subjekte selbst liegt. Faria sprach sich auch schon für die Gleichartigkeit des somnambulen und des natürlichen Schlafes aus. Den Somnambulismus machte er von einer besonderen Veranlagung des Individuums abhängig, die nach seiner Ansicht insbesondere in einer gewissen Dünnflüssigkeit des Blutes begründet sein sollte. Seinen theoretischen Ansichten entsprechend, verwarf Faria die Prozeduren, deren sich die Mesmeriker zur Einschläferung bedienten. Individuen, die er nach gewissen Anzeichen für geeignet hielt, schläferte er dadurch ein, daß er sie auf einen Stuhl setzte und ihnen das Wort „Dormez" mit Nachdruck zurief oder sie seine offene Hand andauernd fixieren ließ. „Faria kannte und würdigte, wie aus seinem Einschläferungsmodus und den Versuchen, die er gelegentlich an den Eingeschläferten anstellte[2]), hervorgeht, die Bedeutung der Suggestion und hat zweifellos den Anstoß zur Entwicklung der heutigen Suggestionslehre gegeben. Die Anhänger der mesmerischen Lehre vermochte er jedoch trotz der Schärfe seiner Beweisführung nicht zu bekehren.

In England hatte der tierische Magnetismus noch wenig Beachtung gefunden, als die öffentliche Vorführung mesmerischer Experimente durch den französischen Magnetiseur Lafontaine in Manchester 1841 die Aufmerksamkeit des Chirurgen James Braid erregte und denselben zur Untersuchung der mesmerischen Phänomene veranlaßte. Der Umstand, daß Lafontaine bei seinen Experimenten zur Einschläferung neben Streichungen auch Fixation der Augen des Subjektes anwandte, veranlasste Braid, speziell die Einwirkung des Fixierens zu studieren, und er kam hierbei zu der Überzeugung, daß die Ermüdung der Augen beim Anstarren, insbesondere eines glänzenden, vor und etwas oberhalb der Augen gehaltenen Objektes, genügt, den magnetischen Schlaf herbeizuführen.

[1]) Nach Mesmer soll sich im somnambulen Zustande eine Fähigkeit des Nervensystems offenbaren, durch welche der Mensch unabhängig von den Sinnen mit der Natur in Verbindung tritt. Mesmer bezeichnete dieselbe als „inneren Sinn oder Instinkt". Für die Leistungen des inneren Sinnes der Somnambulen gab es nach der Meinung der alten Mesmeriker keine Schranken; er befähigte die Somnambulen, ihre eigenen Körper- und Seelenzustände, wie die anderer Personen klar zu erkennen, Nahes und Fernes, Vergangenes uud Zukünftiges mußte sich demselben offenbaren. Selbst Forscher, welche sonst sich von Phantastereien fern hielten, ergaben sich den abenteuerlichsten Spekulationen über den Zustand der Seele im Somnambulismus (so z. B. Döllinger und Walther, von Philosophen Schopenhauer).

[2]) Er ließ z. B. wie die Hypnotiseure der Neuzeit seine Somnambulen Wasser als Likör trinken.

In seinem 1843 veröffentlichten „Neurypnology“ [1]) betitelten Hauptwerke trat er wie Faria mit aller Entschiedenheit der Ansicht entgegen, daß beim Magnetisieren eine physische Kraft vom Magnetiseur auf den Magnetisierten übertragen und hierdurch die Veränderung in dem Zustande des letzteren verursacht werde. Er wies ferner die Abhängigkeit einer Reihe hypnotischer Erscheinungen (Anästhesie, Hyperästhesie, Erhöhung der Muskelkraft etc.) von suggestiven Einwirkungen nach und machte von der Hypnose in zahlreichen Krankheitsfällen mit großem Erfolge Gebrauch; auch zur schmerzlosen Ausführung chirurgischer Operationen wurde die Hypnose von Braid, wie schon früher von einer Anzahl anderer Ärzte, benützt. Braid hat sich unleugbar große Verdienste um die Weiterentwicklung der Lehre von den hypnotischen Erscheinungen erworben; seine Arbeiten fanden jedoch lange Zeit in und außerhalb Englands sehr wenig Beachtung.

Sechs Jahre nach Braids Ableben (1866) erschien Liébeaults Werk „Du sommeil et des états analogues considérés surtout au point de vue de l'action du moral sur le physique“, ein Buch, das in der Entwicklung des Hypnotismus und insbesondere der Hypnotherapie einen neuen Abschnitt bezeichnen sollte.

Auguste Ambroise Liébeault, geboren 16. September 1823 in Javière (Depart. Meurthe et Moselle), von bäuerlicher Abkunft, studierte in Straßburg Medizin, wo er sich schon mit dem Hypnotismus, auf welchen seine Aufmerksamkeit durch einen Freund gelenkt wurde, beschäftigte. Alsbald nach dem Bestehen der medizinischen Examina ließ sich Liébeault in Pont St. Vincent, einem 13 km von Nancy entfernten Marktflecken, als Arzt nieder. Während seiner landärztlichen Tätigkeit nahm er, sobald seine Verhältnisse es gestatteten, das Studium des Hypnotismus wieder auf, und es gelang ihm hierfür reichliches Material sich dadurch zu verschaffen, daß er die hypnotische Behandlung kostenfrei gewährte. 1864 siedelte er nach Nancy über, wo er sofort daran ging, das bis dahin von ihm gesammelte Beobachtungsmaterial zu verarbeiten, und nach zwei Jahren (1866) das bereits erwähnte Werk veröffentlichte. In diesem legte er seine Ideen über den natürlichen und künstlichen Schlaf, für deren Wesensgleichheit er wie Faria eintrat, sowie die subjektive Natur der hypnotischen Phänomene dar, womit er eine Schilderung seines hypnotherapeutischen Verfahrens verband. Liébeault machte mit diesem Buche noch trübere Erfahrungen als Braid seinerzeit mit seinen Schriften; das Buch blieb gänzlich unbeachtet (nur ein einziges Exemplar fand einen Käufer), und was noch niederdrückender für den Autor war — dessen Freunde fingen an, seinen Geisteszustand als zweifelhaft zu betrachten, da er seine ganze Arbeitskraft an eine Sache wandte, von welcher die medizinische Welt nichts wissen wollte. All dies vermochte Liébeault jedoch nicht davon abzuhalten, seine hypnotischen Studien fortzusetzen und auch seine hypnotherapeutische Praxis wieder aufzunehmen. Während er hierdurch in gewissen Bevölkerungskreisen die größte Popularität gewann, nahmen die offiziellen Vertreter der wissenschaftlichen Medizin und die Kollegen in Nancy von ihm und seiner Behandlungsmethode keinerlei Notiz. Dieser Stand der Dinge änderte sich erst, nachdem Dr. Dumont, chef de travaux physiques à la faculté de Nancy, 1880 und der Kliniker Prof. Bernheim, sich mit dem

[1]) Braid gebrauchte bald darauf schon für das von ihm behandelte Gebiet die Bezeichnung „Hypnotismus“. Wegen seiner Verdienste um diesen Wissenszweig wurde in der Literatur in der Folge häufig die Bezeichnung „Braidismus“ als gleichbedeutend mit Hypnotismus angewandt.

Liébeaultschen Verfahren bekannt gemacht und dasselbe praktisch verwertet hatten.

Bernheim veröffentlichte 1884 den ersten Teil, 1886 den zweiten seines Werkes „De la Suggestion et de ses applications à la Therapeutique“, in welchem er die Erscheinungen der Hypnose auf Grund eigener Untersuchungen schilderte und die Bedeutung des von Liébeault begründeten Suggestivverfahrens durch zahlreiche Krankengeschichten erläuterte. Diesem Werke ist es zu verdanken, daß die Verdienste Liébeaults alsbald in der medizinischen Welt die ihnen gebührende Anerkennung fanden. Nachdem Bernheim Liébeault entdeckt hatte, wurde auch bei anderen Angehörigen der Nancyer Universität das Interesse für den Hypnotismus rege. Der Physiologe Beaunis beschäftigte sich insbesondere mit der physiologischen, der Professor der Rechte Liégeois mit der gerichtlich-medizinischen Seite desselben, und so wurde die sogenannte Schule von Nancy begründet, deren Hauptlehre dahin zusammenzufassen ist, daß die Suggestion die Quelle aller Erscheinungen der Hypnose mit Einschluß des Schlafes bildet. Das Studium des Hypnotismus beschränkte sich jedoch in Frankreich nicht auf Nancy.

1878 begannen Charcot und seine Schüler Untersuchungen über den Hypnotismus, die ausschließlich an mit der sogenannten „grande Hystérie“ (Hystéro-Epilepsie) behafteten Kranken angestellt wurden. Die Ergebnisse dieser Untersuchungen wurden in zahlreichen Einzelarbeiten und zusammenhängend in Paul Richers großem Werke „Études cliniques sur la grande Hystérie ou Hystéro-Epilepsie“, 1. Aufl. 1881, veröffentlicht.

Der nervöse Zustand der im ganzen nicht zahlreichen Versuchsobjekte und das Verfahren, dessen sich der Meister der Salpêtrière und seine Schüler bei ihren Studien bedienten, führten zu Ergebnissen, welche von den Befunden an anderen Orten, insbesondere in Nancy, in auffälligster Weise abwichen. Die Eigenartigkeit der Charcotschen Lehre vom Hypnotismus betrifft sowohl die Phänomenologie der einzelnen Zustände als die Verursachung derselben.

Man unterschied einen großen und einen kleinen Hypnotismus. Der große, lediglich bei mit grande Hystérie Behafteten zu erzeugende Hypnotismus sollte sich zu dem kleinen (der Hypnose der Nancyer Schule) wie die typische große hysterische Attaque zu den alltäglichen hysterischen Anfällen verhalten. Charcot und Richer unterschieden an dem großen Hypnotismus drei Phasen oder Zustände, von welchen jeder seine eigene Symptomatologie hatte: a) einen kataleptischen Zustand, b) einen lethargischen Zustand, c) einen somnambulen Zustand. Letzterer entsprach in der Hauptsache dem als Somnambulismus von den Vertretern der Nancyer Schule bezeichneten tiefen hypnotischen Schlafe. Allein die ungeheure Mehrzahl der Forscher, die sich mit dem Hypnotismus beschäftigten, konnte von den 3 Charcotschen Stadien nichts beobachten, und es stellte sich allmählich über jeden Zweifel heraus, daß die ganze in der Salpêtrière gefundene Symptomatologie des großen Hypnotismus ein Artefakt, ein Produkt des Übereifers ihrer Entdecker bildete.

Von deutschen Forschern beschäftigten sich Czermak und Preyer in den 70er Jahren mit hypnotischen Erscheinungen bei Tieren, wodurch jedoch in Deutschland kein Interesse für den Hypnotismus erweckt wurde. Erst nachdem der dänische Magnetiseur Hansen 1879/80 durch seine öffentlichen Produktionen in München, Berlin und Breslau die Aufmerksamkeit auch der gelehrten Kreise wieder auf den Hypnotismus gelenkt hatte, begann auch in Deutschland eine größere Anzahl von Forschern, denselben in den Bereich ihrer wissenschaftlichen Studien zu ziehen. Schon im Jahre 1880 erschienen hypnotische Studien von Heidenhain, Berger und Grützner, und in den folgenden Jahren mehrten sich die Publikationen, die sich mit dem Hypnotismus im allgemeinen, oder einzelnen hypnotischen Phänomenen beschäftigten. Es seien hier nur die von Eulenburg, Bäumler, Preyer, v. Krafft-Ebing, Freud und Bayerlacher erwähnt.

Wenn in der Folge in Deutschland wie in anderen Kulturländern eine wachsende Zahl von Ärzten sich mit dem Hypnotismus beschäftigte und denselben in ihrer Praxis verwertete, so ging jedoch die Anregung hierzu in erster Linie noch immer von den Nancyer Autoren und ihrem ebenso eifrigen als beredten Anhänger Forel aus, dessen Arbeit über den Hypnotismus in wenigen Jahren 3 Auflagen erlebte.

Die Literatur über den Hypnotismus wuchs bis zum Ende des verflossenen Jahrhunderts gewaltig an. Wie in Deutschland, so mehrte sich auch in anderen Kulturländern die Zahl der Männer erheblich, welche an dem Weiterausbau des Hypnotismus arbeiteten und dessen therapeutische Verwertung sich angelegen sein ließen. Wir können hier nur eine beschränkte Zahl derjenigen nennen, die sich besondere Verdienste auf diesem Gebiete erwarben. Von deutschen Autoren: Moll, welcher den Hypnotismus in Berlin sozusagen einführte, Oskar Vogt und sein um die Gehirnanatomie hochverdienter Schüler Brodmann, Dessoir, Großmann, v. Schrenk-Notzing, Dölcken, Hilger, Hirschlaff. In der Schweiz: außer Forel, Bleuler, Ladame; in Ungarn: Jendrassik und Laufenauer; in Belgien: Delboeuf und Crocq; in Holland: van Eden und van Renterghem; in Skandinavien: Wetterstrand; in Rußland: v. Bechterew und Tokarski; in Italien: Morselli und Lombroso; in Frankreich: Berillon, Grasset, Pitres, Pierre Janet; in England: Vincent, Lloyd Tukey, Bramwell und die Society for Psychical Research, die sich zwar hauptsächlich mit okkulten Phänomen beschäftigte, aber auch den Hypnotismus in den Bereich ihrer Untersuchungen zog; in den Vereinigten Staaten: Beard, Hammond, Coke und Sidis.

Mit dem Schlusse des verflossenen Jahrhunderts war die Entwicklung des Hypnotismus zwar nicht völlig abgeschlossen, aber im wesentlichen so weit gediehen, daß der Hypnotismus als selbständige Disziplin fest begründet erachtet werden konnte. Alle grundlegenden Tatsachen, die seinem Gebiete angehören, waren festgestellt. In meinem 1901 veröffentlichten Werke: „Der Hypnotismus, Handbuch der Lehre von der Hypnose und der Suggestion“, konnte ich eine erschöpfende Darstellung des damaligen Standes unserer Kenntnisse auf dem Gebiete des Hypnotismus geben. Die wissenschaftliche Beschäftigung mit den Problemen der Hypnose und der Suggestion hat zwar seitdem nicht aufgehört, sie mußte sich jedoch, um ein Bild zu gebrauchen, im wesentlichen auf den inneren Ausbau des im verflossenen Jahrhundert aufgeführten Gebäudes beschränken: Detailarbeiten über Fragen der Symptomatologie der Hypnose, theoretische Erörterungen über die der Hypnose und den Suggestiverscheinungen zugrunde liegenden psychischen Veränderungen, Mehrung und Sichtung des hypno-therapeutischen Erfahrungsmaterials. Während so die wissenschaftliche Forschungsarbeit auf dem Gebiete des Hypnotismus im gegenwärtigen Jahrhundert nur bescheidene, mit denen den vorhergehenden zwei Dezennien erzielten nicht vergleichbare Resultate lieferte, machte auch die Anerkennung der Stellung, welche der Hypnotherapie unter den Heilmethoden und speziell den anderen psychotherapeutischen Verfahren gegenüber zukommt, nur langsam Fortschritte — bis zum Weltkriege. Es unterliegt kaum einem Zweifel, daß dieser Sachverhalt im wesentlichen mit der wachsenden Konkurrenz anderer psycho-therapeutischer Methoden, insbesondere der Psychoanalyse in ihren verschiedenen Modifikationen zusammenhängt. Erst die letzten Jahre des Weltkrieges brachten einen Wandel. Die ungeheure Zahl der Kriegsneurotiker lieferte für die Verwertung der Hypnotherapie ein überreiches Material und verschaffte dadurch weiten ärztlichen Kreisen im Felde wie in der Heimat einen Einblick in die Leistungsfähigkeit derselben, welche sich nicht unfruchtbar erwies. Doch sind wir noch immer ziemlich weit davon entfernt, daß die Hypnotherapie die ihr zukommende Berücksichtigung und Verwertung in der ärztlichen Praxis findet. Es dürfte wohl noch geraume Zeit dauern, bis dies der Fall ist und die hier vorliegende Schrift soll ein Scherflein dazu beitragen.

II. Kapitel.

Die Suggestion.

Wenn wir die Eigentümlichkeiten erfassen wollen, welche die Suggestion anderen seelischen Elementen gegenüber aufweist, haben wir 3 Momente zu berücksichtigen: 1. den Vorgang, durch welchen die als Suggestion bezeichneten seelischen Elemente hervorgerufen werden; 2. das Ergebnis dieses Vorgangs; 3. das Verhalten der Assoziationstätigkeit beim Auftreten der in Frage stehenden psychischen Elemente.

Den Vorgang, durch welchen eine Suggestion geweckt wird, bezeichnen wir gewöhnlich als „Suggerieren“. Eine vollständig zutreffende deutsche Bezeichnung für dieses Fremdwort besitzt unsere Sprache nicht, am nächsten kommen dem Sachverhalte die Ausdrücke: Eingeben, Einflüstern, Andeuten. Beim Suggerieren handelt es sich eben um eine besondere Art seelischer Beeinflussung, die, wenn auch seit Jahrtausenden geübt, doch erst in neuerer Zeit in ihrem Wesen genauer erkannt und in ihrer Bedeutung genügend gewürdigt wurde. Die Besonderheit der seelischen Einwirkung beim Suggerieren liegt darin, daß bei ihr nicht wie bei der Bitte, dem Rate, der Aufklärung durch logische Auseinandersetzungen, oder wie beim Befehle durch direkte Aufforderung, sondern lediglich dadurch eine Vorstellung bei einem Individuum geweckt wird, daß deren Eintritt angekündigt oder wenigstens nahegelegt wird. Bei dem zu Beeinflussenden wird dadurch der Tatbestand, daß eine Einwirkung von dritter Seite auf ihn statthatte, zumeist verhüllt und der Anschein hervorgerufen oder wenigstens begünstigt, daß die geweckte Vorstellung Produkt seiner eigenen Geistestätigkeit sei. Häufig wird jedoch der Ausdruck „Suggestion“ auch gleichbedeutend mit Suggerieren angewendet, indem man z. B. von der Suggestion einer Erinnerung einer Zu- oder Abneigung oder Erfolglosigkeit einer Suggestion spricht. Diesen Gebrauch der Bezeichnung Suggestion, welcher auf die Unterscheidung zwischen dem Akte des Suggerierens und dem seelischen Effekte desselben verzichtet, können wir nicht als berechtigt erachten und hier, wo es sich um Feststellung des Begriffes der Suggestion handelt, um so weniger berücksichtigen als der Akt des Suggerierens zur Hervorrufung einer Suggestion zwar führen kann, aber nicht führen muß. Ob dies der Fall ist oder nicht, hängt lediglich von dem Verhalten der assoziativen Tätigkeit gegenüber der durch Suggerieren geweckten Vorstellung ab. Diese gewinnt den Charakter einer Suggestion nur dann, wenn sie auf die mit ihr gewöhnlich assoziierten Vorstellungen (Gegenvorstellungen) keine reproduktive Wirkung ausübt, deshalb isoliert und von assoziativer Korrektur unbeeinflußt bleibt, d. h. sozusagen unbesehen, ohne Prüfung, ohne Kritik angenommen und festgehalten wird. Infolge ihrer Isolierung und des damit gegebenen Ausfalls reproduktiver Tätigkeit kann sie nach anderer Richtung eine außergewöhnliche Wirkung hervorrufen, indem sie zur Realisierung ihres Inhalts führt, oder, falls dies nicht möglich ist, einen gewissen Zwangscharakter annimmt.

Wir können demnach die Suggestion definieren: als die Vorstellung eines psychischen oder psychophysischen Tatbestandes, welche infolge von Beschränkung oder Ausfall der sich normalerweise an sie knüpfenden Assoziationsvorgänge eine außergewöhnliche Wirksamkeit erlangt, die sich durch Herbeiführung (Realisierung) des betreffenden Tatbestandes oder durch einen gewissen Zwangscharakter äußert.

Hierbei ist ein Umstand noch zu berücksichtigen: Demjenigen, bei welchem eine Suggestion sich bildet, erscheint die Wirkung der betreffenden Vorstellung wenigstens sehr häufig nicht als solche, sondern umgekehrt die Vorstellung als die Folge ihrer Wirkung. In dieser Beziehung sind insbesondere die Erfahrungen auf pathologischem Gebiete lehrreich. Wir sehen in zahlreichen Fällen Krankheitserscheinungen als Wirkungen gewisser Vorstellungen (Autosuggestionen) auftreten, von deren Vorhergehen und ursächlicher Bedeutung der Kranke kein oder wenigstens kein deutliches Bewußtsein hat, so daß er sich völlig berechtigt erachtet, die Zurückführung der fraglichen Erscheinungen auf Einbildung etc. zu bestreiten.

Die Ansichten der Autoren über das Wesen der Suggestion, d. h. die Merkmale, durch welche sie sich von anderen Arten seelischer Elemente (Vorstellungen) unterscheidet, sind gegenwärtig noch nicht viel weniger geteilt, als es vor Dezennien der Fall war und die Definitionen der Suggestion lauten dementsprechend zum Teil recht abweichend. Es hat dies seinen Grund darin, daß einzelne Autoren den Begriff der Suggestion zu weit, andere hinwiederum zu eng faßten, manche die Verhältnisse der hypnotischen Suggestion zu viel, die der Wachsuggestion zu wenig berücksichtigten, andere hinwiederum auf ein bestimmtes, nur bei einem Teile der Suggestion bestehendes Moment entscheidendes Gewicht legten, nicht wenige Autoren aber auch auf eine Unterscheidung zwischen dem Vorgang des Suggerierens und dem Resultate dieses Vorgangs, der Suggestion, verzichteten. Dabei ist es sehr bemerkenswert, daß manche Autoren in sehr scharfsinniger Weise die in der Literatur sich findenden Anschauungen über den Begriff der Suggestion kritisierten und deren Mängel richtig hervorhoben, um schließlich zu einer Auffassung zu gelangen, die den Kritisierten keineswegs überlegen ist. Wir müssen uns begnügen, hierfür einige Belege anzuführen.

Am weitesten ist wohl Bernheim in seiner Definition der Suggestion gegangen. Er bezeichnet sie als den Vorgang, durch welchen eine Vorstellung in das Gehirn eingeführt und von ihm angenommen wird („l'acte, par lequel une idée est introduite dans le cerveau et acceptée par lui"). Es ist nicht zu ersehen, wie bei dieser Begriffsbestimmung die Suggestion von den meisten anderen Formen seelischer Beeinflussung, der Bitte, dem Rate, der Mahnung, dem Befehl etc. abzugrenzen sein soll, weshalb die Bernheimsche Definition auch sehr wenig Anklang gefunden hat.

Forel, der sich bemüht, den Begriff der Suggestion exakter zu fassen, erklärt: Als Suggestion (Eingebung) bezeichnet man nach der Nancyschen Schule die Erzeugung einer dynamischen Veränderung im Nervensystem eines Menschen (oder in solchen Funktionen, die vom Nervensystem abhängen) durch einen anderen Menschen mittels Hervorrufung der (bewußten oder unbewußten) Vorstellung, daß jene Veränderung stattfindet oder bereits stattgefunden hat oder stattfinden wird. Diese Definition ist trotz ihrer scheinbar großen Kapazität hinwiederum zu eng, da eine Suggestion nicht bloß durch eine Person, sondern auch durch Objekte oder Handlungen, die nicht in suggestiver Absicht vorgenommen werden, hervorgerufen werden kann. L. W. Sterns Definition lautet: „Suggestion ist das Übernehmen einer anderweitigen geistigen Stellungnahme unter dem Schein des eigenen Stellungnehmens.“ Diese Begriffsbestimmung ist dem Sachverhalte gegenüber noch viel weniger ausreichend als die Forelsche; sie genügt kaum für mehr als die Urteilssuggestionen.

Sage ich z. B. einem Hypnotisierten: „Ihr Arm ist lahm und steif“ und tritt dieser Zustand infolge meiner Eingebung ein, so handelt es sich doch nicht lediglich um Übernahme einer anderweitigen Stellungnahme, d. h. eines Urteils, sondern um Realisierung meiner Eingebung ohne jede Kritik. Von manchen Autoren wird in Anschluß an Lipps auf den inadäquaten, d. h. der Wirklichkeit nicht entsprechenden Charakter der Vorstellung, die als Suggestion gelten soll, besonderes Gewicht gelegt. So definiert Moll: „Suggestion ist ein Vorgang, bei dem unter inadäquaten Bedingungen eine Wirkung dadurch eintritt, daß man die Vorstellung von dem Eintritt der Wirkung erweckt“.

Nach Trömner ist die Suggestion eine paradoxe, d. h. der gegenwärtigen Konstellation mehr oder weniger widersprechende Vorstellung, die, falls widerspruchslos apperzipiert, die mit ihr assoziierten Komplexe und psychischen Wirkungen erregender und hemmender Art entfaltet. Diesen Definitionen gegenüber ist zu bemerken, daß bei vielen Suggestionen, speziell den in der Therapie verwendeten, eine Wirkung nicht unter inadäquaten Umständen, sondern in einer den tatsächlichen Verhältnissen entsprechenden Weise zustande kommt. Wenn ich z. B. einem mit hysterischer, d. h. autosuggestiver, Aphonie behafteten Individuum suggeriere „Sie können laut sprechen“ und diese Eingebung sofort wirksam wird, so handelt es sich nicht um eine unter inadäquaten Umständen erfolgende Wirkung, sondern um einen in den tatsächlichen Verhältnissen begründeten Effekt, da das Individuum ja imstande ist, laut zu sprechen und nur durch eine Vorstellung verhindert wird, dies zu tun. Bechterew bezeichnet die Suggestion als eine besondere Art der Beeinflussung eines Individuums durch ein anderes. Die Suggestion dringt nicht durch den Haupteingang, den Weg logischer Überzeugung, in die Psyche ein, sondern von der Hintertreppe aus, sozusagen unter Umgehung des „Ich“, des persönlichen Bewußtseins und des Willens, und der Vorgang ist der gleiche in der Hypnose wie im wachen Zustande.

Ähnlich ist die Auffassung Dubois', welcher die Suggestion als eine Eingebung oder Einflüsterung bezeichnet, die auf Schleichwegen stattfindet [1]).

Die von Bechterew und Dubois vertretene Auffassung trifft nicht für sämtliche Suggestionen zu. Bei den Urteilssuggestionen wird häufig nicht auf Schleichwegen oder der Hintertreppe aus die Eingebung dem Individuum eingepflanzt, es findet keine Täuschung über die Quelle der suggestiven Vorstellung statt, sondern diese wird durch die Autorität des Suggestors, welche jede Gegenvorstellung ausschließt, dem Individuum aufgenötigt. Das jurare in verba magistri zeigt dies deutlich. Dieser oder jener Satz wird kritiklos angenommen und festgehalten, weil er von dem als unfehlbarer Autorität angesehenen Lehrer stammt.

Schließlich sei hier nur noch erwähnt, daß Hirschlaff als Merkmal der typischen Suggestion das Ungewöhnliche, Abnorme, Pathologische des Vorgangs erachtet, das in der Aufstellung der Wirklichkeit nicht entsprechender Vorstellungen und dem Ausfall korrigierender Gegenvorstellungen besteht.

Demgegenüber ist folgendes zu bemerken: Daß die Suggestion kein pathologischer Vorgang ist, da sie sich bei jedem geistig gesunden Menschen hervorrufen läßt, hierüber ist es nicht nötig, viele Worte zu verlieren. Die Suggestion ist überhaupt, was auch Bernheim, Moll und anderen Autoren gegenüber betont werden muß, kein Vorgang, sondern das Resultat eines Vorganges, des Suggerierens, ein Resultat, das nicht bloß Wochen und Monate, sondern Jahrzehnte hindurch sich ungeschwächt erhalten kann, während der Vorgang des Suggerierens immer etwas Vorübergehendes ist.

Der bisherige mehrsinnige Gebrauch des Ausdruckes „Suggestion“ ist hauptsächlich darauf zurückzuführen, daß man für die Vorstellung, welche auf dem Wege des Suggerierens einem Individuum beigebracht wird und bei diesem zur Suggestion werden soll, bisher eine besondere, allgemeine Bezeichnung nicht hatte. Ich halte es daher für zweckmäßig, diese Vorstellung als „Eingebung“ zu bezeichnen und hierdurch von der Suggestion zu unterscheiden, nicht aber, wie es vielfach geschieht, die Bezeichnung „Eingebung“ als gleichbedeutend

---

[1]) Dubois unterscheidet daneben noch eine rationelle Suggestion, bei welcher wenigstens in der Absicht die logische Überzeugung die Hauptrolle spielt.

mit „Suggestion“ zu gebrauchen. Die Eingebung wird zur Suggestion erst dann, wenn sie von dem Individuum, dem sie beigebracht wurde, kritiklos akzeptiert wird.

Die Suggestionen werden nach ihrem Erzeugungsmodus, ihrem Verhalten zum Bewußtsein und zur Hypnose und anderen Momenten in verschiedene Klassen eingeteilt. Man unterscheidet zunächst Fremdsuggestionen (Heterosuggestionen von Bentivegni) und Autosuggestionen. Ersterer Gruppe gehören diejenigen Suggestionen an, die von außen durch eine Person angeregt werden, letzterer Gruppe die Suggestionen, deren Bildung durch die eigene assoziative Tätigkeit des Individuums ohne direkte äußere Veranlassung zustande kommt. Diese Definition bedarf, wie wir sehen werden, noch einer Beschränkung. Bedient sich die suggerierende Person der Rede zur Hervorrufung der Suggestion, so haben wir es mit einer verbalen Suggestion zu tun; wird die Suggestion durch eine Handlung oder einen Vorgang erweckt, so spricht man von einer realen Suggestion. Geht die Anregung von einem Objekte aus, so kann dieselbe als Objektsuggestion bezeichnet werden (Schmidkunz).

Man unterscheidet ferner direkte und indirekte Suggestionen. Erkläre ich einem Hypnotisierten: „Ihr Arm ist gefühllos“, und tritt infolge dieser Äußerung bei demselben Gefühllosigkeit des linken Armes ein, so liegt eine direkte Suggestion vor. Die Suggestion und ihr spezieller Inhalt wurde hier direkt durch meine verbale Eingebung bestimmt. Bei einer gewissen Klasse von Kranken (Hysterischen) kann es aber auch vorkommen, daß Gefühllosigkeit eines Armes oder einer ganzen Körperseite (Hemianästhesie) ohne jede dahinzielende Äußerung, lediglich durch die Untersuchung des Verhaltens der Sensibilität an dem betreffenden Teile seitens des Arztes hervorgerufen wird. Die Untersuchung erweckt bei der Kranken die Vorstellung von einem abnormen Verhalten der Empfindung an dem untersuchten Teile, durch welche Gefühllosigkeit herbeigeführt wird. In diesem Falle haben wir es mit einer indirekten Suggestion zu tun. Genauer gesagt, handelt es sich um eine Autosuggestion des Individuums, deren Bildung durch ein äußeres Moment, in speziellem Falle die Untersuchung des Arztes, veranlaßt wurde. Die indirekten Suggestionen spielen eine erhebliche Rolle als Quelle von Krankheitserscheinungen, insbesondere bei hysterischen und hypochondrischen Individuen. Wenn schon die bloße Untersuchung ohne jede verbale Andeutung zu Autosuggestionen mit pathogenen Wirkungen führen kann, so werden solche begreiflicherweise noch leichter hervorgerufen, wenn der Einfluß der Untersuchung durch entsprechende Fragen unterstützt wird. So genügt es bei vielen Hysterischen, einen Druck auf eine gewisse Stelle auszuüben und zu fragen, ob derselbe Schmerzen verursacht, um eine Hyperästhesie der betreffenden Stelle momentan herbeizuführen, ja, die Frage allein nach dem Vorhandensein eines Symptomes oder das Hören von dem Vorkommen desselben kann schon bei manchen Kranken dasselbe hervorrufen.

Die Klasse der indirekten Suggestionen hat eine ungeheure Ausdehnung, und ihr Einfluß im normalen Leben wie auf pathologischem Gebiete ist von der größten Tragweite. Was wir von der Einwirkung des Milieus, des Beispiels oder Vorbildes auf das Individuum kennen, gehört in das Gebiet der indirekten Suggestionen. Mehr als alle Überredungsversuche bewirkt oft ein einzelnes beweisendes Vorkommnis. Von pathologischen Erscheinungen verdienen hier noch besondere Erwähnung die so häufigen Autosuggestionen, die durch das Hören von Erkrankungen und Todesfällen bei suggestiblen und ängstlichen (hypochondrischen) Individuen hervorgerufen werden.

Da es sich, wie wir sahen, bei einem erheblichen Teile der indirekten Suggestionen um von außen angeregte Autosuggestionen handelt, kann die Unterscheidung von Fremd- und Autosuggestionen, wenn dieselbe aufrecht erhalten werden soll, sich nicht lediglich auf den Entstehungsmodus der Suggestionen stützen. Mir erscheint es daher zweckmäßig, in Anlehnung an Forel als Autosuggestionen im allgemeinen nur diejenigen Suggestionen zu bezeichnen, die sich auf Zustände des eigenen Körpers beziehen und nicht von der beabsichtigten Einwirkung eines anderen Menschen herrühren.

Das verschiedene Verhalten der Suggestionen zum Bewußtsein nötigt uns ferner, eine Einteilung derselben in bewußte und unbewußte (oder unterbewußte) vorzunehmen. Bewußt sind alle Suggestionen, welche einen Teil des bewußten Vorstellens des Individuums bilden und daher ihm auch bekannt sind. Daneben gibt es aber auch Suggestionen, von deren Vorhandensein das Individuum nichts weiß, da sie außerhalb seines Bewußtseins (Oberbewußtseins) liegen und die daher als un- oder unterbewußt bezeichnet werden müssen. Derartigen Suggestionen begegnen wir insbesondere auf pathologischem Gebiete.

Ein hysterisches Mädchen befindet sich in einem Saale in der Nähe einer Kranken, welche an einer Kontraktur des Kopfnickers und dadurch bedingter Schiefhaltung des Kopfes (caput obstipum) leidet. Nach einiger Zeit findet sich bei dem hysterischen Mädchen die gleiche abnorme Kopfhaltung. Fragen wir das Mädchen nach der Ursache, so weiß dasselbe nichts anzugeben, doch unterliegt es keinem Zweifel, daß lediglich die Wahrnehmung der abnormen Kopfstellung bei der Kranken zu der gleichen Störung wie bei ihrer Nachbarin geführt hat. Diese Wahrnehmung muß daher die Bildung einer außerhalb der Sphäre des Bewußten liegenden Autosuggestion angeregt haben, welche eine Kontraktur des Kopfnickers verursachte. In diesem Falle haben wir es demnach mit einer unbewußten (unterbewußten) Suggestion zu tun, und wir wollen hier sogleich beifügen, daß Autosuggestionen dieser Art eine nicht unwichtige Rolle als Quelle pathologischer Erscheinungen spielen.

Man unterscheidet ferner Wachsuggestionen und hypnotische Suggestionen. Bei ersteren erfolgt die Eingebung im Wachzustande, bei letzteren in der Hypnose. Wird die hypnotische Eingebung derart formuliert, daß deren Wirkung die Hypnose überdauert oder deren Realisierung überhaupt erst im Wachzustande eintreten soll, so spricht man von posthypnotischer Suggestion.

Den Vorstellungen, welche wir als „Suggestionen“ bezeichnen, kommen gewisse allgemeine Eigenschaften zu, die zum Teil bisher noch nicht genügend gewürdigt wurden. Vor allem ist zu betonen, daß den Suggestionen durchwegs ein gewisser, allerdings in den einzelnen Fällen sehr verschieden ausgeprägter Zwangscharakter anhaftet, d. h. die Eigenschaft, daß sie sich mit einer besonderen, anderen Vorstellungen nicht zukommenden Gewalt in das Bewußtsein, genauer gesagt in den Verlauf der psychischen Prozesse eindrängen und darin auch erhalten und der Wille des Individuums gegen dieselben direkt nichts vermag. Diese Eigenschaft bedingt es, daß die voll entwickelte Suggestion nicht wie andere Vorstellungen durch assoziative Vorgänge — logische Erwägungen — ohne weiteres korrigiert oder aus dem Bewußtsein verdrängt und beseitigt werden kann.

Im allgemeinen zeigen, wenn wir von der Hypnose absehen, die Fremdsuggestionen den Zwangscharakter in ungleich geringerem Maße als die Autosuggestionen, und selbst in der Hypnose ist der Zwangscharakter vieler Fremdsuggestionen sehr wenig entwickelt, die Intensität desselben mehr scheinbar als wirklich. Hirschlaff hat sich dahin ausgesprochen, daß den hypnotischen Suggestionen in zahlreichen Fällen der Zwangscharakter überhaupt fehlt und die Eingebungen des Hypnotiseurs häufig nur aus Gehorsam oder Gefälligkeit gegen diesen oder infolge der Überredung desselben mehr oder minder willkürlich ausgeführt werden. Es läßt sich auch tatsächlich nicht leugnen, daß die Realisierung vieler Eingebungen in der Hypnose nicht deshalb geschieht, weil sie für den Hypnotisierten unvermeidlich ist, dessen Wille derselben sich nicht widersetzen könnte; die Realisierung der Eingebung setzt vielmehr, wenigstens in einem großen Teile der Fälle, wie der gelegentliche Widerstand gegen einzelne Eingebungen zeigt, eine gewisse Zustimmung seitens des Hypnotisierten voraus. Allein diese Zustimmung kann gewöhnlich nicht als das eigentlich ursächliche Moment der Realisierung, sondern nur als ein Umstand betrachtet werden, welcher der Eingebung, wo diese nicht an sich schon die nötige Realisierungstendenz besitzt, zu Hilfe kommt.

In vielen Fällen erheischt jedoch die Realisierung der hypnotischen Eingebung nicht lediglich Zustimmung zu dem Inhalte derselben, sondern spezialisierte Willensakte. Sage ich einem Hypnotisierten: „Hier ist Papier, Sie schreiben einen Brief" und schreibt der Hypnotisierte auf diese Weisung einen Brief an einen Freund, so setzt diese Handlung einen bestimmten Willensakt voraus, weil in meiner Eingebung von dem Freunde keine Rede war und der Hypnotisierte die Person, an welche er schrieb, nach eigenem Ermessen wählte. Der Einfluß des Willens muß im allgemeinen bei der Realisierung von Eingebungen um so mehr sich geltend machen, je weniger bestimmt der Inhalt derselben ist. Daneben muß aber auch zugegeben werden, daß die Ausführung mancher Eingebungen in der Hypnose auch ausschließlich willkürlich, i. e. lediglich aus Gefälligkeit für den Hypnotiseur oder anderen Gründen geschieht. In diesen Fällen handelt es sich jedoch nur scheinbar um Suggestionen, die Eingebung hat hier nicht zur Bildung einer Vorstellung geführt, der die Charaktere einer Suggestion anhaften.

Bei den Autosuggestionen ist stärkere Ausprägung des Zwangscharakters eine so regelmäßige Erscheinung, daß man dieselben nicht mit Unrecht zu den Zwangsvorstellungen zählt. Die Autosuggestionen sind auch wenigstens sehr häufig mit Zwangsvorstellungen, die sich nicht auf den Körperzustand beziehen, Zwangsaffekten und anderen Zwangserscheinungen vergesellschaftet.

Neben stärkerer Entwicklung des Zwangscharakters zeigen die Autosuggestionen den Fremdsuggestionen gegenüber auch eine erheblich größere Neigung, sich im Wechsel der Vorstellungen zu erhalten, ihre individuelle Existenz zu behaupten. Die Fremdsuggestionen können sehr flüchtiger Natur sein. Die hypnotischen Fremdsuggestionen schwinden in der Regel, wenigstens soweit sich dieselben auf äußere Objekte beziehen, auch ohne Gegensuggestion mit der Aufhebung der Hypnose; nur ausnahmsweise bestehen sie im Wachen fort, ohne daß ihre Andauer speziell suggeriert wurde. Hat sich dagegen ein Individuum infolge irgend welcher zufälliger Umstände die Autosuggestion gebildet, daß ihm der Genuß von Wasser nach gewissen Speisen Magenbeschwerden verursache, so kann sich diese Autosuggestion ganz unbegrenzte Zeit erhalten und dazu führen, daß tatsächlich bei dem Genusse von Wasser nach gewissen Speisen Magenbeschwerden bei ihm auftreten. Eine ähnliche Hartnäckigkeit zeigen auch viele Autosuggestionen, die sich auf Zustände oder Leistungen des Körpers beziehen.

Die Wirkungen einer Suggestion können bedingt sein:

a) durch den Inhalt derselben,

b) durch das derselben anhaftende Gefühl,

c) durch diese beiden Faktoren.

Erkläre ich einer Hypnotisierten: „Sie empfinden an Ihrem rechten Beine ein lebhaftes Wärmegefühl", und tritt dieses Gefühl infolge meiner Eingebung tatsächlich auf, so haben wir es mit einer Wirkung zu tun, welche lediglich durch den Inhalt der suggerierten Vorstellung verursacht wurde, da der geringen Gefühlsbetonung derselben ein Einfluß nicht zugeschrieben werden kann. Ein Neurastheniker leidet unter anderem an der Autosuggestion, es in größerer Gesellschaft nicht aushalten zu können. Ist er genötigt, in solcher zu verweilen, so stellen sich bei ihm infolge der erwähnten Vorstellung alsbald Kopfeingenommenheit, Herzklopfen und Schwächegefühl im ganzen Körper ein; diese Erscheinungen können durch den Inhalt der Autosuggestion nicht verursacht sein; dieselben sind lediglich auf den Angstzustand zurückzuführen, mit welchem die Autosuggestion verknüpft ist. Ein anderer Neurastheniker ist mit der Autosuggestion behaftet, herzleidend zu sein, in deren Gefolge Schmerzen oder Beklemmungsgefühle in der Herzgegend, auch Unregelmäßigkeiten der Herztätigkeit bei ihm auftreten. Auch diese Erscheinungen sind in der Hauptsache durch die mit der Autosuggestion vergesellschaftete Angst hervorgerufen, ihre spezielle Lokalisation ist jedoch durch den Vorstellungsinhalt der Autosuggestion bedingt. Eine Dame leidet zeitweilig an der Autosuggestion, daß bei ihr nach den Mahlzeiten Leibschmerzen auftreten. Diese Schmerzen stellen sich denn auch nach den Mahlzeiten gewöhnlich ein, und zwar in geringem Maße, wenn die Patientin dabei ruhigen Gemütes ist, in viel stärkerem Grade, wenn sie ängstlich erregt, d. h. die Autosuggestion von deutlichen Angstgefühlen begleitet ist. Die Schmerzen werden in letzterem Falle primär durch die Autosuggestion hervorgerufen, durch die dieser anhaftenden Angstgefühle dagegen in ihrer Intensität bedeutend gesteigert[1]).

Die Suggestionen sind trotz ihres mehr minder ausgesprochenen Zwangscharakters und ihrer sonstigen Qualitäten der Beeinflussung durch andere Vorstellungen, und zwar nicht lediglich solche vom Charakter der Suggestionen zugänglich. Die Suggestion fügt sich zwar nicht in den Verlauf der assoziativen Vorgänge wie andere Vorstellungen; sie verhält sich mehr wie ein fremdes Element, ein Eindringling, den normalerweise sich aneinander reihenden Vorstellungen gegenüber. Allein diese Eindringlingsnatur schützt sie nicht gegen die von anderen Vorstellungen, Gegensuggestionen, logischen Erwägungen, Erinnerungen etc. ausgehenden Einwirkungen. Jede Suggestion läßt sich durch eine Gegensuggestion von gleicher Stärke der intellektuellen und Gefühlselemente direkt beseitigen. Die Suggestion, daß der Arm gelähmt ist, wird durch die Suggestion, daß der Arm wieder völlig beweglich ist, aufgehoben. Einen sehr wesentlichen Umstand bei dem Kampfe zwischen Suggestion und Gegensuggestion bildet die Gefühlsbetonung der betreffenden Vorstellungen. Eine mit sehr

[1]) Über die Beziehungen der Gefühle zur Suggestion und ihre Bedeutung für die Wirkungen letzterer gehen die Ansichten der Autoren sehr auseinander. Während einzelne Forscher, so insbesondere Vogt und Lipps für die Affektlosigkeit der Suggestion eintraten und darin ein Charakteristikum derselben erblickten, hat Bleuler die Bedeutung der Affektivität für die Suggestion in eingehender Weise zu begründen versucht. Er betont die Übereinstimmung der Wirkungen der Suggestion und der Affekte und erklärt schließlich die Suggestion für einen affektiven Vorgang, die Suggestibilität für eine Teilerscheinung der Affektivität. Die Wahrheit liegt m. E., und, wie die oben angeführten Beispiele zeigen, auch hier in der Mitte. Es gibt affektlose, d. h. nur sehr schwach gefühlsbetonte Suggestionen und solche mit mehr oder minder stark ausgeprägter Affektivität. Die Wirkungen der Suggestion sind jedoch nicht allein von letzterer abhängig.

lebhaften Gefühlselementen verknüpfte (gefühlsstarke) Vorstellung kann durch eine mit geringer Gefühlsbetonung versehene (gefühlsschwache) nicht überwunden werden; andererseits wird eine gefühlsschwache durch eine gefühlsstarke Suggestion mit Leichtigkeit verdrängt. Therapeutische Suggestionen können durch von der Umgebung des Patienten ausgehende suggestive Einflüsse (lobende oder abfällige Äußerungen über die Behandlung, den Arzt etc.) sowohl verstärkt und befestigt, als abgeschwächt und aufgehoben werden.

Auch den Autosuggestionen gegenüber sind, wie die täglichen ärztlichen Erfahrungen zeigen, logische Darstellungen (Gründe) nicht ohne Einfluß. Auch die Erinnerung an frühere Autosuggestionen, die als begründet erkannt wurden, kann gegen bestehende sich wirksam erweisen.

Sehr bemerkenswert sind ferner die großen Unterschiede in der Dauer der Autosuggestionen. Bei Individuen mit geringer Neigung zur Bildung solcher können einzelne Autosuggestionen, wie wir schon erwähnten, unbegrenzte Zeit sich erhalten. Bei Personen mit bedeutender Autosuggestibilität (speziell Hypochondern) findet dagegen häufig ein Wechsel der Autosuggestionen innerhalb kurzer Zeit statt. Der Patient, der heute von der Idee beherrscht wird, lungenleidend zu sein, hält sich übermorgen für herzkrank und einige Tage oder Wochen später für mit Tabes behaftet. Jede neue Autosuggestion entzieht der bestehenden die Aufmerksamkeit und bedingt dadurch deren Schwinden.

III. Kapitel.

Die Suggestibilität.

Die Ansichten der Autoren über das Wesen der Suggestibilität schwanken ebenso wie die Definitionen der Suggestion. Für unsere Auffassung kann nur der an früherer Stelle festgelegte Begriff der Suggestion maßgebend sein. Wir haben gesehen, daß die durch Suggerieren geweckte Vorstellung (die Eingebung) nur durch das Verhalten der assoziativen Tätigkeit zur Suggestion wird. Demzufolge läßt sich die Suggestibilität als eine Disposition der Psyche bezeichnen, welche sich in Ausfall oder Abschwächung der Assoziationsprozesse gewissen Vorstellungen gegenüber, d. h. deren kritikloser Annahme äußert. Die Suggestibilität ist nicht, wie man früher vielfach annahm, eine lediglich gewissen Kranken (Hysterischen) zukommende seelische Disposition; sie zählt zu den allgemeinen seelischen Eigenschaften des Menschen und wird daher auch durch völlige Geistesgesundheit nicht ausgeschlossen. Aber der Grad und die Art der Suggestibilität ist bei den einzelnen Individuen außerordentlich verschieden. Lebensalter, Geschlecht, Bildung und Intelligenz, sowie Rasse sind von Einfluß. Kinder sind im allgemeinen suggestibler als Erwachsene, Frauen suggestibler als Männer. Geistige Beschränktheit und Unwissenheit begünstigen die Entwicklung der Suggestibilität in hohem Maße. Andererseits läßt sich aber nicht behaupten, daß die Suggestibilität proportional dem Grade der Bildung und der Intelligenz abnimmt. Es verhält sich hier wie mit der religiösen Gläubigkeit, die ja im Grunde nur eine besondere Art der Suggestibilität ist. Personen von hoher Intelligenz besitzen nicht selten zugleich ein religiös gläubiges Gemüt, während ein solches weniger Intelligenten öfters mangelt. Unter den Völkern ist die Suggestibilität bei den der sogenannten lateinischen Rasse Angehörigen im allgemeinen entwickelter als bei den germanischen. Im Wachzustande ist die Suggestibilität bei geistig normalen Personen viel geringer als in der Hypnose und bei gewissen krankhaften Zuständen. Von abnormer oder gesteigerter Suggestibilität spricht man, wenn im Wachzustande sich Suggestiverscheinungen hervorrufen lassen, die im allgemeinen bei gesunden Individuen nur in der Hypnose zu erzielen sind. Bei von Haus aus wenig suggestiblen Personen kann die Suggestibilität unter dem Einflusse von Erschöpfungszuständen, wie sie durch Nahrungsmangel, andauernde Strapazen und Schlafmangel hervorgerufen werden, ebenso von starken gemütlichen Erregungen (Schrecken, Angst) vorübergehend eine bedeutende Steigerung erfahren. Als dauernde seelische Eigentümlichkeit finden wir erhöhte Suggestibilität nur bei seelisch abnorm veranlagten (psychopathisch minderwertigen) Personen, jedoch auch bei diesen in sehr verschiedener Ausbildung.

Die Suggestibilität weist in bezug auf die Art der im einzelnen Falle hervorzurufenden Suggestionen und die Quelle, von welcher solche angeregt werden können, in den Einzelfällen sehr bedeutende Unterschiede auf. Die Empfänglichkeit für Suggestionen von dritter Seite (Fremdsuggestibilität) kann sehr groß, die Neigung zur Bildung von Autosuggestionen (Autosuggestibilität) dagegen sehr gering sein. Auch das umgekehrte Verhalten kommt vor. Im Bereiche der Fremdsuggestibilität finden sich hinwiederum sehr bemerkenswerte Differenzen. Es gibt Menschen, die für Eingebungen von seiten ihnen fernstehender Personen so gut wie unzugänglich und gegen alles von außen Kommende mißtrauisch sind, dagegen durch ihre nächsten Angehörigen oder einzelne Freunde mit Leichtigkeit beeinflußt werden. Die Suggestibilität beschränkt sich mitunter auch auf das Verhältnis des Lehrers zum Schüler, des Vorgesetzten zu seinem Untergebenen, des Apostels oder Agitators zu seinen Anhängern, des Abgeordneten zu seinen Wählern. Dem blinden Glauben, der den Aussprüchen des Einen entgegengebracht wird, steht nicht selten die Unzugänglichkeit für Eingebungen jeder Art, die von anderer Seite kommen, gegenüber.

Innerhalb der abnormen Suggestibilität begegnen wir mancherlei Abstufungen, von welchen sich die leichteren Grade viel häufiger finden, als die höchsten. Bei diesen lassen sich im Wachzustande durch die einfache Ankündigung suggestive Erscheinungen hervorrufen, die selbst in der Hypnose bei vielen Personen nicht zu erzielen sind (so z. B. Halluzinationen). Diese Tatsachen entgingen schon den alten Mesmerikern, wie aus einer Mitteilung Du Potets hervorgeht, nicht ganz und finden sich auch in den Schriften Braids erwähnt. Bernheim, der sich mit den in Frage stehenden Vorkommnissen eingehend beschäftigte, bemerkt, daß viele Personen nach mehrmaliger Hypnotisierung die Eignung zeigen, im Wachen hypnotische Phänomene bei sich hervorrufen zu lassen, und bei einem gewissen Teile dieser Personen im Wachen genau dieselben Erscheinungen zu produzieren sind wie in der Hypnose (Katalepsie, Anästhesien, selbst Halluzinationen). Der Autor betont, daß er diese Wirkungen auch bei Personen erzielte, deren Verstand und Urteilsfähigkeit in bester Ordnung ist und denen es auch nicht an Willenskraft fehlt. Abnorme Suggestibilität wurde auch von anderer Seite im Anschluß an Hypnosen beobachtet, doch nicht in der Häufigkeit wie in Nancy, und es ist nicht unwahrscheinlich, daß bei den Beobachtungen Bernheims die suggestive Atmosphäre seiner Klinik eine Rolle spielte. Es mangelt aber auch nicht an Fällen, in welchen unabhängig von vorhergehenden Hypnotisierungen im Wachzustande ein Verhalten der Suggestibilität ähnlich dem in der Hypnose sich kundgibt.

Auch im natürlichen Schlafe sind (ähnlich wie in der Hypnose) die Bedingungen für eine gesteigerte Suggestibilität gegeben. Die Vorstellungen unseres Traumlebens nehmen wenigstens zum Teil durch ihre sinnliche Stärke und ihre körperlichen Rückwirkungen die Charaktere der Suggestion an. Der Schlafende, respektiv Träumende ist in gewissem Maße direkten Suggestionen zugänglich, doch ist die Traumsuggestibilität in der Hauptsache eine indirekte. Die Realisierung direkter Eingebungen bei Schlafenden setzt gewöhnlich die vorhergehende Herstellung eines Rapportverhältnisses voraus, wodurch der Schlaf in einen hypnotischen Zustand verwandelt wird. Indirekt suggestiv können sowohl von außen als vom Körper stammende Eindrücke wirken. In beiden Fällen ist eine höchst phantastische Umdeutung (Allegorisierung) des Eindrucks das Gewöhnliche. Man bezeichnet die auf diesem Wege entstandenen Träume als Nervenreizträume. Kälteempfindung an einem Körperteile erweckt das Bild einer Winterlandschaft und eisigen Schneesturms, plötzliche ruckartige Bewegung eines Beines führt zu der Vorstellung des Herabstürzens von schwindelnder Höhe.

Den Typus eines Zustandes gesteigerter Suggestibilität repräsentiert die Hypnose; doch wechselt der Grad der Suggestibilitätssteigerung in den einzelnen hypnotischen Zuständen erheblich. Wir werden uns an späterer Stelle mit diesem Sachverhalte eingehender zu beschäftigen haben.

Im Bereiche der abnormen Suggestibilität ist das Verhältnis zwischen Auto- und Fremdsuggestibilität ein sehr wechselndes. Bei bedeutender Steigerung der Fremdsuggestibilität mangelt in der Regel auch ein erheblicher Grad von Autosuggestibilität nicht; umgekehrt kann jedoch neben sehr bedeutender Autosuggestibilität eine sehr geringe Fremdsuggestibilität bestehen. Letzterer Umstand macht sich uns Ärzten oft genug bei Behandlung gewisser Kranken in unangenehmster Weise fühlbar. Es gibt eine große Klasse von Nervenpatienten, die mit massenhaften Autosuggestionen behaftet sind und die Anregung zur Produktion solcher den verschiedensten Quellen entnehmen, dagegen Fremdsuggestionen, speziell den Heilsuggestionen des Arztes, so gut wie unzugänglich sich zeigen. Auch die Empfänglichkeit für direkte und indirekte Eingebungen — direkte und indirekte Suggestibilität — zeigt, wie Sidis hervorhebt, im Bereiche der normalen und abnormen Suggestibilität keine gleichmäßige Entwicklung. Im normalen Zustande ist eine Eingebung um so wirksamer, je indirekter sie ist; im Zustande abnormer Suggestibilität verhält es sich umgekehrt, die Eingebung gewinnt an Aussicht, sich zu realisieren, je direkter sie erteilt wird.

Von den krankhaften Zuständen mit abnormer Suggestibilität wollen wir hier nur die Hysterie kurz berücksichtigen, weil bei dieser das Verhalten der Suggestibilität eine bedeutendere Rolle spielt als bei irgend einem anderen Leiden. Die Erkenntnis, daß bei Hysterischen sich sehr verschiedene Krankheitssymptome durch die Erweckung entsprechender Vorstellungen hervorrufen lassen, mußte das Augenmerk der Forscher auf ihre Suggestibilität lenken, und von einer Anzahl von Autoren (Moebius, Blocq, Gilles de la Tourette, Forel) wurde denn auch gesteigerte Suggestibilität als die wesentliche Eigentümlichkeit in dem psychischen Verhalten der Hysterischen angenommen. Die erhöhte (abnorme) Suggestibilität läßt sich jedoch nicht bei allen Hysterischen als dauernd vorhandener Zustand erweisen. Die Beobachtung lehrt vielmehr, daß bei den einzelnen Kranken die Entwicklung der Suggestibilität erheblich schwankt. Es mangelt zwar nicht an Hysterischen, bei welchen man im wachen Zustande Halluzinationen hervorrufen kann, allein bei der großen Mehrzahl der Kranken, mit der wir zu tun haben, ist dies nicht der Fall. Andererseits fehlt es nicht an Hysterischen, die im allgemeinen sehr wenig Suggestibilität zeigen, auch schwer zu hypnotisieren sind. Die Suggestibilität der Hysterischen ist vorherrschend nur für Vorstellungen erhöht, die sich auf Zustände des eigenen Körpers beziehen, d. h. Autosuggestionen; es handelt sich mit anderen Worten im wesentlichen um gesteigerte Autosuggestibilität.

Ein weiterer bemerkenswerter Umstand ist, daß der Grad der Suggestibilität keineswegs mit der Schwere der Erkrankung immer parallel geht. Geringe Suggestibilität kann sich eben sowohl in leichten als in schweren Fällen finden und bildet nicht immer ein Anzeichen geistiger Integrität der Patienten. Gewisse Hysterische sind, wie P. Janet betont, wenig suggestibel, weil sie zu krank sind, um einen Gedanken längere Zeit festhalten zu können. Bei derartigen Patienten realisieren sich auch die in der Hypnose erteilten Eingebungen zumeist nicht. Auf der andern Seite kann aber Herabsetzung der Suggestibilität auch als Folge vorübergehender oder dauernder Besserung des Krankheitszustandes eintreten.

IV. Kapitel.

Hypnose und Schlaf.

Noch Ende vorigen Jahrhunderts machten sich in den Auffassungen der Autoren vom Wesen der Hypnose zwei Hauptgegensätze geltend. Die einen — die weitaus kleinere Gruppe der Forscher — erachteten die Hypnose als einen pathologischen Zustand, eine künstlich erzeugte Hysterie; dies gilt insbesondere von der Schule der Salpêtrière, deren Ansicht auch in Deutschland manche Anhänger fand. Die andere weitaus größere Gruppe erklärte die Hypnose als einen zwar artifiziell hervorgerufenen, aber doch physiologischen Zustand. Heutzutage bedarf es keiner langen Auseinandersetzung mehr, um zu zeigen, daß die erst erwähnte Auffassung irrtümlich ist. Gegen dieselbe spricht schon die Tatsache, daß die Hypnotisierbarkeit sich nicht auf hysterische oder zur Hysterie Disponierte beschränkt, sondern eine allgemeine jedem geistig gesunden Menschen zukommende seelische Eigenschaft bildet, ferner der Umstand, daß sich der natürliche Schlaf in Hypnose überführen läßt, und diese in natürlichen Schlaf übergeht, wenn man den Hypnotisierten sich selbst überläßt und Störungen von ihm fernhält.

In den Ansichten der Autoren, welche für die physiologische Natur der Hypnose eintraten, begegnen wir neben völliger Übereinstimmung auch mannigfachen, z. B. recht erheblichen Abweichungen, namentlich soweit die Beziehung der Hypnose zum natürlichen Schlaf in Betracht kommt. Wenn wir zunächst die Extreme berücksichtigen, so finden wir auf der einen Seite eine Gruppe von Beobachtern, welche den hypnotischen Zustand als im wesentlichen mit dem natürlichen Schlafe übereinstimmend erachten, und nur in dem Bestehen eines Rapportverhältnisses in der Hypnose einen Unterschied gegenüber dem natürlichen Schlafe anerkennen (Liébeault, Forel, O. Vogt, Hilger u. a.). Ihnen steht eine andere Gruppe von Autoren gegenüber, nach deren Ansicht die Hypnose einen vom natürlichen Schlafe wesentlich verschiedenen Zustand darstellt (Döllken, Moll, Hirschlaff u. a.). Daneben fehlt es nicht an solchen, welche einen mehr vermittelnden Standpunkt einnehmen, indem sie die Hypnose nur als eine dem natürlichen Schlafe nahestehende seelische Veränderung gelten lassen, oder nur für einen Teil der hypnotischen Zustände die Schlafartigkeit zugeben.

Diese Meinungsverschiedenheiten haben in der Literatur zu zahlreichen und weitläufigen Auseinandersetzungen geführt, bei welchen gewisse, für die Beurteilung der Beziehungen zwischen Schlaf und Hypnose gewichtige Umstände zumeist keine genügende Berücksichtigung fanden: Einerseits die Verschiedenartigkeit der hypnotischen Zustände, andererseits die Varietäten des natürlichen Schlafes mit Einschluß der das Gebiet des Normalen überschreitenden Abweichungen. Hierbei ist jedoch nicht zu verkennen, daß die von Liébeault und Forel zuerst und mit Nachdruck vertretene Anschauung, daß die Hypnose vom natürlichen Schlafe sich nur durch das Rapportverhältnis unterscheidet, in neuerer Zeit mehr und mehr Anhang gefunden hat, nur daß hierbei auch der von Vogt begründeten Auffassung, daß es sich bei der Hypnose um einen Teilschlaf handelt, zumeist auch Rechnung getragen wird. Die Umstände, welche zugunsten einer Wesensverschiedenheit des natürlichen Schlafes und der Hypnose geltend gemacht wurden, sind sehr verschiedenartig und beziehen sich auf die Vorgänge des Einschlafens und Erwachens ebensowohl als die psychischen Veränderungen während des Bestehens beider Zustände. Wir werden jedoch sehen, daß sich von Beginn bis zum Ende von Schlaf und Hypnose in den auftretenden Erscheinungen keine Abweichungen konstatieren lassen, welche die Annahme einer Wesensverschiedenheit beider Zustände begründen könnten.

Ziehen wir zunächst die Verhältnisse beim Einschlafen in Betracht, so kann dieser Vorgang beim natürlichen Schlaf wie bei der Hypnose ebensowohl langsam als sehr schnell, „blitzartig", wie man zu sagen pflegt, erfolgen. Das langsame Einschlafen ist bei beiden Zuständen das vorherrschende, doch gibt es Personen, welche sich nachts nur zu Bette begeben dürfen, um sofort einzuschlafen. Auch bei Menschen, bei welchen das Einschlafen im allgemeinen langsam vor sich geht, kommt es in Zuständen großer Ermüdung nicht selten dazu, daß sie plötzlich vom Schlafe übermannt werden.

Bei leicht hypnotisierbaren Personen andererseits mag mitunter ein Wort, eine Phrase genügen, um momentan tiefe Hypnose herbeizuführen. Häufiger kommt es nach meiner Erfahrung vor, daß derartige Individuen nach öfterer Einschläferung sich nur an den Platz begeben dürfen, z. B. auf die Chaiselongue, auf dem diese vorgenommen wurde, um sofort in Hypnose zu verfallen. Hier wird durch eine Autosuggestion die Wirkung herbeigeführt, die vorher durch Fremdsuggestionen erzielt wurde.

Auch die suggestive Herbeiführung der Hypnose bildet dem natürlichen Schlafe gegenüber kein konstantes Unterscheidungsmerkmal, da auch bei der Entstehung des letzteren neben den Ermüdungsstoffen suggestive Momente, wie namentlich Forel betont, keine ganz untergeordnete Rolle spielen, und sich bei manchen Individuen nach Belieben durch geeignete Suggestionen Schlaf oder Hypnose hervorrufen läßt[1]).

In dem Vorgange des Erwachens findet sich ebenfalls kein wesentlicher Unterschied zwischen natürlichem Schlaf und Hypnose. Bei beiden Zuständen kann das Erwachen langsam und sehr rasch stattfinden. Bei oberflächlichem Schlaf genügt zumeist ein einmaliger Zuruf, um sofort das Erwachen herbeizuführen. Das gleiche ist bei leichter Hypnose der Fall. Nach öfterer Einschläferung kann schon das Herantreten des Hypnotiseurs an den Hypnotisierten genügen, denselben zu wecken. Bei tiefem Schlaf läßt sich das Erwachen bekanntlich nicht so leicht und rasch wie bei oberflächlichem herbeiführen.

Und ebenso verhält es sich meist bei tiefer Hypnose. Auch darin zeigt sich eine Übereinstimmung von natürlichem Schlaf und Hypnose, daß bei beiden Zuständen durch äußere Einwirkungen unvollständiges Erwachen vorkommt[2]). Auch in den psychischen Veränderungen, welche der natürliche Schlaf und die Hypnose aufweisen, kann kein genügender Grund für die Annahme einer Wesensverschiedenheit beider Zustände gefunden werden, wie einzelne Autoren glaubten. Die Zugängigkeit für äußere Reize, welche dem Schlafe abgesprochen wurde (Dölken, Hirschlaff), mangelt demselben, wie wir schon sahen, nicht völlig, und die Qualität der psychischen Leistungen ist, wie wir noch des näheren sehen werden, in beiden Zuständen nicht durchgehends verschieden. Der Hypnotisierte kann sich selbst überlassen unbeeinflußt durch irgendwelche Suggestionen träumen, und die Beschaffenheit seiner Traumbilder zeigt keinen Unterschied gegenüber den des natürlichen Schlafes. Durch Suggestion kann er an jedem beliebigen Ort und in jeder beliebigen Zeit, selbst in ganz unmögliche Situationen versetzt werden, wie es im natürlichen Schlafe bei dem Träumenden der Fall ist. Man hat ferner auf das in der Hypnose vorhandene und im natürlichen Schlaf gewöhnlich fehlende Rapportverhältnis als Unterscheidungsmerkmal beider Zustände hingewiesen. Ein Rapportverhältnis mangelt jedoch im natürlichen Schlaf nicht immer und ist auch in diesem künstlich herbeizuführen. Die besorgte Mutter, welche im Schlafe das geringste Geräusch ihres Kindes vernimmt und darauf reagiert, steht zu diesem in einem Rapportverhältnis, und Forel hat manche seiner Wärter durch hypnotische Suggestionen dahingebracht, daß sie bei im übrigen normalem Schlafe in einem Rapportverhältnis zu einzelnen Kranken blieben. Bei geschicktem Vorgehen kann man sich auch, wie insbesondere von Vogt gezeigt wurde, mit im natürlichen Schlafe befindlichen Individuen in Rapport setzen, namentlich bei somnambulen Träumen, wenn man deren Inhalt zu erraten vermag.

Wenn nun auch für die Annahme einer Wesensverschiedenheit von natürlichem Schlaf und Hypnose genügende Gründe sich nicht anführen lassen, so kann man doch gegen die Identifizierung beider Zustände die Tatsache geltend machen, daß es Formen der Hypnose gibt, welchen der schlafartige Charakter mangelt. Dies gilt ebensowohl für die leichteren und leichtesten Grade der hypnotischen

[1]) Der Einfluß suggestiver Momente zeigt sich insbesondere beim Nachmittagsschlaf, sofern dieser bei vielen Personen an eine bestimmte Zeit und einen bestimmten Ort (z. B. sitzen in einem Fauteuil) gebunden ist.

[2]) Von Trömner wurde als „kataleptischer Halbschlaf" ein Zustand gehemmten Erwachens beschrieben, der bei Gesunden selten, dagegen bei nervösen Schlafstörungen häufig beobachtet wird. Das Individuum glaubt, plötzlich zu erwachen, kann aber sich weder rühren noch die Augen öffnen, bis durch fortschreitendes Erwachen der unbehagliche Zustand schwindet. Trömner betrachtet diesen Znstand als eine Parallelerscheinung der hypnotischen Katalepsie und eine Art Hypnoid, resp. Hypnosoid.

Beeinflussung, als die tiefste Hypnose (den Somnambulismus), da die äußere Schlafähnlichkeit der Hypnose keineswegs mit der Tiefe der ihr zugrunde liegenden psychischen Veränderung stetig zunimmt. Die suggestive Einschläferung kann deutliche Zeichen hypnotischer Beeinflussung hervorrufen, z. B. Augenschluß und Unfähigkeit, die Augen willkürlich zu öffnen, auch Unfähigkeit zur willkürlichen Ausführung anderer Bewegungen, Schläfrigkeit etc., während das Bewußtsein keine Veränderung zeigt, die der im natürlichen Schlafe entspricht. Derart Hypnotisierte erklären, daß bei ihnen kein Schlaf, sondern nur eine gewisse Schläfrigkeit bestand; sie bezeichnen auch, wenn sie sich deutlich beeinflußt fühlten, ihren Zustand als eine Art von Bann. Die in tiefer Hypnose (Somnambulismus) Befindlichen können zum Teil durch Fragen zu längeren Erzählungen veranlaßt werden, mit offenen Augen umhergehen und bestimmte Befehle ausführen, auf Suggestionen deklamieren, und selbst eine gewisse Rolle mit mehr oder weniger Geschick durchführen; sie bekunden demnach eine geistige Regsamkeit, welche es nicht gestattet, ihren Zustand dem normalen Schlafe gleichzustellen. Derselbe läßt sich nur mit dem Nachtwandeln in Parallele bringen. Es fragt sich nun, ob wir berechtigt sind, all die verschiedenartigen Gestaltungen der Hypnose, die dem natürlichen Schlafe äußerlich völlig gleichenden, wie die des schlafartigen Charakters entbehrenden, lediglich als Variationen eines und desselben Grundzustandes, welcher mit dem des natürlichen Schlafes übereinstimmt, zu deuten. Nach meinem Dafürhalten ist dies der Fall. Wir müssen aber, um dies darlegen zu können, zunächst etwas auf die Verschiedenheiten in der Gestaltung des natürlichen Schlafes eingehen. Im Schlafe ist die Erregbarkeit der Großhirnrinde, an welche die Vorgänge des geistigen Lebens gebunden sind, herabgesetzt und damit die dem wachen Zustande eigentümliche Tätigkeit derselben gehemmt. Diese Hemmung wechselt jedoch hinsichtlich ihres Grades und ihrer Ausdehnung. Der Schlaf kann, wie wir wissen, oberflächlich oder tiefer sein. Bei beiden Graden des Schlafes können einzelne Abschnitte oder Komplexe von Nervenelementen der Rinde in gewissem Maße wach bleiben, so daß eine Tätigkeit derselben — Wahrnehmung und Traumbildung — möglich ist. Die Träume des oberflächlichen Schlafes unterscheiden sich nach Liébeault und Vogt in mehrfacher Hinsicht von denen des tiefen Schlafes. Der Inhalt der ersteren Gruppe von Träumen zeichnet sich im allgemeinen durch Mangel logischen Zusammenhanges, Sinnlosigkeit und Flüchtigkeit aus; die logischen Gedankenverbindungen des Wachzustandes kommen hier nicht zur Geltung. Gewöhnlich äußern sich diese Träume nicht in Bewegungen, und nach dem Erwachen bleibt von denselben eine mehr oder minder weitgehende Erinnerung.

Diese Charakterisierung der Träume des oberflächlichen Schlafes mag für die große Mehrzahl derselben zutreffen. Es mangelt jedoch unter diesen Träumen nach meinen eigenen Erfahrungen und Mitteilungen, die ich von anderer Seite erhielt, keineswegs an solchen — und dabei handelt es sich nicht lediglich um Ausnahmen —, in deren Inhalt sich geordnete, sinnvolle Gedanken kundgeben, wie es bei den Träumen des tiefen Schlafes der Fall ist. Da derartige Träume bei einzelnen Personen häufig vorkommen, liegen hier offenbar individuelle, vielleicht mit den Denkgewohnheiten der einzelnen zusammenhängende Differenzen vor, infolge welcher wir in dem Inhalte der Träume des oberflächlichen Schlafes alle möglichen Übergänge von anscheinend völliger Sinnlosigkeit bis zu durchaus verständigen, selbst geistvollen Ideen finden[1]).

[1]) In den anscheinend sinnlosen Träumen läßt sich auf psychoanalytischem Wege wenigstens häufig ein gewisser Sinn ermitteln. Unter den sinnvollen Träumen sind manche,

Allem Anscheine nach liegt bei den Träumen des oberflächlichen Schlafes eine ausgebreitete, aber geringere Herabsetzung der Erregbarkeit der Großhirnrinde vor, welche noch zahlreichen zerstreuten oder zu Systemen verknüpften Rindenelementen eine gewisse Tätigkeit gestattet, d. h. ein Nebeneinander von Schlaf und Wachsein ermöglicht.

Bezüglich des tiefen Schlafes dürfen wir annehmen, daß bei demselben die Erregbarkeitsherabsetzung der Rindenelemente eine stärkere und gleichmäßigere ist als beim oberflächlichen Schlafe und dabei einzelne Gruppen oder Systeme von Elementen eine Tätigkeit entfalten können, die nicht oder nicht erheblich hinter der im Wachen zurücksteht und daher auch geordnete und logische Gedankenprozesse ermöglicht. Der Hauptinhalt dieser Träume wird von Vorstellungen gebildet, die das Individuum auch im Wachen lebhaft und andauernd beschäftigen. Die in Frage stehenden Träume äußern sich auch, wenigstens vielfach, in Bewegungen (somnambule Träume) und sind nach dem Erwachen gewöhnlich vergessen. Man kann nach Vogt die Bewegungen der somnambulen Träume in 2 Gruppen sondern: a) Ausdrucksbewegungen und sprachliche Äußerungen (Sichumherwerfen, Lachen, Weinen, Sprechen einzelner Worte, zusammenhängende Reden etc.); b) komplizierte Handlungen, die mit dem Verlassen des Bettes resp. der zum Schlafe benützten Stätte ihren Anfang nehmen. Man spricht dann von Schlaf- oder Nachtwandeln, Somnambulismns oder Noktambulismus.

Die Leistungen der Schlafwandler sind bekanntlich auf körperlichem und geistigem Gebiete zum Teil staunenerregend. Den waghalsigsten Kletterkunststücken stehen auf geistigem Gebiete die Lösung schwieriger Aufgaben zur Seite, die im Wachen nicht gelang, mathematischer Aufgaben zum Beispiel. Für den Arzt ist es besonders interessant, daß auch Fälle bekannt sind, in welchen im somnambulen Zustande operative Tätigkeit in ganz kunstgerechter Weise ausgeführt wurde. So berichtet Renterghem von einem 78jährigen Arzte, der, während des Nachmittagschlafes geweckt und zu einer Kreißenden gerufen, bei dieser die nötige geburtshilfliche Operation (Wendung auf die Füße etc.) kunstgerecht vornahm. Nach Hause zurückgekehrt, schlief er sofort wieder ein und konnte sich nachträglich seiner geburtshilflichen Tätigkeit nicht entsinnen. Ähnlich verhielt es sich in dem von Hilger mitgeteilten Fall eines Hospitalchirurgen, der, nachts geweckt, um bei einem diphtheriekranken Kinde den Kehlkopfschnitt vorzunehmen, diese Operation auch ausführte. Nach dieser begab er sich wieder zur Ruhe und konnte sich nach dem Erwachen des an dem Kinde vorgenommenen Eingriffes nicht entsinnen.

Wir ersehen aus dem Angeführten, daß im natürlichen Schlafe, und zwar sowohl im oberflächlichen als im tiefen infolge ungleichmäßiger Ausbreitung der Erregbarkeitsherabsetzung im Rindengebiete es nicht an bewußter psychischer Tätigkeit mangelt, mit anderen Worten, der Zustand des Schlafes sich mit einem partiellen Wachsein vergesellschaftet. Es ist wahrscheinlich, daß dies immer der Fall ist und auch im tiefen, anscheinend traumlosen Schlafe

die eine nicht zu unterschätzende, geistige Leistung repräsentieren. Ich träumte z. B. vor Jahren, zu einer Zeit, da die Freudschen Theorien noch wenig Anhänger gefunden hatten, daß ich in einer Versammlung von Ärzten in längerer Rede zugunsten dieser Theorien eintrat. Nach dem Erwachen konnte ich konstatieren, daß meine Traumausführungen, deren ich mich sehr gut entsann, durchaus korrekt waren, sofern sie meinen damaligen Ansichten und Kenntnissen entsprachen. Meine Erfahrung spricht aber auch dafür, daß die Traumtätigkeit gelegentlich zu heiteren Erzeugnissen führt, z. B. amüsante Satiren produziert.

ein Teil der kortikalen Elemente wenigstens in gewissem Maße in dem dem Wachzustande entsprechenden funktionellen Verhalten verbleibt.

Die geistigen Veränderungen, welche wir in den einzelnen hypnotischen Zuständen finden, sind trotz der außerordentlich wechselnden Gestaltung derselben in ihrer Art nicht wesentlich verschieden. In den Fällen leichter hypnotischer Beeinflussung, wie im tiefsten Somnambulismus liegt eine Einschränkung der assoziativen Vorgänge (des geistigen Horizontes), eine Herabsetzung der Willenstätigkeit und damit auch des Willenseinflusses auf den Ablauf der Denkprozesse, sowie eine mit diesen Faktoren zusammenhängende Steigerung der Suggestibilität vor. Diese Modifikationen des Geisteszustandes sind jedoch in den einzelnen Fällen hypnotischer Beeinflussung außerordentlich verschieden entwickelt, und es ist daher wohl begreiflich, daß die Hypnose äußerlich sehr verschiedenartige Bilder liefert.

Die Entstehung der in Frage stehenden geistigen Veränderungen läßt sich am ungezwungensten erklären, wenn man dieselben auf einen partiellen Schlafzustand zurückführt, wie er auch im Bereich des spontanen Schlafes vorkommt. Die verschiedene Ausbreitung des Schlaf- und Wachzustandes ist geeignet, nicht nur die größere oder geringere Schlafähnlichkeit der einzelnen hypnotischen Zustände, sondern auch die Verschiedenheiten in der Intensität der psychischen Veränderungen in denselben zu erklären. Auch die Annahme einer Hypnose *ohne* Schlafähnlichkeit ist mit dieser Auffassung nicht unvereinbar. Wenn das partielle Wachsein eine gewisse Grenze überschreitet, so daß die Schlaferscheinungen demselben gegenüber zurücktreten, dann verliert die Hypnose die äußere Schlafähnlichkeit, wie es z. B. im Somnambulismus häufig der Fall ist.

Wir sind demnach berechtigt, die Hypnose, ob sie sich äußerlich unter dem Bilde eines Schlafzustandes präsentiert oder nicht, als eine Form partiellen Schlafes zu betrachten, die zwar zumeist durch Schlafeingebungen herbeigeführt wird, jedoch auch ohne Einwirkung solcher entstehen kann. Es liegt des weiteren kein Grund zu der Annahme vor, daß die Art der kortikalen Erregbarkeitsveränderungen im spontan eintretenden partiellen Schlafe sich von der im hypnotischen Zustande unterscheidet oder daß der Entstehungsmodus dieser Veränderungen in beiden Fällen ein verschiedener ist. Die Übereinstimmung, welche verschiedene Vorgänge beim Eintritt des suggestiv erzeugten wie des spontanen Schlafes aufweisen, spricht vielmehr entschieden dafür, daß beide Formen des Schlafes durch den gleichen Mechanismus zustande kommen. So fand *Vogt*, daß die Veränderungen des Muskeltonus, welche beim spontanen Einschlafen sich einstellen, auch beim Eintritt der Hypnose nachzuweisen sind, ferner, daß bei beiden Arten des Einschlafens bei den einzelnen Individuen immer die gleichen plethysmograpisch nachweisbaren Schwankungen des Armvolumens auftreten. Selbst Eigentümlichkeiten von zufälligem Charakter können in gleicher Weise in der Hypnose wie im spontanen Schlafe sich zeigen.

Nach dem vorstehend Dargelegten müssen wir bezüglich des Wesens der Hypnose und deren Beziehungen zum natürlichen Schlafe zu folgenden Schlüssen gelangen: *Die Hypnose ist ein Zustand partiellen Schlafes, dem dieselben physiologischen Veränderungen in dem funktionellen Verhalten der kortikalen Elemente zugrunde liegen wie dem natürlichen Schlafe, und die verschiedenen Formen und Grade des hypnotischen Zustandes sind lediglich durch die Schwankungen in der Ausbreitung der in Frage stehenden Veränderungen in den einzelnen Fällen bedingt.*

V. Kapitel.

Hypnotisierbarkeit.

Wie bereits erwähnt wurde, ist die Fähigkeit, in irgend einen Grad des hypnotischen Zustandes versetzt zu werden, — die Hypnotisierbarkeit — eine seelische Eigenschaft, welche alle geistig gesunden Menschen besitzen. Mit dieser Erkenntnis, die zuerst von Forel mit Nachdruck hervorgehoben wurde, war ein bedeutender Fortschritt gegenüber der früher verbreiteten Annahme von der Beschränktheit der Hypnotisierbarkeit auf Nervöse oder Hysterische getan. Vogt, der allem Anscheine nach über ein außergewöhnlich günstiges Hypnotisierungsmaterial verfügte, bekannte sich auf Grund seiner Erfahrungen sogar zu der Ansicht, daß jeder Geistesgesunde nicht bloß hypnotisierbar, sondern selbst in den tiefsten Grad der Hypnose (Somnambulismus) zu versetzen sei. Der Ansicht Vogts blieb jedoch Bestätigung von anderer Seite versagt, während die Forelsche Auffassung im Laufe der Jahre mehr und mehr allgemeine Anerkennung sich erwarb.

Man darf der theoretisch anzunehmenden allgemeinen Hypnotisierbarkeit der Geistesgesunden nicht die Bedeutung beilegen, als ob jeder derartige Mensch ohne weiteres und von jedem zu hypnotisieren sei. Schon Forel hat zugegeben, daß momentane Einflüsse auch die Hypnotisierung bei Geistesgesunden verhindern können, und solche Einflüsse machen sich nicht selten geltend. Die Statistiken der erfahrensten und routiniertesten Hypnotiseure zeigen, daß auch sie einen gewissen, allerdings nur kleinen Prozentsatz Refraktärer hatten. Es kommt dabei in Betracht — und dies gilt namentlich für die ärztliche Praxis —, daß unter den Individuen, die man gemeinhin als geistesgesund bezeichnet, sich nicht wenige solcher befinden, bei denen seelische Anomalien leichterer Art vorhanden sind, die für die Hypnotisierung Erschwernisse, zeitweilig sogar Hindernisse bilden. Nach den vorliegenden Erfahrungen ist der Grad der Beeinflussung, welchen die Einzelindividuen durch hypnosigene Prozeduren erfahren, sehr wechselnd, und es ist daher auf die allgemeine Verbreitung einer gewissen Hypnotisierbarkeit weniger Gewicht zu legen, als auf die Häufigkeit eines bestimmten Grades dieser Eigenschaft. Das Lebensalter äußert nur insofern einen Einfluß, als Kinder (mit Ausnahme solcher in den ersten Lebensjahren) und junge Leute im allgemeinen leichter einzuschläfern und auch in höhere Grade des hypnotischen Schlafes zu versetzen sind als ältere Leute.

Das Geschlecht ist nach meiner Wahrnehmung ohne ausgesprochene Bedeutung; ich kann höchstens zugeben, daß bei weiblichen Personen die tieferen Schlafzustände leichter als bei Männern zu erzielen sind (während Trömner das Gegenteil annimmt).

Von sehr großem Einflusse ist das geistige Verhalten des zu Hypnotisierenden, und zwar kommen sowohl dauernde seelische Eigenschaften, als vorübergehende psychische Zustände hier in Betracht. Was zunächst die Intelligenz und Bildung anbelangt, so erweisen sich bedeutende geistige Begabung und höhere Bildung ebensowenig als ein Erschwernis wie Beschränktheit und Unwissenheit als besondere Vorteile für die Erzielung einer Hypnose. Man kann zwar im allgemeinen sagen, daß Leute ohne größere geistige Kultur, Personen, die nicht viel zu denken pflegen und durch ihre Lebensverhältnisse an einen gewissen passiven Gehorsam gewöhnt sind, leichter sich hypnotisieren lassen als die Angehörigen der höheren Bildungsklassen, weil es diesen schwerer fällt, sich kritischer Reflexionen zu enthalten und in den für den Eintritt einer Hypnose nötigen passiven Zustand zu versetzen. Dieser Unterschied macht sich jedoch nur bei den ersten Hypnotisierungsversuchen bemerklich, da höher Gebildete, welche überhaupt in der Lage sind, ihren Gedankenlauf zu beherrschen, und die Erzielung der Hypnose wünschen, es gewöhnlich sehr bald lernen, die bei der Einschläferung störenden Vorstellungen zu bannen. Von erheblichem Belang für die Hypnotisierbarkeit ist auch die Art des Einschlafens. Individuen, welche, sobald sie sich zur Ruhe begeben haben, leicht und rasch einschlafen, sind im allgemeinen leichter zu hypnotisieren als solche, bei welchen das Einschlafen längere Zeit erheischt. Bei Personen, bei welchen infolge angeborener Veranlagung oder von Krankheitszuständen andauernde Fixierung der Aufmerksamkeit in einer bestimmten Richtung erschwert oder unmöglich ist und daher ein fortwährendes Wandern der Gedanken statthat, ist die Herbeiführung einer Hypnose immer höchst schwierig.

Ein hinderndes Moment für die Hypnotisierung bildet ferner allzu intensive Richtung der Aufmerksamkeit (Neugierde) auf die zu erwartenden psychischen Vorgänge.

Von Wichtigkeit ist auch der Einfluß von Gedanken, welche das Individuum momentan beherrschen und von ihm nicht gebannt werden können (geschäftliche oder familiäre Sorgen, Erwartung wichtiger Ereignisse etc.). Häufiger als im Bereiche des Normalen liegende erweisen sich krankhafte Vorstellungen, insbesondere Zwangsvorstellungen als eine Quelle von Schwierigkeiten. Zwangsvorstellungen verschiedensten Inhalts können diese Rolle übernehmen, als besonders störend erweist sich jedoch die Vorstellung des Nichteinschlafen- oder Nichthypnotisiertwerdenkönnens. Es mangelt aber auch nicht an Fällen von Zwangsneurose, in welchen die Hypnotisierung sich sehr leicht gestaltet.

Stärkere gemütliche Erregungen, insbesondere solche depressiver Art, können die Hypnotisierbarkeit wenigstens zeitweilig erheblich verringern, selbst ganz aufheben. Das gleiche gilt für körperliche Beschwerden verschiedener Art, wie Schmerzen, Husten, Juckreiz, Muskelzuckungen, die auch geeignet sind, das Einschlafen des Nachts zu verzögern oder zu verhindern. Körperliche und geistige Ermüdung steigert hingegen die Hypnotisierbarkeit, aus welchem Grunde für Personen mit geringer und mittlerer Hypnotisierbarkeit die Nachmittags- und Abendstunden für die Einschläferung besonders zu empfehlen sind. Die Hypnotisierbarkeit wird auch durch die Häufigkeit der Einschläferung in sehr vielen Fällen beeinflußt. Bei Personen, bei welchen die Hypnotisierungsprozedur anfänglich keinen oder nur einen geringen Erfolg (leichten Grad der Hypnose) und auch diesen nur schwer erzielte, gelingt es vielfach, bei öfterer Wiederholung des Versuchs doch noch ausgesprochene Hypnose, resp. einen tieferen Grad dieses Zustandes herbeizuführen. Das Individuum lernt es eben mehr und mehr, von den den Eintritt der Hypnose erschwerenden psychischen Momenten, Ängstlichkeit, allzu gespannter Erwartung etc., sich frei zu machen. Man darf jedoch den Einfluß öfterer Wiederholung der Hypnotisierung nicht überschätzen, wie es von mancher Seite geschehen ist. In der großen Mehrzahl der Fälle bleibt die Steigerung der Hypnotisierbarkeit beschränkt, und der anfänglich schwer Hypnotisierbare verwandelt sich nicht in einen ganz leicht Hypnotisierbaren. Man begegnet aber auch Fällen, in welchen bei längerer Behandlung die Disposition zur Hypnose so ziemlich auf gleichem Niveau bleibt oder auch, was allerdings selten der Fall ist, abnimmt, so daß der anfänglich erzielbare Somnambulismus nicht mehr herbeizuführen ist. Mitunter wird auch ein Schwanken der Hypnotisierbarkeit beobachtet, was bei Kranken wohl zumeist mit ungünstigen Veränderungen ihres Leidens oder durch äußere Verhältnisse bedingten, öfters wiederkehrenden gemütlichen Erregungen im Zusammenhange steht.

Was das Verhalten der Hypnotisierbarkeit bei einzelnen Nervenkrankheiten anbelangt, so hat man speziell für die Hysterie früher vielfach angenommen, daß bei ihr regelmäßig gesteigerte Hypnotisierbarkeit bestehe. Tatsächlich zeigen die Hysterischen jedoch sehr verschiedene Grade der Beeinflußbarkeit durch hypnosigene Prozeduren; neben solchen, welche nicht nur leicht einzuschläfern, sondern auch in Somnambulismus zu versetzen sind, finden wir auch andere (aufgeregte, ängstliche, von Autosuggestionen beherrschte) Individuen, bei welchen selbst leichte Grade der Hypnose nur schwer herbeizuführen sind. Die in der Literatur mitgeteilten Ansichten über die Hypnotisierbarkeit der Neurastheniker lauten vorwaltend ungünstig. Ich kann mich nach meinen Erfahrungen diesen Urteilen im allgemeinen nicht anschließen. Ich habe bei Neurasthenischen wie bei Hysterischen sehr verschiedene Grade der Hypnotisierbarkeit gefunden und neben schwer, selbst sehr schwer zu Beeinflussenden auch nicht wenige sehr leicht Hypnotisierbare (letztere allerdings in geringerer Anzahl als erstere) unter meinen Patienten gehabt. Auch bei den Komplikationen der Neurasthenie mit Angst- und Zwangsneurose ist das Verhalten der Hypnotisierbarkeit verschieden. Unter den Symptomen der Neurasthenie ist der Schlafmangel von besonderer Bedeutung, sofern er wenigstens am Anfange der Behandlung häufig erhebliche Schwierigkeiten bereitet. Die Patienten, welche an mangelhaftem Schlafe leiden und insbesondere schwer einschlafen, sind im allgemeinen auch schwer hypnotisierbar, weil die Umstände, welche den Eintritt des natürlichen Schlafes bei ihnen verzögern, auch bei der Hypnotisierung sich geltend machen. Doch fehlt es auch bei Schlafmangel nicht an günstigen Resultaten, wenn Patient und Arzt die nötige Geduld aufwenden. Von den Geisteskranken sind etwa 90% hypnotischer Beeinflussung völlig unzugänglich. Zu den Geisteskrankheiten, welche die Hypnotisierbarkeit nicht aufheben, zählen leichtere Melancholien und Zyklothymien, periodische Depressionszustände und gewisse Formen des hysterischen Irreseins. Manche Nervenkrankheiten erschweren durch die Muskelunruhe, die sie bedingen, die Einschläferung, so die verschiedenen Tiks und andere lokalisierte Krämpfe, auch Chorea. Bei umsichtigem Vorgehen gelingt jedoch die Hypnotisierung in diesen Fällen zumeist.

Auch eine Reihe äußerer Momente beeinflußt die Hypnotisierbarkeit im günstigen oder ungünstigen Sinne. Ich möchte hier die Persönlichkeit des Hypnotiseurs an erster Stelle nennen. Die Bedeutung derselben bekundet sich am klarsten dadurch, daß es einem Hypnotiseur A. trotz allen Bemühens nicht gelingen kann, eine Person zu hypnotisieren, deren Einschläferung ein Hypnotiseur B. unschwer zustande bringt. A. und B. mögen in bezug auf Beherrschung der Hypnotisierungstechnik und Routine völlig gleich stehen; so ist es mir verschiedenfach gelungen, Personen zu hypnotisieren, bei welchen andere erfahrene Hypnotiseure vergebliche Einschläferungsversuche unternommen hatten. Wodurch diese ungleichen Resultate bedingt werden, ist nicht immer klar zu stellen. In erster Linie kommt wohl das Vertrauen in Betracht, das der Einzuschläfernde dem Hypnotiseur im allgemeinen und damit auch seiner Hypnotisierungsfähigkeit im besonderen entgegenbringt. Dieses Vertrauen, welches durch das Äußere des Hypnotiseurs, die Art seines Auftretens, den Ruf, den er genießt, und andere, zum Teil zufällige Einflüsse bestimmt wird, spielt bei schwer hypnotisierbaren Personen eine bedeutende Rolle, während leicht Hypnotisierbare mit oder ohne Vertrauen von jedem Beliebigen eingeschläfert werden können, wie der in manchen Gesellschaften zur Unterhaltung betriebene Hypnotisierungsunfug zur Genüge zeigt. Es ist aber auch nicht zu leugnen, daß neben dem Vertrauen, das sich der Hypnotiseur bei dem Einzuschläfernden in der einen oder andern Weise erwirbt, auch die Kunst des Individualisierens, die nur durch Erfahrung überhaupt und von den einzelnen Hypnotiseuren je nach ihrer Begabung in ungleichem Maße gewonnen wird, für den Erfolg des Hypnotisierungsversuches keine untergeordnete Rolle spielt. Der Hypnotiseur muß sein Vorgehen der geistigen Eigenart, den Gewohnheiten, der Beschäftigung und Bildungsstufe der Versuchsperson anpassen, und je mehr er dies versteht, um so bessere Erfolge wird er im allgemeinen erzielen.

Unter den äußeren Momenten, welche die Hypnotisierbarkeit beeinflussen, spielt auch die Umgebung, die geistige Atmosphäre, in der die Hypnotisierung vorgenommen wird, keine untergeordnete Rolle. Eine Person, welche sieht, wie verschiedene andere ohne jedes Bedenken sich der Hypnotisierung unterziehen und mit Leichtigkeit eingeschläfert werden, ist sicher leichter zu hypnotisieren, als eine andere, der im Vorzimmer des Arztes von Mitanwesenden allerlei Bedenken gegen die Hypnose eingeflößt werden. Im erst erwähnten Falle wirkt auf die Person eine sogenannte suggestive Atmosphäre, die nicht nur die Einschläferung erleichtert, sondern auch die Erzielung von Heilerfolgen erheblich fördert. Man hat die überaus günstigen Perzentverhältnisse Hypnotisierbarer, welche Bernheim schon vor Jahrzehnten in seiner Klinik erzielte, mit Recht auf die in dieser herrschende suggestive Atmosphäre zurückgeführt, zumal Bernheim selbst zugab, daß in der Stadtpraxis seine Hypnotisierungserfolge nicht so glänzend waren. Die Suggestivatmosphäre hat auch einen Anteil an den Hypnotisierungsresultaten anderer Autoren, die ihre Patienten nicht isoliert, sondern mit anderen zusammen in einem Raume behandelten, und während des Krieges haben Lazarettärzte vielfach es sich angelegen sein lassen, in den von ihnen geleiteten Abteilungen für Nervenkranke eine Suggestivatmosphäre zu erzeugen, die ihnen nicht nur die Einschläferung, speziell der Kriegsneurotiker, wesentlich erleichterte, sondern auch rasche Erzielung von entschiedenen Heilresultaten bei denselben ermöglichte.

Der Einfluß des Willens erweist sich für den Eintritt der Hypnose von ähnlicher Bedeutung wie für den des natürlichen Schlafes. Der Wille kann bekanntlich direkt, wie die vergeblichen Bemühungen vieler Schlafloser zur Genüge zeigen, den Schlaf nicht herbeiführen; er kann nur insofern den Eintritt desselben bewirken oder begünstigen, als er die inneren und äußeren Bedingungen herstellt, die für das Einschlafen erforderlich sind. Das gleiche gilt für die Hypnose. Derjenige, der weiß, daß es sich bei der Hypnose um einen Schlafzustand handelt, muß, wenn er hypnotisiert zu werden wünscht, schlafen wollen, d. h. bemüht sein, sich in die für den Schlaf erforderliche Verfassung zu bringen. Die Erzielung einer Hypnose ist jedoch nicht davon abhängig, daß deren Eintritt gewünscht wird. Man kann auch Personen hypnotisieren, welche von Hypnose nichts wissen, denen man auch keine Aufklärung über die Wirkung der angewandten Einschläferungsprozedur gegeben hat, die also bezüglich einer Hypnose auch keinen Wunsch haben können (so insbesondere Kinder und weibliche Personen vom Lande). Erforderlich ist bei ihnen nur, daß sie sich der Einwirkung der hypnosigenen Maßnahmen ohne Mißtrauen und ohne Widerwillen hingeben. Eine

Reihe weiterer Erfahrungen zeigt, daß auch gewisse Sinnesreize, die bei Personen zu Hypnotisierungszwecken öfters angewandt wurden, bei denselben auch zufällig und gegen ihren Wunsch Hypnose herbeiführen können, so längere Fixation eines glänzenden Gegenstandes, starke Schalleindrücke (letztere insbesondere in der Salpêtrière verwendet). Die Frage, ob jemand auch gegen seinen Willen hypnotisiert werden kann, wurde durch Heidenhain im positiven Sinne entschieden, da es ihm gelang, Soldaten zu hypnotisieren, denen das Einschlafen von ihren Vorgesetzten verboten worden war und die daher wohl auch den Willen hatten, nicht einzuschlafen. Von einer Reihe von Autoren wurden Mitteilungen über das Perzentverhältnis Hypnotisierbarer und Refraktärer bei ihrem Beobachtungsmaterial veröffentlicht. Die Zahlen für die Hypnotisierbaren schwanken in diesen Angaben von 30% (Bottey) bis 100% (Vogt). Angesichts der Tatsache, an welcher wir festhalten müssen, daß kein Geistesgesunder der Hypnotisierbarkeit völlig ermangelt und die Feststellung dieser Eigenschaft nicht selten erst nach einer großen Anzahl vergeblicher Bemühungen möglich ist[1]), können die in Frage stehenden Mitteilungen keinen Wert mehr beanspruchen. Beachtung verdienen dagegen noch immer die auffälligen Differenzen, die in den von den Autoren mitgeteilten Angaben über das Perzentverhältnis der von ihnen erzielten einzelnen Grade der Hypnose zu Tage treten. Wir müssen uns begnügen, hier den Somnambulismus zu berücksichtigen.

Bernheim nahm an, daß unter 100 Personen sich 15—20 Somnambule befinden und diese Zahl sich durch das Suggerieren von Amnesie nach dem Erwachen erheblich steigern läßt. Vogt trat dagegen, wie wir schon erwähnten, dafür ein, daß bei jedem Geistesgesunden Somnambulismus herbeizuführen sei. Ich kann dieser Ansicht nach meinen Erfahrungen nicht beipflichten. Somnambulismus ist in manchen Fällen sehr leicht, in anderen hinwiederum, trotz fortgesetzter Bemühungen, nicht zu erreichen. Es scheint, daß hier die neuropsychische Konstitution des Individuums eine Rolle spielt, die nicht zu überwinden ist.

Für den Arzt ist es von besonderem Interesse, zu erfahren, wie es sich mit der Hypnotisierbarkeit der für die hypnotische Behandlung hauptsächlich in Betracht kommenden Patienten, der Nervenkranken, verhält. Wenn man diese Kranken je nach dem Grade ihrer Empfänglichkeit für hypnosigene Prozeduren in 3 Gruppen sondert: Leichthypnotisierbare, Individuen von mittlerer Hypnotisierbarkeit und Schwerhypnotisierbare, so entfallen nach meinen Erfahrungen 20% auf die erste Klasse, etwa 55% auf die zweite Klasse und 25% auf die dritte Klasse, d. h. die Individuen von mittlerer Hypnotisierbarkeit bilden etwas über die Hälfte des gesamten Krankenmaterials und die Zahl der Schwerhypnotisierbaren übertrifft die der Leichthypnotisierbaren. Die angegebenen Zahlen gelten nur für die erste Zeit der Behandlung, da bei Fortsetzung dieser manche Individuen von anfänglich mittlerer Hypnotisierbarkeit früher oder später in die Kategorie der Leichthypnotisierbaren vorrücken und von den Schwerhypnotisierbaren ein Teil wenigstens mittlere Hypnotisierbarkeit erlangt[2]).

---

[1]) So konnte z. B. Wetterstrand, ein gewiß routinierter Hypnotiseur, bei einer 40jährigen Dame erst nach 70 erfolglosen Versuchen Hypnose erzielen.

[2]) Meine Erfahrungen scheinen mir im wesentlichen mit denen einer Reihe anderer Autoren (Velander, Wetterstrand, Liébeault, Lloyd-Tuckey u. a.) insofern übereinzustimmen, als in den von ihnen mitgeteilten Statistiken die Zahl der Fälle, in welchen nur der leichteste Grad der Hypnose (Somnolenz) erzielt wurde, größer war als die Zahl der Fälle, in welchen Somnambulismus erreicht wurde, die man daher wohl der Kategorie der Leichthypnotisierbaren zuweisen kann.

VI. Kapitel.

Die Technik der Hypnotisierung.

Überblicken wir die Mittel, durch welche von den ältesten Zeiten bis zur Gegenwart hypnotische Zustände hervorgerufen wurden, so gewinnt man zunächst den Eindruck, daß eine Hypnose auf sehr verschiedenen Wegen zustande kommen kann. Indes lassen sich alle die Hypnose erzeugenden — hypnosigenen — Mittel trotz ihrer scheinbaren Mannigfalt in nur zwei Gruppen sondern: a) sensorielle Reize, b) die direkte Erweckung von Schlafvorstellungen (durch verbale Eingebung oder auf anderem Wege).

Als hypnosigene sensorielle Reize kommen hauptsächlich andauernde einförmige Reize in Betracht, die auf das Auge, das Ohr oder die äußere Haut einwirken: die Fixation äußerer, glänzender oder nicht glänzender Objekte von kleinerem Umfange oder von Teilen des eigenen Körpers, das Horchen auf das Ticken einer Uhr, das Rauschen eines Gewässers, einförmige Musikweisen, Striche, die mit den Händen in einiger Entfernung vom Körper über diesen hinweg oder mit direkter Berührung desselben ausgeführt werden. Gemeinschaftlich allen diesen Einwirkungen ist, daß sie zunächst einen gewissen Zustand geistiger Leere herbeiführen, indem sie eine Konzentration der Aufmerksamkeit — unter Ablenkung derselben von anderen Vorstellungen — auf einen indifferenten, weitere Assoziationen nicht anregenden Eindruck veranlassen, dann aber auch bei längerer Andauer des einförmigen Eindruckes Gefühle der Ermüdung hervorrufen, mit welchen sich die Schlafvorstellung gerne assoziiert. Die bereits erwähnte Anwendung starker Sinnesreize (Schläge auf ein Tamtam, Aufblitzen elektrischer Funken etc.), wie sie in der Salpêtrière als hypnosigene Mittel gebraucht wurden, dürften zur Zeit völlig verlassen sein, da es sich hierbei um ein bedenkliches, nur bei gewissen Hysterischen wirksames Mittel handelt.

Man hat den sensoriellen Reizen früher vielfach eine rein nervöse Wirkung zugeschrieben und auf Grund dieses Umstandes somatische und psychische hypnosigene Mittel unterschieden. Seitens der Nancyer Autoren und Forels wurde jedoch geltend gemacht, daß alle die verschiedenen in der Praxis zur Herbeiführung der Hypnose verwendeten Prozeduren nur durch den einen Umstand eine hypnosigene Wirksamkeit erlangen, daß sie die Vorstellung des Schlafes oder der Hypnose bei dem zu Beeinflussenden erwecken. Nach dieser Auffassung ist die Trennung der hypnosigenen Mittel in somatische und psychische gegenstandslos; es gibt im Grunde nur ein Mittel, die Hypnose zu erzielen: die Suggestion. Diese Auffassung wird gegenwärtig von der großen Mehrzahl der hypnotherapeutisch tätigen Ärzte geteilt und auch von mir mit einer später noch zu besprechenden Ausnahme, welche die Mesmerischen Striche betrifft, als völlig gerechtfertigt erachtet.

Unter den sensoriellen Hypnotisierungsmethoden ist die Fixation die älteste und auch noch in neuerer Zeit am meisten verwendet. Es sei hier nur erwähnt, daß indische Fakire (Jogis) schon vor Jahrtausenden wie noch gegenwärtig ihre Nasenspitzen fixierten. In den ersten Dezennien dieses Jahrhunderts trat unter dem Einflusse der fluidistischen Theorien Mesmers die Fixationsmethode gegenüber dem Gebrauche der mesmerischen Striche zwar in den Hintergrund, sie wurde jedoch durch dieselben nicht völlig verdrängt. Der seinerzeit berühmte Magnetiseur Lafontaine, welcher durch seine öffentlichen Vorträge Braid zum Studium des Hypnotismus anregte, bediente sich zur Erzielung der Hypnose einer kombinierten Methode, indem er von der Fixation neben den mesmerischen Strichen Gebrauch machte. Ein besonderer Impuls zur Anwendung des Fixationsverfahrens wurde durch Braid gegeben.

Bei dem Braidschen Verfahren wurde die Fixation in der Art vorgenommen, daß sie mit bedeutender Anstrengung der Augen und Augenlider verknüpft war. Um dieses zu erreichen, wurde dem bequem sitzenden oder stehenden Kranken ein kleiner glänzender Gegenstand (Braid benutzte zumeist sein Lanzettfutteral) 10—12 Zoll vor und über die Stirn gehalten, so daß es seinerseits einer erheblichen Anstrengung bedurfte, um das Objekt gleichmäßig und ruhig und mit möglichster Konzentration der Aufmerksamkeit zu fixieren.

In den letzten Dezennien ist die Fixation weniger als selbständige Hypnotisierungsmethode denn als unterstützende Prozedur bei der Einschläferung durch verbale Suggestion verwertet worden. Als Fixationsgegenstände wurden und werden zum Teil noch die verschiedensten Objekte benützt, insbesondere Glaskugeln, Metallknöpfe und andere kleine glänzende Gegenstände. Auch die Augen oder Finger des Hypnotiseurs wurden oft als Fixationsobjekte gewählt, ferner kleine Hufeisenmagnete. Von letzterem Objekte mache ich, wo ich die Fixation ratsam finde, ganz vorwaltend Gebrauch, und zwar derart, daß ich das als Anker dienende, nicht glänzende Eisenstück fixieren lasse. Man kann natürlich im Einzelfalle die Fixationsmethode je nach der Stellung, die man dem Objekte zum Auge gibt, und der Dauer der Fixation mehr oder minder oder auch nicht anstrengend gestalten. Wenn man trotzdem in neuerer Zeit wenigstens in ärztlichen Kreisen davon abgekommen ist, die Fixation als selbständige Hypnotisationsmethode zu verwerten, so ist dies darin begründet, daß das Verfahren überaus häufig im Stiche läßt und bei längerer Anwendung nicht selten nervöse Beschwerden, insbesondere Kopfschmerzen herbeiführt.

Der Gebrauch der sogenannten mesmerischen Streichungen — Striche, „Passes“ der Franzosen — ist nicht auf Mesmer selbst, sondern Anhänger seiner Theorien zurückzuführen. In den Werken über tierischen Magnetismus aus den ersten Dezennien des letzten Jahrhunderts und zum Teil in den Schriften über Nervenkrankheiten aus dieser Zeit finden wir äußerst komplizierte Vorschriften für die Anwendung dieses Verfahrens.

Seit langem ist jedoch bekannt, daß die komplizierten Manipulationen, auf deren detaillierte, sorgfältige Durchführung die alten Magnetiseure so viel Gewicht legten, völlig überflüssig sind und daß, was durch mesmerische Striche überhaupt zu erreichen ist, auch durch ein ganz einfaches Verfahren sich erzielen läßt. Man beschränkt sich daher ärztlicherseits darauf, mit den Handflächen langsam, sanft und in gleicher Richtung über einem Teil der Körperoberfläche, insbesondere das Gesicht oder auch nur die Augengegend, zu streichen, oder die Hände in geringem Abstande vom Körper vom Kopfe nach abwärts bis zur Hüftgegend oder darüber hinaus zu bewegen, um dann im Bogen zum Kopfe wieder zurückzukehren, welch letzteres Verfahren etwa 5—10 Minuten fortgesetzt wird. Ich habe mesmerische Striche bisher nur bei Kindern und weiblichen Personen, und zwar zumeist in Verbindung mit der verbalen Einschläferung angewendet. Ich fand hierbei Striche über das Gesicht (mit direkter Berührung desselben), in zweiter Linie solche über die Hände und Vorderarme am wirksamsten. Der Einfluß, den diese Prozedur äußert, ist jedoch in den einzelnen Fällen sehr verschieden. Bei einem Teile der Personen erweist sich das Verfahren eher hinderlich als vorteilhaft für die Einschläferung, während bei anderen hinwiederum eine hypnosigene Wirkung deutlich, zum Teil sogar in markantester Weise zutage tritt. In letzteren Fällen genügen die mesmerischen Striche mitunter allein, hypnotischen Schlaf herbeizuführen.

Was die Wirkungsweise des Verfahrens anbelangt, so ist dieselbe wohl geeignet, Ermüdungsgefühle und damit auch die Schlafvorstellung hervorzurufen. Darauf allein läßt sich jedoch nach meinen Erfahrungen und denen anderer Beobachter die Wirkung der Striche nicht zurückführen; diese zeigt sich oft sehr rasch, bevor noch von einer Ermüdung die Rede sein kann; dieselbe tritt auch ein, wenn der zu Hypnotisierende sich in einer Position befindet, welche die Hervorrufung von Schläfrigkeit durchaus nicht begünstigt, so bei aufrechter Stellung desselben und bei Beschäftigungen, welche die Aufmerksamkeit ganz in Anspruch nehmen. Ich habe dies in einer Reihe von Versuchen festgestellt.

Noch bemerkenswerter ist der schon früher erwähnte Umstand, daß es mir wie anderen Beobachtern gelang, den natürlichen Schlaf durch mesmerische Striche in Hypnose überzuführen und die ebenfalls schon erwähnte, von mir entdeckte Tatsache, daß sich auch der hysterische Schlaf (die hysterische Lethargie) wenigstens unter gewissen Umständen durch mesmerische Striche in einen hypnotischen Zustand umwandeln läßt[1]).

Die im Vorstehenden mitgeteilten Tatsachen lassen es als ausgeschlossen erscheinen, daß die mesmerischen Striche lediglich auf suggestivem Wege hypnosigen wirken. Wir sind daher genötigt, den mesmerischen Strichen neben ihrer suggestiven auch eine somatisch-nervöse hypnosigene Wirksamkeit zuzuerkennen[2]). Von welchen Faktoren diese abhängt, ob von Temperaturreizen, taktilen Eindrücken, Erregung schwacher elektrischer Hautströme oder anderen Vorgängen, muß vorerst völlig dahingestellt bleiben[3]).

Die Anwendung schwacher Gehörreize als selbständige Hypnotisierungsmethode hat sehr wenig Verbreitung gefunden. Dagegen hat man sehr häufig die Einwirkung einförmiger Gehörreize mit der verbalen Einschläferung in der Weise kombiniert, daß der Hypnotiseur die einschläfernden Eingebungen mit möglichst monotoner Stimme zu sprechen sich bemüht.

Die gegenwärtig verbreitetste und für die ärztliche Praxis zweifellos bedeutsamste Hypnotisationsmethode ist die suggestive, d. h. die Methode absichtlicher direkter Anwendung der Suggestion zur Erzielung eines hypnotischen Zustandes. Dieselbe wird zumeist in der Form der Einschläferung durch verbale Eingebungen geübt. Der modus operandi bei diesem Verfahren besteht darin, daß man bei dem zu Hypnotisierenden in der Hauptsache durch Einreden möglichst lebhaft die Vorstellungen jener Erscheinungen, welche dem Einschlafen vorherzugehen pflegen, und damit dieses selbst hervorzurufen sucht. Das Verdienst, diese Methode in die Praxis eingeführt zu haben, gebührt Liébeault, welcher in der Verwertung der verbalen Suggestion für die Herbeiführung hypnotischer Zustände in Faria einen Vorgänger hatte. Die Verbreitung, welche die Methode im Laufe der letzten Dezennien erlangt hat, ist jedoch in erster Linie der nachdrücklichen

---

[1]) Siehe Loewenfeld: Über hysterische Schlafzustände, deren Beziehungen zur Hypnose und zur Grande Hystérie. Archiv f. Psychiatrie u. Nervenkrankheiten. Bd. XXII u. XXIII 1890.

[2]) Auch Moll nimmt für die mesmerischen Striche eine kombinierte psychisch-physische Wirksamkeit, allerdings mit Überwiegen des psychischen Faktors an.

[3]) Die Annahme einer physischen Wirkung der mesmerischen Striche wird auch durch Versuche von Bubnoff und Heidenhain gestützt.

Empfehlung derselben durch Bernheim zuzuschreiben. Das Verfahren gestattet mannigfache Modifikationen, wird auch von den einzelnen auf hypnotherpeutischem Gebiete tätigen Ärzten zum Teil in sehr verschiedener Weise gehandhabt[1]).

Bevor wir auf die Details der hier in Betracht kommenden Technik näher eingehen, müssen wir uns jedoch mit den Maßnahmen beschäftigen, welche als Vorbereitung für den Hypnotisierungsakt erforderlich sind, und deren Vernachlässigung ein technisch völlig korrektes Vorgehen unwirksam machen kann.

Die Vorbereitung muß sowohl das zu hypnotisierende Individuum, als die Umgebung, in welcher die Einschläferung stattfinden soll, betreffen. Es ist selbstverständlich, daß vor allem der Patient einer eingehenden Untersuchung unterzogen und auf Grund des Ergebnisses dieser ihm die Nützlichkeit oder selbst Notwendigkeit einer hypnotischen Behandlung dargelegt wird, sofern dies der Überzeugung des Hypnotiseurs entspricht. Da man Niemand ohne seine Zustimmung hypnotisieren darf, muß sich an die Mitteilung des Untersuchungsergebnisses in erster Linie eine Aufklärung des Patienten über das Wesen und die Wirksamkeit der Hypnose, resp. der beabsichtigten Prozedur anschließen.

Die Aufklärung muß sich vor allem dem Bildungsgrade des Patienten anpassen und hat nicht nur das Wesen und den Zweck der Verwertung der Hypnose zu berücksichtigen, sondern auch den Vorurteilen und Irrtümern, welche bezüglich der hypnotischen Behandlung noch im Publikum, und zwar selbst in den gebildetsten Kreisen verbreitet sind, Rechnung zu tragen. Es muß dem zu Hypnotisierenden mitgeteilt werden, daß er nichts Außergewöhnliches oder gar Geheimnisvolles zu erwarten hat, und nicht mit gespannter Neugierde darauf achten darf, ob das Angekündigte auch eintritt oder nicht, da dies die Wirksamkeit der erteilten Eingebungen und damit das Einschlafen verhindert. Man hat ferner die Versicherung zu geben, daß keinerlei Experimente mit ihm vorgenommen werden sollen, überhaupt nichts geschehen wird, was die Behandlung nicht erfordert, des weiteren, daß sein Wille nicht geschwächt, und eine Abhängigkeit vom Hynotiseur nicht entstehen wird, insbesondere aber, daß ein Anlaß zu irgendwelchen Befürchtungen nicht besteht und ein Erwecken aus der Hypnose jederzeit mit Leichtigkeit möglich ist. Es ist auch nützlich, den Patienten darüber zu unterrichten, daß für die Wirksamkeit der hypnotischen Beeinflussung ein ausgesprochener Schlafzustand nicht erforderlich ist, und auch in diesem der Hypnotisierte alles versteht, was der Hypnotiseur zu ihm spricht, und sich nach dem Erwachen — von den Fällen tiefsten Schlafes abgesehen — an alles Gehörte erinnert.

An die theoretische Aufklärung kann man, sofern es möglich ist, mit Vorteil die praktische Demonstration des Verfahrens anreihen, indem man in Gegenwart des zu Hypnotisierenden eine oder mehrere Personen einschläfert. Begreiflicherweise wirkt das, wovon sich der zu Hypnotisierende durch den Augenschein unmittelbar überzeugt, auf diesen in bezug auf Belehrung und Beruhigung eindringlicher als die bloße Rede. Die Anwesenheit bei aufeinanderfolgenden Hypnotisierungen regt auch bei dem Zuschauer, diesem unbewußt, den Nachahmungstrieb an, welcher dessen Einschläferung wesentlich erleichtert. In den Anstalten, in welchen seitens der Ärzte das System der Gruppenhypnotisierung befolgt wird, hat natürlich die demonstratio ad oculos keine Schwierigkeit. Weniger einfach liegt die Sache für die weitaus größere Mehrzahl der Ärzte,

[1]) Insbesondere spielt, wie wir später sehen werden, die Verwertung von Kniffen (Täuschungen) bei einzelnen dieser Verfahren eine weitgehende Rolle, da die betreffenden Autoren bei der Hypnotisierung in erster Linie nicht Erzielung eines Schlafzustandes, sondern Steigerung der Suggestibilität erstreben.

welche dem Prinzip der Einzelhypnotisierung huldigen, da man nicht immer Personen findet, die bereit sind, sich in Gegenwart anderer hypnotisieren zu lassen, wenn sie dies vermeiden können. Glücklicherweise ist die demonstratio ad oculos für die Erzielung einer Hypnose durchaus nicht notwendig. Zu den vorbereitenden Maßnahmen, die unter Umständen zur Beruhigung des zu Hypnotisierenden dienen, zählt auch die Beschaffung eines Zeugen, resp. einer geeigneten Begleitperson für die Hypnotisierung. Von einer Anzahl von Autoren wurde vor Jahren gefordert, daß man Niemanden ohne Zeugen hypnotisieren soll. Dieses Postulat ist indessen nicht im Interesse der Patienten, sondern in dem des Arztes aufgestellt worden, um denselben gegen unbegründete Beschuldigungen gewisser Art seitens der Patienten zu schützen.

Da bei Männern und älteren Frauen jenen Eventualitäten, welche die Anwesenheit eines Zeugen im ärztlichen Interesse wünschenswert machen, nicht Rechnung zu tragen ist, kann man bei diesen gewöhnlich auf die Beiziehung eines Dritten verzichten. Bei jüngeren Angehörigen des weiblichen Geschlechtes und selbst solchen mittleren Alters ist dies jedoch im allgemeinen nicht ratsam. Indes begegnet man auch bei den in Frage stehenden Patientinnen nicht selten dem Umstande, daß sie gegen das Verweilen einer dritten Person im Hypnotisierungsraum, und zwar selbst wenn es sich um nahe Angehörige, Mutter oder Schwester, handelt, Einwände erheben und die Gegenwart einer Zeugin auch tatsächlich ein Erschwernis für die Hypnotisierung bildet. Man hilft sich in derartigen Fällen am besten dadurch, daß man die Begleiterin der Patientin oder sonstige Zeugin in einen anstoßenden Raum verweist und die in das Hypnotisierungszimmer führende Türe etwas offen läßt.

Da es sich bei der Hypnotisierung um Herbeiführung eines dem natürlichen Schlafe gleichartigen Zustandes handelt, muß man auch darauf Bedacht nehmen, die äußeren Verhältnisse, unter welchen die Hypnotisierung statt hat, in einer Weise zu gestalten, daß dieselben das Einschlafen begünstigen oder wenigstens nicht erschweren. Man tut daher immer gut, ein ruhig gelegenes Zimmer zu wählen, dessen Beleuchtung gedämpft werden soll, und Störungen, welche durch die Umgebung, insbesondere durch plötzliche Geräusche, verursacht werden können, tunlichst vorzubeugen. Die zu Hypnotisierenden läßt man nach Entfernung oder Lockerung der Kleidungsstücke, welche das Einschlafen erschweren können (Korsett, Halskragen etc.) auf einem Fauteuil, Sofa oder dergleichen Platz nehmen. Dabei ist es notwendig, daß man den individuellen Schlafgewohnheiten möglichst Rechnung trägt. Personen, die gewohnt sind, ihr Nachmittagsschläfchen nur in einem Fauteuil abzumachen, läßt man in einem solchen Platz nehmen, andere, die nur bei tiefer Kopflage schlafen können, müssen in einer Weise plaziert werden, welche diese Kopflage ermöglicht, und dergleichen mehr. Bei Individuen, die gewohnt sind ein Mittagsschläfchen zu halten, ist dieses zu untersagen, wenn die Hypnotisierung nachmittags oder abends stattfinden soll.

Indem wir nun zu der Technik der verbalen Einschläferung übergehen, wollen wir zunächst die Schilderung folgen lassen, welche Bernheim in seinem Werke „die Suggestion und ihre Heilwirkung" von seinem Verfahren gab. Der Autor bemühte sich zunächst, den zu Hypnotisierenden über das Wesen der von ihm beabsichtigten Prozedur aufzuklären und dessen Befürchtungen und Vorurteile zu zerstreuen. Dann schläferte er in dessen Gegenwart 1 oder 2 Personen ein, um dadurch die Harmlosigkeit des Verfahrens zu zeigen. Wenn er so das Vertrauen des zu Hypnotisierenden gewonnen zu haben glaubte, begann er mit der verbalen Einschläferung in folgender Weise.

„Schauen Sie mich fest an und denken Sie ausschließlich ans Einschlafen. Sie werden gleich eine Schwere in den Augenlidern fühlen, dann eine Müdigkeit in den Augen; Ihre Augen blinzeln schon, sie werden feucht; Sie sehen nicht mehr deutlich, jetzt fallen die Augen zu.“ Bei einigen Personen tritt dies sofort ein, sie schließen die Augen und versinken in Schlaf. Bei anderen Personen muß ich diese Versicherungen wiederholen und mit Nachdruck wiederholen; ich füge noch eine Manipulation hinzu, die von verschiedener Art sein kann. Ich bringe z. B. zwei Finger meiner rechten Hand vor die Augen der betreffenden Person und lasse dieselben fixieren, oder ich streife mit meinen beiden Händen mehrmals in der Richtung von oben nach abwärts über ihre Augen, oder ich fordere sie auf, fest in meine Augen zu schauen, während ich gleichzeitig alle ihre Gedanken auf die Vorstellung des Einschlafens zu richten suche. Ich tue dies etwa mit folgenden Worten: „Ihre Lider schließen sich, Sie können sie nicht mehr öffnen: Sie verspüren eine Schwere in den Armen und in den Beinen; Sie hören nichts mehr; Ihre Hände sind wie gelähmt; Sie können nichts mehr sehen, der Schlaf kommt über Sie“, und dann füge ich mit gebieterischem Tone hinzu: „Schlafen Sie!“ Häufig entscheidet dieser Befehl; der Kranke schließt die Augen, schläft oder ist wenigstens beeinflußt[1]).

Das im Vorstehenden mitgeteilte Verfahren fand in mannigfachen Modifikationen alsbald große Verbreitung.

Auch gegenwärtig bilden die von den hypnotherapeutisch tätigen Ärzten zumeist geübten Einschläferungsmethoden eine mehr oder minder weitgehende Modifikation des mitgeteilten Bernheimschen Verfahrens, dessen Details zu mancherlei Einwänden Anlaß gaben. Von diesen sei hier nur erwähnt, daß die Einleitung der einschläfernden Eingebungen mit dem Suggerieren von Ermüdungserscheinungen an den Augen unzweckmäßig ist, weil Ermüdungsgefühle an den Augen auch auf suggestivem Wege sich meist nicht sofort hervorrufen lassen und außerdem aber auch in den Fällen, in welchen die die Augen betreffenden Eingebungen sich realisieren, im übrigen eine ausgesprochene hypnotische Beeinflussung öfters nicht zu erzielen ist.

Die gegenwärtig üblichen Modifikationen des suggestiven Verfahrens betreffen nicht nur die Art der einschläfernden Eingebungen, sondern auch die unterstützenden Momente (Fixation mesmerischer Striche).

Wenn wir den Zweck in Betracht ziehen, der durch die Art der Eingebungen angestrebt wird, so lassen sich hauptsächlich zwei Gruppen von Modifikationen unterscheiden:

a) Suggestivverfahren, bei welchen in erster Linie auf Steigerung der Suggestibilität hingewirkt wird, die Erzielung von Schlaf nur sekundär Berücksichtigung findet.

b) Suggestivverfahren, welche in erster Linie auf die Erzielung von Schlaf berechnet sind. Diese beiden Methoden können isoliert, wie in Verbindung mit einer weiteren Modifikation des Suggestivverfahrens, der von O. Vogt zuerst angegebenen fraktionierten Methode, in Gebrauch gezogen werden.

[1]) Das Verfahren weicht von dem von Bernheim später geübten und in der Arbeit „Neue Studien über Hypnotismus, Suggestion und Psychotherapie“ beschriebenen nicht unwesentlich ab. — Für die Verbreitung der verbalen Einschläferung war jedoch hauptsächlich die erste Mitteilung Bernheims über seine Hypnotisierungsmethode von Einfluß, weshalb wir lediglich diese hier anführen.

Als Typus einer Suggestivmethode der erst erwähnten Klasse kann das von Forel geübte Verfahren bezeichnet werden, über welches der Autor folgendes berichtet[1]):

„Man setzt also nach Bernheims Verfahren den Patienten auf den Lehnstuhl, läßt sich von ihm einige Sekunden bis höchstens eine Minute in die Augen schauen und erklärt ihm dabei laut und sicher, aber in monotonem Ton, es gehe bei ihm ganz famos, seine Augen seien bereits feucht, seine Lider schwer, er fühle eine angenehme Wärme in den Beinen und Armen. Dann läßt man ihn zwei Finger (Daumen und Zeigefinger) der linken Hand (des Hypnotiseurs) anschauen, die man unmerklich senkt, damit die Lider folgen. Wenn dann bald die Lider von selbst zufallen, hat man gewonnenes Spiel. Wenn nicht, so sagt man: „Schließen Sie die Augen!“ Einige Ärzte lassen länger fixieren. Hierauf kann man wie Vogt verfahren, oder auch einen Arm heben und ihn an die Wand oder auf dem Kopf des Patienten anlehnen, erklärend, er sei steif. Am besten erklärt man gleich, es werde die Hand des betreffenden Armes gegen den Kopf wie durch einen Magneten ganz unwiderstehlich angezogen. Geht es nicht, so hilft man etwas dazu, wird sehr bestimmt und Suggerieren, intensiv im suggeriert zugleich Schwinden der Gedanken, Gehorsam der Nerven, Wohlsein, Ruhe, Schlummer. Sobald man merkt, daß eine oder die andere Suggestion zu wirken beginnt, so benutzt und betont man es, läßt unter Umständen den Patienten auch durch Kopfzeichen gleich darüber Auskunft geben. Jede bejahte Suggestion ist am Anfang ein bedeutendes Aktivum, das man für weitere Suggestionen benützen muß. „Sehen Sie! Es wirkt ganz gut. Sie schlummern immer besser ein. Ihr Arm wird immer steifer. Sie können ihn nicht mehr herunterbringen“ (der Patient versucht es mit etwas Erfolg; man hindert ihn aber daran und erklärt schnell): „Im Gegenteil, wenn Sie ihn herunterbringen wollen, geht er hinauf gegen den Kopf; sehen Sie, ich ziehe ihn immer weiter gegen den Kopf“ usw. Bei sehr kritischen und refraktären Leuten vermeidet man anfangs besser die Suggestion der Armkatalepsie. Bei etwas Übung sieht man sehr bald, wenn man sie riskieren darf.

Ich halte es in der Regel für einen Kunstfehler, lange den Blick fixieren zu lassen. Ich tue es sehr selten mehr als eine Minute, und dieses nur am Anfang der ersten Sitzung. Später genügt es immer, den zu Hypnotisierenden höchstens eine bis zwei Sekunden anzuschauen und dabei die Suggestion des Schlafes zu geben. Meistens erkläre ich bloß: Sie schlafen! indem ich eine Bewegung meiner Hand gegen die Augen mache, und der Betreffende ist augenblicklich hypnotisiert.“

Forel hat zweifellos mit dem geschilderten Verfahren sehr günstige Resultate erzielt; allein ich wenigstens kann mich des Eindrucks nicht erwehren, daß an diesen Erfolgen neben der Art der verwendeten Eingebungen auch das Ansehen des Autors, die Autorität, die er genießt, keinen geringen Anteil haben mögen, und deshalb andere Ärzte, namentlich Anfänger, mit seiner Methode nicht immer das gleiche erzielen dürften.

Ich selbst verwende seit vielen Jahren ein Suggestivverfahren, durch welches in erster Linie Erzielung von Schlaf erstrebt wird und dessen Einzelheiten den Vorgängen vor dem Einschlafen tunlichst angepaßt sind, auch die verschiedenen Grade der Hypnotisierbarkeit berücksichtigen lassen.

Die zu hypnotisierende Person nimmt auf einem Fauteuil oder Sopha mit geschlossenen Augen Platz und erhält den Auftrag, sich zunächst ruhig zu ver-

[1]) Forel, Der Hypnotismus. VI. Auflage. S. 168.

halten und dann während einer Anzahl von Minuten für sich (nicht laut) immerfort von 1—100 ganz langsam zu zählen[1]). Das eigentliche Hypnotisierungsverfahren variiert in gewissem Maße nach der Individualität der Person. In der großen Mehrzahl der Fälle mache ich von der Fixation, jedoch nur ganz kurzen Gebrauch; der zu Hypnotisierende erhält in diesem Falle den Auftrag, wenn ich an ihn herantrete, die Augen zu öffnen und den Anker eines kleinen vorgehaltenen Magneten zu fixieren (was keine Anstrengung der Augen erheischt). Sobald er eine Neigung fühlt, die Lider zu schließen, darf er dies tun. Ist eine solche Neigung nicht vorhanden, so hat er auf ein gegebenes Zeichen (Handbewegung vor dem Gesicht) die Augen zu schließen.

Ich suggeriere, nachdem ich an den zu Hypnotisierenden herangetreten bin, folgendes:

I. „Sie bleiben ganz ruhig liegen und kümmern sich um gar nichts weiteres. Müdigkeit und Schläfrigkeit stellen sich mehr und mehr ein. Vor allem aber überkommt Sie ein Ruhegefühl, ein Gefühl behaglicher, angenehmer, wohltuender Ruhe mehr und mehr. In allen Gliedern, in allen Teilen, allen Nerven, im ganzen Körper wird es ruhiger und ruhiger. Auch in den Kopf dringt das Ruhegefühl mehr und mehr, Ihre Gedanken werden ruhiger, langsamer, träger; Ihr Gemüt wird ruhiger und ruhiger, jede Erregung, jede Sorge verschwindet[2]) und die Nerven werden ruhiger und ruhiger. Die Augen werden allgemach müde und müder, schwer und schwerer, und die Müdigkeit und die Schwere dringen in den Kopf und den ganzen Körper; auch der Körper, die Arme und die Beine werden müde, träge und schwer, und die Augen werden besonders müde, immer müder, immer schwerer. Das Sehen wird schwächer, verschwommener, undeutlicher, und die Lider werden allgemach ganz schwer, senken sich schon etwas, senken sich mehr und mehr, die Augen werden kleiner und kleiner. (Bei diesen Worten wird der Magnet mehr und mehr gesenkt, so daß der Patient mit seinen Blicken nach abwärts folgen muß). Die Augen fallen mehr und mehr zu, mehr und mehr und schließen sich jetzt ganz.“ Wenn dies noch nicht geschehen ist, erhält der Patient jetzt mit der Hand das Zeichen, daß er die Augen schließen soll.

II. Die Augen sind geschlossen, die Müdigkeit, die Schläfrigkeit wird nun deutlicher, wird fühlbarer und stärker. Es wird immer ruhiger, immer stiller im Kopf, in allen Nerven, in allen Gliedern, im ganzen Körper, auch der Atem wird langsam, ruhig und ruhiger, und das Herz schlägt langsam, ruhig und ruhiger. Das Denken wird immer weniger und weniger, langsamer und langsamer, immer schläfriger und verschwommener und die Gedanken gehen schon mehr und mehr durcheinander. Sie kümmern sich um gar nichts mehr, Sie sehen nichts mehr, Sie fühlen nichts mehr, Sie hören nur mehr leise und schwach. (Bei letzteren Bemerkungen wird die Stimme gesenkt und möglichst monoton gehalten). Sie kommen mehr und mehr ins Duseln hinein[3]).

III. Es wird immer besser, die Duslichkeit, die Betäubung wird stärker und stärker, das Denken wird noch weniger und hört zeitweilig ganz auf, Sie kümmern sich um gar nichts mehr, Sie sehen und fühlen nichts mehr, es geht mehr und

---

[1]) Das Zählen wurde von mir als Vorbereitungsakt gewählt, weil der zu Hypnotisierende hierdurch in der Lage ist, sich selbst in eine gewisse Schläfrigkeit zu versetzen, welche die Wirksamkeit der folgenden Schlafeingebungen fördert.

[2]) Diese Suggestionen werden je nach Bedarf bei Patienten mit ungünstiger Gemütslage weiter ausgeführt.

[3]) Ich gebrauche den Ausdruck „Duseln“ zur Bezeichnung eines Vorstadiums des Schlafes, das diesem sich mehr nähert als die Schläfrigkeit.

mehr im Kopfe durcheinander, alles verwischt sich, alles verschwimmt, Sie kommen mehr und mehr ins Schlummern hinein.

IV. Es wird noch besser, das Denken hört allgemach vollständig auf, Sie denken an gar nichts mehr, Sie kümmern sich um gar nichts mehr, Sie wissen von sich selbst nichts mehr, das Bewußtsein schwindet mehr und mehr. Der Schlummer wird besser und besser, tiefer und tiefer, Sie denken an gar nichts mehr, wissen von gar nichts mehr, Sie schlafen so ruhig und sanft ein und schlafen fest und tief weiter.“

Wenn man die vorstehend angeführte Reihe von Suggestionen, die ich im Laufe vieler Jahre verwertet und zweckmäßig gefunden habe, überblickt, so könnte es scheinen, daß sie viel Überflüssiges enthalten; ich muß mir deshalb eine kurze Erläuterung gestatten:

Die ganze Reihe der Suggestionen ist nicht bei jeder Einschläferung zu verwenden. Sie ist aber derart beschaffen, daß man den sehr verschiedenen Anforderungen der einzelnen Fälle damit genügen, bei den schwer hypnotisierbaren Personen ebensogut ein Resultat erzielen kann, als bei den leichthypnotisierbaren. Die Wiederholung der einzelnen Eingebungen ist nötig, um die Realisierung derselben, soweit eine solche überhaupt möglich ist, zu erleichtern. Das Verfahren wird von mir in der Regel in Verbindung mit der Vogtschen fraktionierten Methode verwendet und ist auch derart konstruiert, daß es sich für diese Form besonders eignet.

Eine Analyse des Verfahrens ergibt, daß an demselben drei verschiedenen Zwecken dienende Phasen sich unterscheiden lassen, während die angewandten Suggestionen in 4 Abteilungen zerfallen. Die erste Phase ist bestimmt, Müdigkeit und Schläfrigkeit hervorzurufen; die zweite Phase hat den Zweck, die Schläfrigkeit zu steigern und einen (wenn auch nur oberflächlichen) hypnotischen Schlaf zu erzielen und die dritte diesen Schlaf zu vertiefen. Für die Erreichung dieser Zwecke sind 4 Abteilungen von Suggestionen vorhanden, und zwar für die erste Phase Abteilung I, für die zweite Phase, den Hauptteil der Einschläferungsprozedur, Abteilung II und III, und für die dritte Phase Abteilung IV. Die Verwendung der dritten Abteilung der Eingebungen ist häufig entbehrlich; sie hat lediglich den Zweck, die Wirkung der zweiten Abteilung, wenn diese ungenügend sein sollte, zu verstärken oder zu ergänzen, was namentlich bei den Schwerhypnotisierbaren gewöhnlich nötig wird. Da aber der Grad der Hypnotisierbarkeit in der Regel a priori nicht feststeht, ist für die Einleitung der Behandlung die Verwendung der dritten Eingebungsgruppe immer ratsam. Bei einer Anzahl von Eingebungen ist eine Realisierung überhaupt nicht zu erwarten, auch nicht angestrebt. Dies gilt insbesondere für einen Teil der Ruhesuggestionen, durch welche es ermöglicht wird, das Suggerieren von Ermüdungserscheinungen an den Augen erst dann eintreten zu lassen, wenn die Fixation bereits einige Zeit gedauert hat, was die Realisierung der betreffenden Eingebungen sehr erleichtert. In der zweiten Abteilung haben die Ruheeingebungen zum Teil den Zweck, die Eingebungen, auf deren Wirksamkeit gerechnet werden muß, nicht so rasch aufeinander folgen zu lassen; sie besitzen demnach vorwaltend den Charakter eines Füllmaterials, das selbst von geringer suggestiver Bedeutung die Wirksamkeit der wichtigeren Eingebungen fördert.

Das im Vorstehenden geschilderte Suggestivverfahren wird von mir, wie bereits bemerkt wurde, lediglich in Verbindung mit der Vogtschen fraktionierten Methode gebraucht.

Das Prinzip dieses Verfahrens besteht darin, daß man den Patienten nicht in einem Zuge wie bei den übrigen Methoden einschläfert, sondern mehrere kurze, durch Aufwecken unterbrochene Hypnotisierungen auf einander folgen läßt. Zu dieser Modifikation der suggestiven Hypnotisation wurde Vogt durch den Mißstand bestimmt, der allen übrigen Suggestivverfahren in gleicher Weise anhaftet, daß wir bei dem größten Teil der einschläfernden Eingebungen im Unklaren darüber bleiben, ob und inwieweit sich dieselben realisieren, wie weit also die in dem zu Hypnotisierenden vor sich gehenden psychischen Veränderungen unseren fortschreitenden Eingebungen entsprechen. Es kann daher vorkommen, daß die auf Herbeiführung von Schlaf abzielenden Eingebungen sich nur in sehr beschränktem Maße oder überhaupt nicht realisieren, ohne daß wir uns über diese Sachlage vor Beendigung der Prozedur sicher informieren können[1]). Dieser Übelstand wird bei der fraktionierten Methode zum großen Teil dadurch vermieden, daß man durch Befragen des Patienten nach dem Aufwecken sich darüber orientieren kann, welche Wirkungen die erteilten Eingebungen erzielten und wie sich überhaupt der psychische Zustand unter der vorgenommenen Beeinflussung gestaltete. Das suggestiv erzielte Resultat wird in der folgenden Hypnotisierung bei der Formulierung der Eingebung möglichst berücksichtigt. Man gelangt auf diese Weise dahin, die Gestaltung der Hypnose noch mehr zu beherrschen und insbesondere auf sukzessive Vertiefung derselben hinzuwirken.

Es ist nötig, daß man bei Verwertung der fraktionierten Methode nach einem bestimmten, im voraus festzustellenden Plane vorgeht. In diesem Punkte glaube ich nach meiner Erfahrung folgendes als bewährt empfehlen zu dürfen.

Der behandelnde Arzt muß sich zunächst darüber schlüssig machen, in wieviele Absätze oder Einzelhypnotisierungen er die ganze Prozedur zerlegen will. Des weiteren ist es sozusagen selbstverständlich, daß man die einzelne Hypnotisierung nicht in beliebiger Weise abbricht, sondern soweit als möglich so gestaltet, daß durch dieselbe ein bestimmtes Ziel, i. e. eine bestimmte Phase des Einschlafens erreicht wird. Die einzelnen vier Abteilungen meiner Suggestionsreihe haben, wie wir schon erwähnten, den Zweck, eine bestimmte Phase in dem Vorgang des Einschlafens herbeizuführen. Ob dies aber im konkreten Falle eintreten wird oder nicht, wissen wir bei der ersten Einschläferung nicht. Die Wirkung der betreffenden Eingebungen kann über das Erwartete hinausgehen (was allerdings selten der Fall ist), aber auch hinter dem Erwarteten zurückbleiben. Letzterer Eventualität wird dadurch Rechnung getragen, daß man für die Erreichung eines bestimmten Zieles in dem Vorgang der Einschläferung nicht lediglich die eine Abteilung, welche die fragliche Wirkung haben kann, sondern noch eine weitere heranzieht. Es empfiehlt sich vor allem, wie wir ebenfalls schon erwähnten, bei der ersten Einschläferung alle vier Abteilungen zu verwenden und daher eine Zerlegung der ganzen Prozedur in vier Einzelhypnotisierungen zunächst in Aussicht zu nehmen. Der Erfolg der Einzelhypnotisierung kann jedoch erst lehren, ob diese Zahl zur Erreichung des gewünschten Zieles genügt, ob nicht noch weitere Hypnotisierungen erforderlich sind, eventuell ob nicht auch Abteilung III der

[1]) Als Prüfungsmittel zur Feststellung einer gewissen hypnotischen Beeinflussung dienten früher insbesondere Versuche, Katalepsie und automatische Bewegungen hervorzurufen. Da die negativen Ergebnisse dieser Versuche keinen Beweis gegen das Bestehen eines hypnotischen Zustandes bilden, bei den positiven Ergebnissen derselben andererseits leicht Täuschungen unterlaufen (Gefälligkeitsakte seitens der Hypnotisierten), außerdem die fraglichen Versuche das Fortschreiten der Einschläferung leicht störend beeinflussen, hat man mit Recht seit längerer Zeit auf dieselben verzichtet.

Eingebungen als überflüssig beiseite gelassen werden kann. Bevor ich darauf eingehe, wie sich die Dinge in praxi gestalten, muß ich darlegen, wie es mit dem Befragen des Eingeschläferten am besten zu halten ist.

Hier stehen sich zwei Interessen gegenüber. Es ist begreiflicherweise wünschenswert, daß die durch die erste Hypnotisierung herbeigeführte Schlafneigung nicht völlig beseitigt wird, ehe wir an die zweite Einschläferung gehen. Je mehr von dieser Schlafneigung sich erhält, um so besser fällt das Resultat der zweiten Hypnotisierung aus. Je eingehender wir aber nach dem Erwecken den Hypnotisierten nach der Wirkung der einzelnen Eingebungen befragen, um so mehr Aussicht haben wir, das Gesamtresultat dieser aufzuheben oder sehr zu reduzieren, so daß wir bei der nächsten Hypnotisierung mit einem geringen oder keinem Aktivum beginnen. Ich kann daher eingehendes Befragen des Einzuschläfernden nach den einzelnen Hypnotisierungen, wie es die Vogtsche Vorschrift verlangte, nicht als zweckmäßig erklären. Im Laufe der Jahre bin ich dahin gekommen, mich auf einige wenige und schließlich selbst auf eine einzige Frage zu beschränken, weil eine solche für die, dem Hypnotiseur nötige, vorläufige Orientierung genügt. Die Frage lautet: „Sind Sie schläfrig geworden?“ und wenn dies eingetreten ist, bei der folgenden Hypnotisierung: „Hat die Schlafneigung zugenommen?“ Letztere Fragestellung ist auch dann nicht ungeeignet, wenn ein gewisser leichter Schlaf eingetreten ist, weil es dem Hypnotisierten sofort nach dem Erwecken nicht immer gleich möglich ist, zwischen Schlaf und beträchtlicher Schlafneigung zu unterscheiden. Dem zu Hypnotisierenden wird vor Beginn der Prozedur eingeschärft, die Antwort auf die gestellten Fragen möglichst kurz zu halten wie: „Ja, nein, etwas, ein wenig“, und ohne Besinnen zu geben. Nach erfolgter Antwort wird sofort die nächste Hypnotisierung vorgenommen. Die Hypnotisierung gestaltet sich demnach im Einzelfalle folgendermaßen: Nach Verwendung der ersten Abteilung der oben angeführten Eingebungen erhält der Einzuschläfernde die Weisung, wenn ich eins, zwei, drei gezählt habe, die Augen zu öffnen, was eventuell einem Erwecken, wenn ein solches nötig ist, gleichkommt. Dann wird die Frage nach dem Bestehen der Schläfrigkeit gestellt, und, gleichgültig, wie sie ausfällt, sofort an die zweite Hypnotisierung gegangen. Ist keine oder nur wenig Schläfrigkeit erzielt worden, so wird gewöhnlich unter Beihilfe der Fixation die erste Abteilung der Eingebungen so ziemlich vollständig wiederholt und daran sofort die zweite Abteilung angeschlossen. Wird dagegen das Vorhandensein von Schläfrigkeit bejaht, so wird die erste Abteilung der Eingebungen nur in sehr abgekürzter Form, etwa beginnend mit den auf die Augen bezüglichen Eingebungen verwendet, dann die zweite Abteilung suggeriert. Das Erwecken geschieht in jedem Falle in der früher angegebenen Weise[1]). Nach diesem zweiten Erwecken erfolgt die Fragestellung je nach dem Resultat der ersten Hypnotisierung: Sind Sie jetzt schläfrig geworden, oder: Hat die Schlafneigung zugenommen? Wie auch immer die Antwort ausfallen mag, wird bei der nun folgenden dritten Hypnotisierung wieder mit der ersten Abteilung der Eingebungen begonnen und dann neben der zweiten auch die dritte Abteilung der Eingebungen herangezogen. Ist Zunahme der Schlafneigung eingetreten, so wird die erste Abteilung sozusagen auf ein Minimum reduziert und auch die zweite Abteilung etwas gekürzt gebraucht. Ist dagegen nur mehr oder weniger Schläfrigkeit, oder auch diese noch nicht erzielt worden, so ist

[1]) Es geschieht dies, um dem Patienten die Unannehmlichkeit des plötzlichen Erweckens zu ersparen, wenn bereits ein gewisser Schlaf eingetreten ist.

die erste Abteilung der Eingebungen, wenn auch nicht vollständig, so doch zum größten Teile, die zweite und die dritte Abteilung völlig ungekürzt zu verwerten. Ergibt das hierauf erfolgende Erwecken noch einmal ein negatives Resultat, so ist von weiterer Hypnotisierung vorerst abzusehen und den Gründen des Mißerfolges nachzuforschen. Sind diese von einer Art, daß ihre Beseitigung durch Aufklärung oder beruhigenden Zuspruch etc. zu beseitigen ist, so kann an die Fortsetzung der Hypnotisierung gegangen werden. Anderenfalls ist die Wiederaufnahme der Hypnotisierungsversuche auf einige Tage später zu verschieben[1]). Ergibt das Befragen nach der dritten Hypnotisierung nur das Vorhandensein von Schläfrigkeit, so ist die Hypnotisierung unter Benützung der drei ersten Abteilungen mit Abkürzung der ersten zu wiederholen. Erst wenn sich eine deutliche Zunahme der Schlafneigung ergeben hat, sohin ein gewisser Schlafzustand oder eine diesem sich nähernde hypnotische Beeinflussung anzunehmen ist, soll von der vierten Abteilung der Eingebungen Gebrauch gemacht werden. Ist eine Zunahme der Schlafneigung auch bei einer fünften oder selbst sechsten Hypnotisierung nicht zu erzielen, so tut man gut, von weiteren Versuchen temporär abzusehen und dem zu Hypnotisierenden zu erklären, daß die Wirkung des Verfahrens nicht von dem Eintritte eines ausgesprochenen Schlafes abhängt. Es ist auch nicht nötig, in solchen Fällen auf die Erteilung therapeutischer Eingebungen zu verzichten, da solche auch bei dem leisesten Grad hypnotischer Beeinflussung wirksam werden können.

Die fraktionierte Methode ist trotz der großen Vorteile, welche sie bietet, kein unfehlbares Einschläferungsmittel; sie schützt auch den routinierten Hypnotiseur nicht völlig vor Mißerfolgen, namentlich bei den ersten Anwendungsversuchen. Allein für den Anfänger und den in der Hypnotherapie nicht genügend Geübten sind die Vorteile des Verfahrens so erheblich, daß er damit ungleich bessere Resultate als mit anderen Suggestionsmethoden erzielen kann. Diese Sachlage darf jedoch nicht zu der Annahme verleiten, daß bei länger fortgesetzter Behandlung der andauernde Gebrauch der fraktionierten Methode immer nötig ist. Für den Hypnotiseur ist auch die Zeit ein wichtiger Faktor, und wenn er durch eine Anzahl von Hypnotisierungen genügend erfahren hat, in welcher Weise der zu Hypnotisierende auf die einzelnen Abteilungen der verwendeten Eingebungen reagiert, dann kann er auf die Unterbrechung der Hypnose und das Ausfragen des Patienten verzichten, weil er zu seiner Information dieser Maßnahme nicht mehr bedarf, und die Einschläferung im übrigen in gleicher Weise wie bei dem vorher geübten Verfahren unter Benützung der hierbei gemachten Wahrnehmungen vornehmen. Das Resultat ist in diesem Falle gewöhnlich, wenn nicht besser, wenigstens das gleiche, wie bei der fraktionierten Methode, und man kann hierbei auch noch zu einer weiteren Abkürzung der Prozedur, z. B. durch Weglassung früher gebrauchter Wiederholungen einzelner Eingebungen oder Eingebungsabteilungen gelangen.

Man kann mit der fraktionierten Methode an Stelle der Fixation mesmerische Striche verbinden. Ich verwende diese Modifikation nur bei Kindern

[1]) Die Zwischenzeit kann man dazu benützen, auf den Zustand des Patienten durch andere psychotherapeutische Maßnahmen einzuwirken und namentlich auch ihn über den Mißerfolg des ersten Hypnotisierungsversuches zu beruhigen. Es empfiehlt sich ferner, ihn zu veranlassen, daß er mehrere Male am Tage das erwähnte langsame Zählen im Kopfe vornimmt, und dabei sich bemüht, alle abschweifenden Gedanken auszuschalten. Hierdurch kann erzielt werden, daß bei der Wiederaufnahme der Hypnotisierung das Zählen mit besserem Erfolge vorgenommen wird, als bei dem ersten Einschläferungsversuche.

und (zumeist jüngeren) weiblichen Personen. Bei Kindern ist sie in der Regel an Stelle der Fixation zu verwerten. Ich streiche hierbei von der Stirnmitte beginnend mit beiden Händen über die Gesichtsseiten langsam herab und füge dem mitunter Streichungen über die Hände und Vorderarme bei. Bei Erwachsenen empfiehlt es sich zunächst, die Striche allein ohne jede Suggestion anzuwenden, um deren Wirksamkeit zu erproben. Wenn hierdurch Schläfrigkeit rasch und in ausgesprochener Weise erzielt ist, kann man sich für die Fortsetzung der Hypnotisierung mit wenigen Suggestionen begnügen. Macht sich eine deutliche Wirkung der Striche nicht alsbald geltend, so beginnt man mit dem Suggestivverfahren wie bei Anwendung der Fixation, indem man zunächst die Ruhesuggestionen verwertet. Hierbei ist es nicht nötig oder nützlich, daß die Striche während der ganzen Einschläferungsprozedur fortgesetzt werden. Es genügt deren Anwendung während der ersten 2 Phasen der suggestiven Einwirkung. In manchen Fällen erweist sich auch das Auflegen der Hand auf die Stirn der Einschläferung förderlich. Man suggeriert in diesem Falle, daß die Wärme der Hand sich über das Gesicht ausbreitet und Müdigkeit und Schwere der Augen bewirkt. Daran knüpft man die übrigen Suggestionen wie bei Anwendung der Fixation[1]).

Neben den hier angeführten Hypnotisationsmethoden sind noch manche andere (insbesondere solche, bei welchen die mesmerischen Striche eine größere Verwendung finden) für Heilzwecke in Gebrauch, man darf wohl sagen, daß jeder Arzt mit größerer hypnotherapeutischer Praxis sich eine bestimmte, mehr oder weniger an vorhandene Vorbilder sich anschließende Methode ausgebildet hat, mit der er auch am besten zurechtkommt.

Dem Neuling auf dem Gebiete der Hypnotherapie mag es aber auffällig erscheinen, daß die im Vorstehenden geschilderte Technik der therapeutischen Hypnotisierung mit ihren vorbereitenden Maßnahmen und dem Aufwande von Suggestionen ein ziemlich umständliches Verfahren darstellt, während es doch nach den Schilderungen mancher Autoren möglich ist, eine Hypnose mit sehr einfachen Mitteln und wenigen Suggestionen, mitunter sozusagen im Handumdrehen herbeizuführen, und ähnliche Resultate in manchen Fällen selbst von ungebildeten Laien erzielt werden. An den betreffenden Tatsachen ist nicht zu zweifeln, allein sie gestatten keine Verallgemeinerung und namentlich keine Berücksichtigung, wenn es sich um die Verwertung der Hypnose für Heilzwecke handelt. Es ist ein Unterschied, ob die Hypnotisierung lediglich experimenti causa an einem Gesunden oder zu therapeutischem Zwecke an einem Patienten vorgenommen wird. Die Technik der therapeutischen Hypnotisierung ist lediglich für Kranke berechnet und muß daher, wenn sie dem Arzte die gewünschten Dienste leisten soll, bestimmten Anforderungen genügen.

1. Das angewandte Verfahren muß von einer Art sein, daß durch dasselbe gesundheitliche Nachteile nicht verursacht werden können.

[1]) In jüngster Zeit hat von Hattingberg unter dem Titel „Entspannungsübung" ein Hypnotisierungsverfahren beschrieben, durch welches hauptsächlich ein Ruhezustand herbeigeführt werden soll, und das bezüglich seiner Technik im wesentlichen mit den zwei ersten Phasen meiner Einschläferungsmethode zusammenfällt. Der Autor legt Gewicht darauf, daß der Patient durch Übung in den Stand gesetzt wird, die Entspannung ohne ärztliche Hilfe nach seinem Belieben herbeizuführen. Das Verfahren ist gegenüber den gebräuchlichen Hypnotisationsmethoden wohl nur von beschränkter Wirksamkeit und mit dem Nachteil behaftet, daß es eine Neigung zur Autohypnose hervorrufen kann.

2. Es muß so beschaffen sein, daß es bei den verschiedenen Graden der Hypnotisierbarkeit sich als genügend erweist, also auch bei sehr geringer Hypnotisierbarkeit therapeutische Erfolge erzielen läßt.

3. Es muß ferner bei den verschiedenen Intelligenz- und Bildungsgraden der zu Hypnotisierenden, wenn auch mit gewissen Modifikationen, verwendbar sein.

Fragen wir uns nun, inwieweit die beiden zur Zeit hauptsächlich in Verwendung stehenden Hypnotisierungsmethoden — die in erster Linie Steigerung der Suggestibilität und die in erster Linie Herbeiführung eines Schlafzustandes anstrebenden, wofür das Forelsche und mein Verfahren Beispiele sind — den angegebenen Forderungen gerecht werden, so läßt sich bei Prüfung aller Verhältnisse folgendes sagen: Beide Methoden können den beiden ersten Forderungen in gleicher Weise Genüge leisten, dagegen nicht ebenso der dritten. Ich habe mein Verfahren bei einer erheblichen Anzahl hochgebildeter Männer der verschiedensten Berufe (Professoren, Ärzte, Juristen, Künstler etc.) angewandt und nie gefunden, daß irgend welche der gebrauchten Suggestionen Anstoß erregten; sie enthalten auch nichts, was ein besonderes sacrificium intellectus erheischt[1]. Dagegen liegt es nahe, daß die verschiedenen Kniffe, deren Anwendung speziell zur Steigerung der Suggestibilität bei dem Forelschen und ähnlichen Verfahren gebraucht werden, bei höher und namentlich bei naturwissenschaftlich gebildeten Personen zum Teil wenigstens auf Widerstand stoßen und damit Mißtrauen gegen das Verfahren und den Hypnotiseur wecken können. Wenn man den Arm erhebt und als steif erklärt und dann noch davon spricht, daß er magnetisch gegen den Kopf gezogen wird, während man dessen Herabbewegung verhindert, wenn man suggeriert, daß die geschlossene Faust nicht geöffnet werden kann, während man dies durch Druck auf die Finger verhindert, so hat man allerdings gewonnenes Spiel (wie Forel sagt), wenn derartige Eingebungen realisiert werden, da dies auf einen Grad von Suggestibilität hinweist, der gegen nichts sich sträubt. Allein man riskiert selbst bei Personen, die an Intelligenz und Bildung nicht sehr hoch stehen, die Ablehnung der in Frage stehenden und ähnlicher Suggestionen und kann bei Hochgebildeten kaum auf einen Erfolg rechnen. Bei solchen muß daher das auf Steigerung der Suggestibilität berechnete Verfahren wesentlich modifiziert werden, so daß es sich dem in erster Linie auf Herbeiführung eines Schlafzustandes berechneten erheblich nähert[2].

Man hat früher vielfach bei refraktären und schwer hypnotisierbaren Individuen arzneiliche Agentien (sedative, hypnotische und narkotische Mittel) in Gebrauch gezogen, um Schläfrigkeit oder wenigstens einen die Einleitung der Hypnose begünstigenden Ruhezustand der Nerven herbeizuführen. Die angewandten Mittel hatten selbst in ansehnlichen Dosen häufig nicht den erwarteten Erfolg. Ich habe selbst von Einatmungen geringer Chloroform- und Äthermengen wenig Nutzen gesehen. Infolge der Verbesserung unserer Hypnotisierungstechnik ist die Verwertung arzneilicher Mittel zur Unterstützung des Suggestivverfahrens

[1]) Ich muß jedoch darauf aufmerksam machen, daß die Formulierung der von mir angewandten Suggestionen nicht beliebige Abänderungen erfahren darf. Man kann wohl von Abnahme und Schwinden der Gedanken sprechen, aber nicht von Unfähigkeit zu denken; ferner von Schwinden des Bewußtseins, aber nicht von Bewußtlosigkeit, da derartige Eingebungen in manchen Fällen Ängstlichkeit verursachen können und auch nicht den tatsächlichen Verhältnissen entsprechen. Die Eingebung des Schwindens des Bewußtseins wird bei ungebildeten Personen besser vermieden, da sie solchen nicht genügend verständlich ist.

[2]) Über die Hervorrufung von Hypnose durch vermeintliche Ausschaltung des Oberbewußtseins siehe an späterer Stelle.

in der hypnotischen Praxis sehr zurückgegangen und auch tatsächlich viel seltener als früher erforderlich. Ich beschränke mich seit Jahren auf den Gebrauch des Veronal ($^1/_4$ bis $^1/_2$ Gramm), insbesondere bei depressiven Erregungszuständen, Zwangsvorstellungen und zerfahrenen, zur Konzentration der Aufmerksamkeit unfähigen Individuen. Das Mißliche bei der Anwendung dieses Mittels ist, daß der Zeitpunkt des Eintrittes seiner Wirkung sehr wechselt (von $^1/_2$ bis zu 3 oder mehr Stunden) und sich daher im voraus nicht bestimmen läßt. Man kommt nicht selten erst durch Versuche dazu, den für die Darreichung geeigneten Zeitpunkt zu ermitteln. Die Verwendung des Veronals während der ganzen Dauer der Behandlung ist in der Regel nicht nötig. Sobald mit dessen Hilfe ein ausgesprochener Schlafzustand mehrere Male erzielt worden ist, kann man zunächst die verwendete Dosis ein- bis zweimal reduzieren und dann ganz weglassen.

Für die Dauer der einzelnen therapeutischen Hypnose lässt sich keine allgemein gültige Regel aufstellen, da hierbei in erster Linie in Betracht kommt, ob der hypnotische Schlafzustand als solcher Verwertung finden soll oder nicht. Im ersteren Falle wird man begreiflicherweise der Hypnose eine Ausdehnung geben, welche die angestrebte Beruhigung, soweit es die Umstände gestatten, herbeizuführen geeignet ist. (Weiteres hierüber an späterer Stelle). Ist die Verwertung des Schlafzustandes durch das zu behandelnde Leiden nicht angezeigt, so kann man sich im Durchschnitt mit halbstündigen Sitzungen begnügen, vorausgesetzt, daß die Einschläferung nicht zu viel Zeit in Anspruch nimmt. In schweren Fällen, die eine Wiederholung der therapeutischen Suggestionen wünschenswert oder nötig machen, ist eine Verlängerung der Sitzungen oft vorteilhaft. In Fällen, in welchen die Einschläferung sich sehr rasch vollzieht, mag auch eine Sitzungsdauer von weniger als $^1/_2$ Stunde genügen.

Das Erwecken des Hypnotisierten, die D e h y p n o t i s i e r u n g, gestaltet sich in der Regel viel leichter als die Einschläferung. Die einfache Aufforderung an den Eingeschläferten, zu erwachen, genügt gewöhnlich bei leichter wie bei tiefer Hypnose, nur bedarf es bei letzterer häufig einer Wiederholung dieser Weisung. Wenn dieselbe nicht zum Ziele führt, — ein seltener Fall — kann man den Einfluß der verbalen Suggestion durch Anblasen des Gesichtes, Rütteln des Armes, Anrufen mit dem Namen, Prozeduren, wie man sie auch zum Erwecken aus dem natürlichen Schlafe benützt, verstärken. Nach öfterer Hypnotisierung genügt in vielen Fällen die bloße Annäherung des Hypnotiseurs an den Eingeschläferten, um dessen Erwachen herbeizuführen. Da bei ausgesprochenem und namentlich tieferem Schlafzustande, dessen brüske Unterbrechung dem Hypnotisierten zumeist unangenehm ist und auch ungünstige Nachwirkungen zur Folge haben kann (Kopfeingenommenheit, Schwindel, Müdigkeit etc.), ist es im allgemeinen ratsam, das Erwecken in vorsichtiger Weise vorzunehmen, indem man dem Eingeschläferten erklärt: „Sie werden alsbald, oder in ein paar Minuten, oder bei meinem nächsten Herantreten aufwachen“. Dem ist noch in allen Fällen, also auch bei sehr leichtem Schlafe beizufügen: „Sie werden sich nach dem Erwachen völlig wohl und frisch fühlen“. Hierdurch soll das Fortbestehen gewisser Erscheinungen der hypnotischen Beeinflussung (Müdigkeit und Schläfrigkeit), auch die Bildung von Autosuggestionen betreffs ungünstiger Nachwirkungen der Hypnose verhütet werden. Das Erwachen erfolgt gewöhnlich zur angegebenen Zeit, eventuell sind nur noch ein paar aufmunternde Worte erforderlich. In Fällen, in welchen der Patient längere Zeit schlafen soll und man nicht in der Lage ist, ihn selbst zu wecken, kann man unmittelbar nach der Einschläferung das Erwachen zu einer bestimmten Zeit suggerieren. Dies erfolgt auch zumeist ungefähr um die angegebene Zeit, und wenn dies nicht der Fall ist, genügt gewöhnlich die Annäherung einer beauftragten Person, um dem Eingeschläferten die erteilte Eingebung in Erinnerung zu bringen. Bei Personen, welche in Somnambulismus geraten sind, erheischt das Aufwecken besondere Vorsicht, da sonst nur partielles Erwachen und damit ein Rückfall in den Somnambulismus eintreten kann[1]). Es genügt hier nicht, die hypnotisierte Person aufstehen zu lassen und mit ihr ein paar Worte zu sprechen, man muß den Erweckten noch kurze Zeit in Beobachtung halten und sich darüber vergewissern, daß bei ihm nicht die geringste Schläfrigkeit verblieben ist. Bei normaler Hypnose kann das Erwecken niemals Schwierigkeiten bereiten, wenn der Hypnotiseur mit der Technik der Dehypnotisierung bekannt ist. Bei der Hypnotisierung durch Laien kommt es dagegen nicht selten dazu, daß sie den Eingeschläferten nicht oder nur sehr schwer zu wecken vermögen. Dies ist darauf zurückzuführen, daß sie durch ihr Gebaren bei dem Hypnotisierten die Vorstellung hervorrufen, sein Erwecken stoße auf Schwierigkeiten oder sei unmöglich, eine Vorstellung (Autosuggestion), welche das Erwecken tatsächlich erschweren mag. Bei der Komplikation der Hypnose mit hysterischen Erscheinungen (hysterischer Somnambulismus, hysterische Lethargie), in welchem Falle gewöhnlich das Rapportverhältnis gestört wird oder auch schwindet, kann dagegen das Erwecken nach meinen eigenen Beobachtungen sich etwas schwieriger gestalten, doch gelingt es auch in derartigen Fällen, wenn man sich bemüht, das Rapportverhältnis wieder völlig herzustellen, das Erwachen alsbald herbeizuführen.

Zur Entstehung einer Hypnose bedarf es nicht immer eines Hypnotiseurs; der hypnotische Zustand kann auch ohne Einwirkung eines Dritten eintreten, wie wir schon an früherer Stelle sahen. Manche Individuen, welche häufig hypnotisiert wurden, können sich selbst willkürlich in Hypnose (Autohypnose) versetzen, indem sie sich die Vorgänge bei der Hypnotisierung lebhaft vorstellen oder auch nur mit der Überzeugung, daß bei ihnen Schlaf (Hypnose) eintreten werde, sich in jene Position begeben, die sie bei früheren Hypnotisierungen einnahmen. Derartige Personen verfallen mitunter auch bei Einwirkung einförmiger Sinnesreize, z. B. beim Horchen auf ein Geräusch, ohne es zu wünschen, in Hypnose; auch im Anschluß an den natürlichen Schlaf entwickeln sich mitunter als eine Form des Halbschlafes autohypnotische Zustände. Bei sehr suggestiblen Individuen, die öfters hypnotisiert wurden und ihrem Hypnotiseur völliges Vertrauen entgegenbringen, kann dieser an die Stelle der persönlichen Einschläferung irgend einen Vorgang mit dem gleichen Effekte treten lassen; es ist dabei nur nötig, daß der Hypnotiseur dem Individuum den Glauben beibringt, der gewählte Vorgang werde bei ihm in gleicher Weise Schlaf (oder Hypnose) hervorrufen wie die persönliche Intervention des Hypnotiseurs. Man hat es dergestalt bei einzelnen Personen zuwege gebracht, daß sie beim Anblick einer Photographie, eines Amuletts, beim Lesen eines Briefes oder Telegrammes etc. in Hypnose verfielen. Selbst die bloße Versicherung des Hypnotiseurs, er werde

[1]) Bei unvollständigem Erwachen mag der Hypnotisierte beim Fortgehen sich wie ein Wacher verhalten und den Anschein eines solchen bieten. Er verfällt aber alsbald auf der Straße neuerdings in Somnambulismus, was ihn nicht hindert, seinen Weg fortzusetzen und sogar kleine Aufträge, die er erhalten hat, zu erledigen. Zu Hause angekommen, schläft er kürzere oder längere Zeit, und nach dem Erwachen hat er keine Erinnerung davon, wie er nach Hause gekommen ist. Diese Amnesie beweist, daß er im somnambulen Zustande den Weg nach Hause zurückgelegt hat.

zu einer bestimmten Zeit durch eine Einwirkung aus der Entfernung das Individuum einschläfern, kann den Eintritt der Hypnose zur angegebenen Zeit zur Folge haben. Der feste Glaube der Person an die angekündigte Wirkung genügt zur Herbeiführung derselben.

VII. Kapitel.

Die Erscheinungen der normalen Hypnose.

Grade der Hypnose.

Die Veränderungen, welche in dem seelischen Zustande der einzelnen Individuen durch Hypnotisierungsprozeduren herbeigeführt werden, schwanken in den Fällen, in welchen überhaupt eine Beeinflussung zustande kommt, sehr erheblich. Wie der tiefe natürliche Schlaf nicht völlig unvermittelt dem Wachsein gegenüber steht, sondern durch Zwischenglieder — oberflächlichen Schlaf, Halbschlaf, Schläfrigkeit — allmählich in dieses übergeht, so finden sich auch im Bereiche der Hypnose neben tiefen Schlafzuständen Formen der Beeinflussung, welche Übergänge zum Wachzustande bilden. Man hat deshalb durch Einteilung der Hypnose in verschiedene Grade nicht nur eine Übersicht über die verschiedenen Formen des hypnotischen Zustandes zu geben, sondern auch die Klassifizierung der Tiefe der hypnotischen Beeinflussung in den einzelnen Fällen zu erleichtern sich bemüht. Die Autoren, welche bisher eine Gradeinteilung der Hypnose unternahmen, sind hierbei zum Teil von ganz verschiedenen Gesichtspunkten ausgegangen[1]) und bezüglich der Zahl der zu unterscheidenden Abstufungen auch zu sehr verschiedenen Ansichten gelangt. Bernheim nahm 9, Liébeault 6 Grade an, Fontan, Ségard und Forel beschränkten sich auf 3 Grade, während Dessoir u. a. sich mit 2 Abstufungen begnügten. Am meisten Anklang hat bisher die Forelsche Einteilung gefunden. Dieser Autor unterscheidet:

1. Somnolenz. Der nur leicht Beeinflußte kann noch mit Anwendung seiner Energie der Suggestion widerstehen und die Augen öffnen.

2. Leichter Schlaf oder Hypotaxie oder Charme. Der Beeinflußte kann die Augen nicht mehr aufmachen, muß überhaupt einem Teile der Suggestionen bis allen Suggestionen gehorchen, mit Ausnahme der Amnesie. Er wird nicht amnestisch.

3. Tiefer Schlaf oder Somnambulismus. Durch Amnesie nach dem Erwachen und posthypnotische Erscheinungen charakterisiert.

Wie Forel haben schon Liébeault und Bernheim die posthypnotische Amnesie als Merkmal für die Unterscheidung tieferer Hypnosen von leichteren benützt und für erstere die Bezeichnung Somnambulismus gewählt.

---

[1]) So hat Delboeuf 2 Abstufungen der Hypnose, je nach dem Fehlen oder Vorhandensein von Analgesie angenommen; Dessoir unterschied ebenfalls nur 2 Abstufungen; bei der ersten sind lediglich die willkürlichen Bewegungen beeinflusst, bei der zweiten außerdem auch die Tätigkeit der Sinnesorgane.

Wenn wir die Hypnotisierten selbst ihre Meinung über den Zustand, in welchem sie sich befanden, kundgeben lassen, so erklären die einen, daß sie nur schläfrig waren, eine gewisse Schwere in den Gliedern fühlten, vielleicht auch unfähig waren, die Augen zu öffnen; andere bezeichnen ihren Zustand als leichten Schlaf, Halbschlaf oder eine Art Bann, in welchem sie alles, was um sie her gesprochen wurde, deutlich vernahmen, sie können sich auch dessen völlig erinnern, und wieder andere berichten, daß sie fest schliefen. Die meisten der dieser Gruppe angehörigen Hypnotisierten besitzen für die Vorgänge nach der Einschläferung keine oder nur eine fragmentäre Erinnerung.

Mir scheint es diesen Erfahrungen gegenüber am zweckmäßigsten, nur zwischen leichter und tiefer Hypnose zu unterscheiden, wie dies schon von anderer Seite geschehen ist, und die Zustände tiefen hypnotischen Schlafes, bei welchen Amnesie zunächst wenigstens zu konstatieren ist, als Somnambulismus zu bezeichnen. Die posthypnotische Amnesie bildet zwar ein sehr wertvolles, aber für sich allein kein genügendes Merkmal für die Unterscheidung tiefer und leichter Hypnosen; wo dieselbe besteht, dürfen wir zweifellos eine tiefer gehende Bewußtseinsveränderung und daher auch eine tiefere hypnotische Beeinflussung annehmen; letztere läßt sich dagegen bei Mangel der Amnesie nicht ausschließen, da der Eintritt dieser, wie wir später sehen werden, durch verschiedene Umstände verhindert werden kann. Im allgemeinen läßt sich nur sagen, daß die tiefe Hypnose, abgesehen von dem Bewußtsein des Hypnotisierten, fest geschlafen zu haben, dadurch charakterisiert ist, daß in derselben Erscheinungen spontan auftreten oder durch Suggestion sich hervorrufen lassen, welche bei leichter Hypnose nicht zu beobachten, resp. herbeizuführen sind. Zu letzteren Phänomenen zählen insbesondere Sinnestäuschungen im Bereiche des Gesichts und Gehörs. Die Halluzinationsfähigkeit kann in tiefer Hypnose bestehen, während suggestive Erscheinungen, welche in leichter Hypnose häufig zu produzieren sind (automatische Bewegungen, Katalepsie), sich nicht herbeiführen lassen; umgekehrt kann aber auch die Halluzinationsfähigkeit in Fällen mangeln, in welchen die posthypnotische Amnesie das Vorliegen einer tieferen hypnotischen Beeinflussung beweist. Für die Unterscheidung zwischen leichter und tiefer Hypnose können daher nicht Gegenwart oder Mangel eines einzelnen hypnotischen Phänomens, sondern nur das Gesamtverhalten während der Hypnose und die Folgezustände derselben als maßgebend erachtet werden.

Der hypnotische Zustand ist, wie wir bereits an früherer Stelle erwähnten, durch eine Einschränkung der assoziativen Tätigkeit und eine Herabsetzung der Willensenergie charakterisiert, als deren Resultat eine gesteigerte Suggestibilität sich geltend macht. Die Herabsetzung der Willensenergie betrifft, wie wir vorläufig bemerken wollen, sowohl die nach außen gerichteten Funktionen des Willens, die in Form von Handlungen sich kundgeben, wie die rein innerlichen Verrichtungen desselben, die willkürliche Lenkung des Gedankenverlaufes.

Assoziationstätigkeit.

Die Hypnose ist — wir müssen dies vor allem betonen — kein Zustand der Bewußtlosigkeit oder, richtiger gesagt, der Bewußtseinsunfähigkeit, wie man dies verschiedenfach angenommen hat. Der Hypnotisierte ist fähig, Sinneseindrücke jeder Art wahrzunehmen und dieselben logisch zu verwerten, auch jede Gedankenoperation zu vollziehen, die ihm im normalen wachen Zustande möglich ist. Aber die Einschränkung der assoziativen Tätigkeit — seines geistigen Horizontes — ist bei allen seinen intellektuellen Leistungen nachweisbar; sie tritt in den einzelnen Fällen nur je nach der Art, resp. Tiefe des hypnotischen Zustandes und dem geistigen Naturell des Hypnotisierten in geringerem oder stärkerem Maße zutage und muß, wie wir besonders betonen wollen, die Qualität und Quantität des Resultats der geistigen Operationen nicht beeinträchtigen. Sie kann vielmehr unter Umständen sogar zu Leistungen führen, welche denen des wachen Zustandes überlegen sind. Frage ich einen Hypnotisierten z. B., was er bei dieser oder jener Gelegenheit getan hat, so gibt er mir hierüber Auskunft; wenn ich ihn weiter nach den Gründen seiner Handlung frage, so wird er mir dieselben logisch zusammenhängend mitteilen. Hierbei kann es vorkommen, daß er über Dinge berichtet, die er mir im wachen Zustande aus dem einen oder anderen Grunde sicher verschwiegen hätte. Die Offenherzigkeit, die er in der Hypnose bekundet, ist lediglich die Folge der momentanen Einengung seiner assoziativen Tätigkeit; diese bedingt es, daß bei dem Hypnotisierten die Vorstellungen, welche ihn im wachen Zustande zum Verschweigen des einen oder anderen Umstandes bestimmen würden, nicht ins Bewußtsein treten.

Die Einschränkung der assoziativen Tätigkeit zeigt sich ferner bei der Realisierung der einfachsten wie der kompliziertesten Suggestionen, auch solcher, die der Denktätigkeit einen weiten Spielraum gewähren, in der Möglichkeit, den Hypnotisierten in eine beliebige Situation zu versetzen, an deren Stelle unvermittelt eine andere, selbst die unwahrscheinlichste, treten zu lassen und diese wiederum ohne jede Motivierung beliebig mit anderen zu vertauschen. Wir können aber auch dem Hypnotisierten infolge der Einschränkung seiner assoziativen Tätigkeit mit Erfolg einreden, daß er Dinge begangen, gesehen oder gehört hat, die er zu begehen, zu sehen und zu hören gar nicht in der Lage war, umgekehrt aber auch ihm tatsächlich Erlebtes als nicht geschehen ausreden und dergestalt seine Erinnerung temporär völlig fälschen. Die Einschränkung des geistigen Horizontes kann aber auch, wie wir schon erwähnten, unter Umständen die intellektuelle Leistungsfähigkeit fördern. Es ist verschiedentlich beobachtet worden, daß Personen im somnambulen Zustande, wenn es sich um die Lösung bestimmter Aufgaben handelte, schärfere Kombinationsgabe als im wachen Zustande bekundeten und Arbeiten zustande brachten, die ihnen im Wachen nicht gelangen. Vogt konnte auf experimentellem Wege bei intelligenten Versuchspersonen (Medizinern, Philosophen) in der Hypnose eine über die Norm erheblich hinausgehende Steigerung psychischer Leistungen nachweisen.

Es unterliegt auch keinem Zweifel, daß manche Somnambule, insbesondere solche, die ihren Zustand für geschäftliche Zwecke ausnützen, überhaupt eine geistige Regsamkeit und Findigkeit aufweisen, die ihnen in ihrem gewöhnlichen Zustande abgeht. Welche günstige Veränderungen übrigens die Hypnose in den geistigen Verrichtungen auch herbeiführen mag, immer handelt es sich lediglich um die Steigerung in der Norm vorhandener, nie um das Hervortreten neuer intellektueller Fähigkeiten, wie man dies früher vielfach annahm.

Die Erklärung der im Vorstehenden erwähnten Tatsachen ist keine allzu schwierige. In der Hypnose ist zwar die assoziative Tätigkeit mehr oder minder gehemmt, aber nicht nach einer bestimmten Richtung hin dauernd behindert. Durch die Suggestion kann jede Vorstellung und jeder Vorstellungskomplex geweckt werden. Die durch den partiellen Schlaf bedingte Einschränkung der assoziativen Vorgänge hat zugleich eine Zunahme der Erregbarkeit in den wach gebliebenen Gebieten zur Folge. In diesen können sich daher die geistigen Prozesse mit erhöhter Energie und Schnelligkeit vollziehen, so daß die einem

Komplexe oder Systeme angehörigen Vorstellungen leichter und sicherer reproduziert werden als im wachen Zustande bei Offenstehen aller assoziativen Bahnen. Da auch die Aufmerksamkeit, welche den Verlauf der Assoziationsvorgänge leitet, auf dem eingeengten Terrain eine größere Wirksamkeit entfalten kann, so ist es begreiflich, daß in der Hypnose geistige Leistungen zutage treten können, welche qualitativ oder quantitativ über die des wachen Zustandes hinausgehen.

Willenstätigkeit.

Die Herabsetzung der Willensenergie im hypnotischen Zustande ist so evident, daß manche Autoren in derselben die die Hypnose charakterisierende psychische Veränderung erblickten. Die Willenshemmung äußert sich darin, daß der Hypnotisierte der geistigen Spontanität ermangelt, sein Denken wie sein Tun durch die Eingebungen des Hypnotiseurs geleitet werden, durch diese ihm ganz fremdartige Vorstellungen in sein Bewußtsein eingeführt, beliebige Bewegungen angeregt, solche aber auch verhindert werden können. Der Grad der Willenshemmung schwankt jedoch in den einzelnen hypnotischen Zuständen sehr beträchtlich und erweist sich nicht lediglich von der Tiefe des hypnotischen Schlafes abhängig. Das geistige Naturell des Hypnotisierten spielt offenbar hier auch eine große Rolle. Es erhellt dies insbesondere aus dem ungleichen Verhalten der Einzelindividuen in tiefster Hypnose.

Man findet unter den Somnambulen zwei voneinander auffallend abweichende Typen vertreten. Ein Teil derselben zeigt eine erhebliche geistige Beweglichkeit; diese Individuen folgen den Eingebungen des Hypnotiseurs rasch, gehen umher, sprechen fließend und lassen sich durch den Hypnotiseur zu den kompliziertesten Leistungen bestimmen, deren Durchführung eine fortlaufende Reihe von Willensakten erheischt. Diesen aktiven Naturen stehen andere, passive, gegenüber, in deren Verhalten hochgradige Apathie und Abulie zutage tritt. Sie sind zu Bewegungen jeder Art nur schwer und zu komplizierteren Handlungen überhaupt nicht zu bestimmen, antworten auf Fragen zum Teil überhaupt nicht, zum Teil nur mit leisen Lippenbewegungen oder mit einzelnen leise und mühsam hervorgebrachten Worten. Die Einschränkung der Willenstätigkeit geht hier so weit, daß motorische Leistungen jeder Art, selbst die Sprechbewegungen nur schwer wenn überhaupt, zustande kommen. Die beiden eben erwähnten Typen des Somnambulismus bilden Extreme, zwischen welchen die mannigfachsten Übergänge sich finden. Auch bei den leichteren Graden hypnotischer Beeinflussung ist, wie schon aus der Möglichkeit der suggestiven Erzielung von automatischen Bewegungen, Katalepsie, Lähmungen etc. hervorgeht, die Herabsetzung der Willensenergie sehr in die Augen springend. Manche Personen, die nur in leichtere Hypnose zu versetzen waren, erklärten mir, daß sie als das Auffälligste an ihrem Zustande die Unfähigkeit zu willkürlicher Bewegung fanden. Der Hypnotisierte ist jedoch trotz der Verringerung seiner Willensenergie durchaus kein Automat, kein willenloses Werkzeug in den Händen seines Hypnotiseurs. Die Gefügigkeit gegenüber den Eingebungen des Hypnotiseurs wächst auch keineswegs parallel mit der Abnahme der Willenskraft. Bei den höchsten Graden der Willenshemmung, wie wir sie bei manchen Somnambulen, deren wir bereits gedachten, finden, bleiben selbst Eingebungen, durch welche ganz einfache Handlungen angeregt werden sollen, zumeist erfolglos. Bei minder weitgehender Willenshemmung andererseits, wie sie nicht nur in den leichteren Hypnosen, sondern überwiegend auch im Somnambulismus vorliegt, bleibt dem Hypnotisierten immer mehr minder die Fähigkeit, dem Ansinnen des Hypnotiseurs Widerstand zu leisten. Im allgemeinen erweist sich der Hypnotisierte den erteilten Eingebungen nur insoweit folgsam, als ihm dieselben gleichgültig sind oder wenigstens deren Annahme mit den Grundzügen seines Charakters und der bei ihm vorherrschenden Gefühlsrichtung nicht unvereinbar ist. Indes selbst diesen harmlosen oder wenigstens relativ harmlosen Eingebungen gegenüber schwankt der Gehorsam der Hypnotisierten nicht unerheblich. Ist die erteilte Eingebung von einer Art, daß ihre Realisierung dem Charakter oder den ausgesprochenen Neigungen des Hypnotisierten zuwiderlaufen würde, so kann dieser dagegen auf verschiedene Weise einen Widerstand geltend machen. Der Hypnotisierte kann direkt mit Worten mit oder ohne nähere Motivierung die Eingebung ablehnen, er kann aber auch seinen Widerstand stillschweigend üben, in welchem Falle sich derselbe in der Erfolglosigkeit der betreffenden Eingebung äußert. Besteht der Hypnotiseur auf der mißliebigen oder peinlichen Weisung, so kann es vorkommen, daß der Hypnotisierte verlangt, geweckt zu werden. Bei Hysterischen kann es unter diesen Verhältnissen infolge der gemütlichen Erregung zur Einleitung eines Anfalls kommen [1]).

Suggestibilität.

Mit der Einschränkung der assoziativen Tätigkeit und der Willenshemmung hängt der Grad der Suggestibilität zusammen, welche in der Hypnose zutage tritt. Wir sahen bereits an früherer Stelle, daß in der Hypnose der Typus abnormer, i. e. dem Durchschnitt des wachen Zustandes gegenüber gesteigerter Suggestibilität vorliegt, und manche Autoren erblicken hierin das Grundphänomen des hypnotischen Zustandes.

Die Entwicklung, welche die Suggestibilität in den einzelnen hypnotischen Zuständen über das normale Niveau hinaus erfährt, variiert jedoch sehr beträchtlich. Von den Umständen, durch welche diese Unterschiede bedingt sind, kommt zunächst die Tiefe der hypnotischen Beeinflussung, resp. des Schlafzustandes in Betracht. Im tiefen hypnotischen Schlafe begegnen wir wenigstens in sehr vielen Fällen einem Grade der Suggestibilität, der bei leichterer hypnotischer Beeinflussung gewöhnlich vermißt wird, und es fehlt nicht an Autoren, welche die Ansicht vertreten, daß die Entwicklung der Suggestibilität stets mit der Tiefe der Hypnose parallel geht.

Nach meinen Erfahrungen kann von einem derartigen Parallelismus jedoch keine Rede sein. Wir begegnen z. B. mitunter bei leichterem Schlafe ohne folgende Amnesie einer Höhe der Suggestibilität, die hinter der bei manchen Somnambulen vorkommenden nicht zurücksteht.

Die nicht selten anzutreffende geringe Entwicklung der Suggestibilität bei sonstiger tiefer hypnotischer Beeinflussung wird in den einzelnen Fällen, wie es scheint, durch verschiedene Umstände bedingt. In einem Teile der Fälle nähert sich wahrscheinlich der hypnotische Zustand sehr dem natürlichen Schlafe. Die Schlafhemmung ist hier eine so ausgebreitete und intensive, daß die Aufnahme und Weiterverarbeitung der vom Hypnotiseur ausgehenden Anregungen hochgradig erschwert und zum Teil ganz unmöglich wird. Bei derartigen Zuständen kann das Rapportverhältnis, wie ich mich verschiedenfach überzeugte, sehr wohl

---

[1]) In Betreff der Fähigkeit Hypnotisierter, unmoralischen und kriminellen Handlungen Widerstand zu leisten, gehen die Ansichten der Autoren auseinander. Wir werden auf diesen Punkt in dem Abschnitte „Forenses" näher eingehen.

erhalten sein, so daß man über die Zugehörigkeit derselben zur Hypnose nicht im Zweifel sein kann. Mitunter ist, wie wir schon erwähnten, die geringe Entwicklung der Suggestibilität bei tiefem Schlafe allem Anscheine nach dadurch bedingt, daß die Hypnotisierten infolge ihrer Erkrankung unfähig sind, Eingebungen festzuhalten und weiter zu verarbeiten. Bei Hysterischen kann aber auch die Suggestibilität in der Hypnose mit dem Auftreten pathologischer (hysterischer) Erscheinungen hochgradig sinken und zeitweilig ganz verschwinden. Endlich kommt in Betracht, daß durch eine sehr entwickelte Autosuggestibilität und speziell das Bestehen fixierter, gefühlsstarker Autosuggestionen die Empfänglichkeit für Fremdsuggestionen, insbesondere solche therapeutischen Inhaltes, hochgradig herabgesetzt werden kann. Auf der anderen Seite ist es aber auch begreiflich, daß bei Personen, die schon in ihrem gewöhnlichen wachen Zustande eine über den Durchschnitt erheblich hinausgehende Suggestibilität aufweisen, es nur einer mäßigen hypnotischen Beeinflussung, einer gewissen Einengung ihres geistigen Horizontes bedarf, um die Empfänglichkeit für Eingebungen beträchtlich zu steigern.

Ein Umstand, der namentlich bei der therapeutischen Verwertung der Hypnose ins Gewicht fällt, ist, daß die Empfänglichkeit für einzelne Eingebungen (Fremdsuggestionen) Schwankungen unterliegt, je nachdem deren Realisierung in der Hypnose möglich ist und auf diese sich beschränken oder nach dem Erwachen andauern, resp. kürzere oder längere Zeit nach demselben erst eintreten soll (intra- und posthypnotische Suggestionen).

Die Erfahrung lehrt, daß ein bestimmtes Verhältnis zwischen den Dispositionen zur Realisierung intra- und posthypnotischer Eingebungen nicht besteht. Berücksichtigt man, wie verschieden die Bedingungen sind, welche die Realisierung einer intrahypnotischen und posthypnotischen Eingebung erfordert, so wird man es begreiflich finden, daß die Erzielung posthypnotischer Wirkungen sich im allgemeinen schwieriger gestaltet als die intrahypnotischer. In der Hypnose haben wir einen Geisteszustand, welcher den Wegfall von Gegenvorstellungen bedingt und dadurch die unmittelbare Realisierung von Eingebungen außerordentlich fördert. Bei Eingebungen, die sich posthypnotisch realisieren sollen, ist es dagegen erforderlich, daß die betreffende Vorstellung in den Wachzustand übernommen wird und in diesem sich unbeeinflußt durch den Verlauf der Assoziationsprozesse erhält. Dies erheischt Bedingungen, welche für die Realisierung der intrahypnotischen Eingebung nicht nötig sind. Bei Berücksichtigung jener Klasse posthypnotischer Suggestionen, betreffs welcher wir die größte Erfahrung besitzen, der therapeutischen, zeigt sich, daß zur Erzielung posthypnotischer Wirkungen leichtere hypnotische Beeinflussung in einer sehr großen Anzahl von Fällen genügt und andererseits wohlentwickelter Somnambulismus den Erfolg irgendwelcher posthypnotischer Eingebungen keineswegs sichert. Einen großen Vorteil bietet allerdings die tiefe Hypnose für das Haftenbleiben posthypnotischer Eingebungen dadurch, daß die ihr folgende Amnesie für die intrahypnotischen Vorgänge die erteilte Eingebung, sofern diese nach dem Erwachen sich erhält, in gewissem Masse gegen die Beeinflussung durch Gegenvorstellungen schützt.

Gedächtnis.

Die Leistungen, welche man dem Gedächtnis als geistigem Vermögen zuschreibt, lassen sich auf 2 Fähigkeiten zurückführen.

a) Das Gedächtnis für die jüngste Vergangenheit, die Merkfähigkeit,

b) das Gedächtnis für die entferntere Vergangenheit.

Mit der Hypnose ist ein Zustand erhöhter Erinnerungsfähigkeit, Hypermnesie, verknüpft, der in den einzelnen Fällen sehr verschieden entwickelt ist und zum Teil spontan, zum Teil erst auf suggestive Einwirkung hin sich geltend macht.

Über die Merkfähigkeit wurden von mehreren Beobachtern (Beaunis, Dessoir, Binet und Féré u. a.) experimentelle Untersuchungen angestellt, die zu entgegengesetzten Ergebnissen (zum Teil Herabsetzung, zum Teil Erhöhung der Merkfähigkeit) führten. Ich selbst konnte bezüglich der Merkfähigkeit in der Hypnose bei Somnambulen keinen Unterschied gegenüber dem Wachsein konstatieren.

Was die Erinnerungsfähigkeit für die Erlebnisse der näheren und entfernteren Vergangenheit anbelangt, so hatte es den Anschein, daß eine Steigerung derselben in der tiefen wie in der leichten Hypnose nur selten vorkommt.

Ich selbst war nach meinen Beobachtungen dieser Ansicht; die Ergebnisse meiner Untersuchungen über die hypermnestischen Leistungen in der Hypnose in bezug auf Kindheitserinnerungen haben mich jedoch eines anderen belehrt. In das Gebiet der spontanen Hypermnesie gehören auch die Gedächtnisleistungen, die zwar auf bestimmte Eingebungen hin erfolgen, aber inhaltlich durch diese nicht bestimmt werden. Wenn ich zum Beispiel der hypnotisierten Person suggeriere, daß sie sich in das 4. Lebensjahr versetzen und mir von ihren Erlebnissen aus dieser Zeit berichten werde, so bestimme ich durch meine Eingebung lediglich die Richtung, in welcher die hypnotische Hypermnesie angeregt werden soll. Auf die Leistungen dieser übe ich durch mein Suggerieren keinen Einfluß. Diese Leistungen sind in den einzelnen Fällen in Extensität und Qualität sehr verschieden. In einem Falle sind die auftauchenden Erinnerungen sehr zahlreich und wechselnd und gehen dabei weit über die Grenze der im Wachzustand verfügbaren Erinnerungen hinaus. Im anderen Falle ist das reproduzierte Material dürftig und überschreitet nur wenig den Gedächtnisbesitz des Wachzustandes. Auch im ersteren Falle macht sich die Hypermnesie nicht sofort nach Herbeiführung der Hypnose geltend. Eine gewisse Zeit ist erforderlich bis die ersten Bilder auftauchen, und diese entwickeln sich nur allmählich zur vollen Deutlichkeit. Dabei sind die auftauchenden Bilder offenbar von sehr verschiedener sinnlicher Stärke, zum Teil von einer Lebhaftigkeit und Deutlichkeit, die sich den Traumhalluzinationen nähert, zum Teil aber auch abgeblaßt, verschwommen.

Die Leistungen der suggestiven intrahypnotischen Hypermnesie schwanken ähnlich wie die der spontanen. Die Erinnerungen in der Hypnose bleiben nicht ohne Einfluß auf das Gedächtnis des Wachzustandes.

Auch ohne daß eine besondere Eingebung für den Wachzustand statt hat, zeigt sich oft posthypnotisch, daß die Erinnerungen, welche in der Hypnose auftauchten, sich ergänzen und Reminiszenzen wachrufen, die vorher unzugänglich waren.

Neben der spontanen posthypnotischen Hypermnesie existiert aber noch eine suggestive, d. h. wir können durch Eingebungen in der Hypnose posthypnotisch eine Gedächtniserweiterung wenigstens für eine gewisse Gruppe von Erlebnissen herbeiführen, und dies auch in Fällen, in welchen intrahypnotisch keine nennenswerte Steigerung der Gedächtnisleistungen zu erzielen ist.

Die verschiedene Entwicklung der intrahypnotischen Hypermnesie in den einzelnen Fällen mag zum Teil mit Unterschieden in der Schlaftiefe zusammenhängen, doch läßt sich nicht behaupten, daß die Gedächtniserweiterung mit der

Tiefe des hypnotischen Schlafes wächst. Es scheint, daß auch erhebliche Unterschiede in der Qualität des Gedächtnisses hier von wesentlicher Bedeutung sind.

Die hypnotische Hypermnesie ermöglicht, abgesehen von dem bereits Erwähnten, eine Reihe weiterer, höchst bemerkenswerter Gedächtnisleistungen. Zunächst ist zu bemerken, daß in der Hypnose die Erinnerungen an die Erlebnisse in früheren Hypnosen, die im wachen Zustande dem Gedächtnis völlig entschwunden zu sein scheinen, sowohl spontan auftauchen, als suggestiv geweckt werden können. Die Erinnerungsfähigkeit kann sich sogar auf viele Jahre zurückliegende Hypnosen erstrecken. Die Hypnose ermöglicht aber auch, durch Suggestionen die Erinnerungen an kürzere oder längere Zeit im Wachzustande anscheinend völlig vergessene oder auch absichtlich aus dem Gedächtnis verdrängte Vorgänge zu erwecken. Die Suggestion in der Hypnose kann ferner dunkle Erinnerungen zu voller Deutlichkeit, fragmentären zum Wiederauftauchen der fehlenden Stücke verhelfen. Auch die Erinnerungen an Erlebnisse in abnormen Geisteszuständen (hypnoiden Zuständen, hysterischen Anfällen, epileptischen Dämmerzuständen), von welchen das wache Individuum nichts weiß, können auf suggestivem Wege in der Hypnose zutage gefördert werden. Bezüglich der Geschehnisse in der Hypnose erweisen sich leichte und tiefe Hypnose von sehr verschiedenem Einfluß auf das Gedächtnis. Der leicht Hypnotisierte erinnert sich nach dem Erwachen an alle Vorkommnisse während der Hypnose; der tief Hypnotisierte weiß dagegen nach dem Erwachen von seinen intrahypnotischen Erlebnissen zumeist nichts. Die posthypnotische Amnesie kann aber auch nur eine partielle oder temporäre sein, und es mangelt nicht an Übergängen von vollständiger Erhaltung der Erinnerungen für die Erlebnisse in der Hypnose bis zur vollständigen Amnesie für dieselben. Die posthypnotische Amnesie kann auch auf suggestivem Wege beseitigt werden. Ihr Eintritt läßt sich in der Hypnose durch entsprechende Eingebungen mitunter verhindern; selten gelingt die suggestive Herbeiführung derselben in leichter Hypnose.

Die Leistungen des Gedächtnisses können in der Hypnose nicht nur gesteigert, sondern auch gehemmt werden und unser ganzes Vorstellungsgebiet ist dieser Art der Beeinflussung unterworfen. Der Hypnotisierte kann durch Suggestion jeder im Laufe seines Lebens erworbenen Kenntnis und Fertigkeit, deren Anwendung Gedächtnisleistungen voraussetzt, beraubt werden. Wir können ihm nach Belieben die Fähigkeit nehmen, sich eines einzelnen Wortes, ja selbst seines eigenen Namens, einer Zahl wie eines Systems von Vorstellungen, wie zum Beispiel einer erlernten fremden Sprache, zu erinnern; ebenso können Schreiben, Musizieren, Nähen, Stricken usw. unmöglich gemacht werden. Auch die Erinnerung an einzelne, größere oder kleinere Lebensabschnitte können bei dem Hypnotisierten aufgehoben werden.

Zu den interessantesten Erscheinungen, welche sich im Bereiche der Gedächtnisbeeinflussung im Somnambulismus durch Suggestion hervorrufen lassen, gehören die sogenannten Persönlichkeitsverwandlungen. Am leichtesten gelingt die Versetzung des Hypnotisierten in eine frühere Lebensepoche, womit das dem betreffenden Alter entsprechende Benehmen veranlaßt wird. Der Mann, der durch die Eingebung, er sei 8 Jahre alt, in einen Knaben verwandelt wird, tollt umher, spielt mit einem Säbel usw., die gesetzte Frau spielt, suggestiv in ein kleines Mädchen verwandelt, mit Puppen usw. Man hat auch entsprechende Veränderungen der Schrift bei diesen Metamorphosen beobachtet. Die Persönlichkeitsveränderung kann bei Somnambulen mit größerer geistiger Aktivität noch viel weiter gehen; sie können dazu veranlaßt werden, die Rolle einer ihnen ganz fremden, der Gegenwart oder der Vergangenheit angehörenden Persönlichkeit, selbst einer solchen des anderen Geschlechts zu übernehmen, sofern sie von dem körperlichen und geistigen Wesen derselben Kenntnis besitzen (Objectivation des types, nach Ch. Richet).

Man kann z. B. einen gebildeten Kaufmann in einen Bauern, einen Geistlichen, einen Parlamentsredner, Bismarck, selbst in eine Balldame verwandeln; er zeigt immer das der suggerierten Rolle entsprechende Benehmen. Auch in Tiere (Hund, Schwein) und leblose Gegenstände (Teppich, Stuhl usw.) hat man Hypnotisierte zu verwandeln vermocht. Als Hund bewegt er sich auf allen Vieren, bellt usw., als Stuhl stützt er sich auf alle Viere, als Teppich breitet er sich auf dem Boden aus. Über die psychische Veränderung, welche bei diesen Persönlichkeitsverwandlungen vorliegt, gehen die Meinungen der Autoren weit auseinander. Nach meiner auf eigene und fremde Beobachtung gestützten Ansicht darf man die Tiefe dieser Veränderung nicht überschätzen. Die Verwandlung der Persönlichkeit ist, wenn auch nicht immer von gleicher Tragweite, doch im allgemeinen nur oberflächlicher Natur und läßt bei dem Hypnotisierten das Bewußtsein des Wesentlichen seines Ego unberührt.

Daß sich auf suggestivem Wege in der Hypnose auch Gedächtnisfälschungen herbeiführen lassen, indem man bei dem Eingeschläferten die Erinnerung an tatsächliche Erlebnisse aufhebt, oder ihm nicht Erlebtes als erlebt suggeriert, wurde bereits erwähnt.

Rapportverhältnis.

Der Rapport in der Hypnose, d. h. die Beeinflußbarkeit des Hypnotisierten durch andere Personen bildet eine so konstante und wichtige Erscheinung des hypnotischen Zustandes, daß wir auf dieselbe näher eingehen müssen. In den leichteren hypnotischen Zuständen gelingt es nicht nur dem Hypnotiseur, sondern auch beliebigen anderen Personen, sich mit dem Hypnotisierten in Verbindung zu setzen, von ihm auf Fragen Antworten zu erhalten etc. In der tiefen Hypnose zeigt der Eingeschläferte dagegen seiner Umgebung gegenüber zum Teil ein ganz anderes Verhalten. Mitunter ist in diesen Zuständen nur der Hypnotiseur in der Lage, auf den Hypnotisierten einen Einfluß auszuüben, demselben Eingebungen mit Erfolg zu erteilen, ihn zum Sprechen zu veranlassen usw. Dieser eingeschränkte Rapport wird als Isolierrapport bezeichnet. In der großen Mehrzahl tiefer Hypnosen wird jedoch der (spontane) Isolierrapport vermißt. In der Beeinflußbarkeit des Hypnotisierten durch den Hypnotiseur und andere Personen zeigt sich nur insofern ein Unterschied, als der Hypnotisierte auf die von dem Hypnotiseur ausgehenden Einwirkungen rascher und regelmäßiger reagiert, als auf die von anderer Seite kommenden. Dieser allgemeine Rapport läßt sich auf suggestivem Wege in einen Isolierrapport verwandeln, und nachdem dieser einmal in der Hypnose herbeigeführt wurde, kann derselbe in späteren Hypnosen, anscheinend spontan, in Folge einer Autosuggestion des Hypnotisierten sich einstellen.

Die Erzielung eines Isolierrapportes gelingt jedoch nicht immer leicht. Ich habe öfters gesehen, daß Somnambule, nachdem ihnen von mir erklärt worden war, daß sie nur das von mir Gesprochene hören würden, dennoch kurze Zeit später auch anderen Personen auf Fragen Antwort gaben; es bedurfte in diesen Fällen wiederholter und nachdrücklicher Suggestionen, um das erwähnte

Verhalten der Hypnotisierten zu ändern. Wir können aber auch den spontan entstandenen Isolierrapport auf suggestivem Wege aufheben; hierzu ist gewöhnlich nur die Erklärung erforderlich, daß der Hypnotisierte auch das von fremder Seite Gesprochene hören werde.

Der Rapport kann in der Hypnose unter verschiedenen Verhältnissen abnehmen und selbst ganz verschwinden. Nähert sich der suggestiv erzeugte Schlaf durch größere Ausbreitung der kortikalen Hemmungen mehr dem natürlichen Schlafe, so leidet der Rapport mehr oder minder Not.

Das Rapportverhältnis kann aber, auch wie wir schon sahen, durch das Auftreten pathologischer Erscheinungen eine mehr minder weitgehende Störung erfahren.

Der Rapport in der Hypnose erklärt sich aus der Tatsache, daß dieser Zustand auf künstlichem Wege, i. e. durch eine äußere, vom Hypnotiseur direkt oder indirekt ausgehende Einwirkung zustande kommt.

Mit anderen Worten: die Art der Einschläferung bedingt es, daß von der durch dieselbe herbeigeführten Schlafhemmung gewisse Gruppen kortikaler Elemente frei bleiben; die diesen entsprechenden Vorstellungselemente können daher geweckt werden und zur Anknüpfung weiterer Assoziationen führen, ohne daß allgemeines Erwachen statt hat. Der Anteil, welchen der Hypnotiseur an der Einschläferung hat, macht es verständlich, daß speziell die auf diesen sich beziehenden Vorstellungen leicht erweckbar bleiben und der Hypnotisierte daher dem Hypnotiseur gegenüber mehr Beeinflußbarkeit bekundet als anderen Personen.

Empfindung.

Wir haben im Vorstehenden eine Reihe von Erscheinungen kennen gelernt, welche sich in der Hypnose auf psychischem Gebiete ohne spezielle suggestive Einwirkung geltend machen. Auch im Bereich der Sinnesempfindung sind in der Hypnose Veränderungen zu beobachten, welche durch diesen Zustand an sich bedingt sind. Daneben lassen sich jedoch durch Suggestion noch eingreifendere und mannigfaltigere Veränderungen in der Tätigkeit der einzelnen Sinnesapparate herbeiführen.

In der leichteren Hypnose sind die verschiedenen Arten der Empfindung immer erhalten; soweit sich Veränderungen der Sensibilität unabhängig von suggestiven Einflüssen überhaupt zeigen, handelt es sich lediglich um Herabsetzung, nie um Aufhebung derselben in irgend einem Sinnesgebiete.

In der tiefen Hypnose ist die Herabsetzung der Empfindlichkeit im allgemeinen ausgesprochener und kann spontan Anästhesie auftreten. Konstante Beziehungen zwischen Schlaftiefe und Abnahme der einzelnen Sinnestätigkeiten existieren zwar nicht, doch sinkt im einzelnen Fall das Perzeptionsvermögen mit der Tiefe der Hypnose (Döllken).

Gefühlssinn.

Was zunächst die im Bereiche des Gefühlssinnes in der Hypnose spontan eintretenden Veränderungen betrifft, so konstatierte Döllken: Herabsetzung der taktilen Sensibilität, des Ortssinnes und der Schmerzempfindlichkeit, zuweilen auch der Temperatur- und Lageempfindungen.

Meine eigenen Untersuchungen betrafen insbesondere das Verhalten des Ortssinnes, bezüglich dessen ich in der Hypnose nur eine geringe Herabsetzung konstatieren konnte. In einzelnen Fällen wird jedoch auch vollständige

Anästhesie und Analgesie beobachtet, so daß z. B. Hautfalten ohne Schmerz durchstochen werden können. Auf suggestivem Wege lassen sich nicht nur nach Belieben einzelne Qualitäten des Gefühlssinnes, Berührungs-, Schmerzempfindung etc. aufheben, sondern auch vollständige Anästhesie herbeiführen. Wir können letztere an jedem äußeren Teile wie im Bereiche der Schleimhäute hervorrufen, so daß z. B. Kitzeln des Rachens oder Berührung der Bindehaut des Auges wirkungslos bleibt. Selbst der ganze Körper kann unempfindlich gemacht werden, doch gelingt dies keineswegs in jedem Falle.

Die hypnotische Anästhesie ist nicht ohne praktische Verwertung geblieben. Wir werden auf diesen Punkt an späterer Stelle zurückzukommen haben.

Sehr bemerkenswert sind manche Begleiterscheinungen der suggerierten Anästhesie. Mit der Abnahme der Empfindung an einer Gliedmaße verringert sich häufig auch die motorische Leistungsfähigkeit (Kraft und Beweglichkeit) derselben.

Von Interesse sind auch die Veränderungen, welche bei suggerierter kutaner Anästhesie in den Funktionen der übrigen Sinne sich zeigen. Von einer Anzahl von Autoren wurde konstatiert, daß bei suggestiv erzeugter Anästhesie einer Körperhälfte das Perzeptionsvermögen sämtlicher Sinnesorgane auf der gleichen Seite herabgesetzt, zum Teil selbst aufgehoben war (Bechterew, Schaffer u. a.).

Mitunter wird auch Verfeinerung des Gefühlssinnes in der Hypnose beobachtet, die ebenfalls auf suggestive Einflüsse zurückzuführen ist.

Herabsetzung des Sehvermögens kann in der Hypnose spontan auftreten. Auf suggestivem Wege läßt sich Blindheit auf einem wie auf beiden Augen, aber auch nur Farbenblindheit hervorrufen. Auch Verschärfung des Gesichtssinnes (wahrscheinlich autosuggestiven Ursprungs) ist öfters beobachtet worden und hat mitunter zur irrtümlichen Annahme einer Sinnesverlegung oder hellseherischer Fähigkeiten geführt.

Die Hörschärfe zeigt in der Hypnose spontan eine Abnahme; durch Suggestion läßt sich Taubheit auf einem oder beiden Ohren herbeiführen, umgekehrt aber auch durch entsprechende Eingebungen eine Steigerung des Hörvermögens erzielen.

Auch das Geruchsvermögen erfährt in der Hypnose eine spontane Herabsetzung (Döllken) und läßt sich durch Suggestion völlig aufheben. Es wird aber auch auffällige Steigerung des Geruchssinnes bei Hypnotisierten beobachtet. So berichtet Carpenter, um nur ein Beispiel zu geben, von einem jungen Manne, der, hypnotisiert, imstande war, den Eigentümer eines Handschuhes unter einer Menge von 60 Personen durch den Geruch zu ermitteln.

Was die Natur der im Vorstehenden erwähnten suggestiven Anästhesien in den verschiedenen Sinnesgebieten anbelangt, so unterliegt es keinem Zweifel, daß dieselben nicht durch einen Ausfall der Funktion der in Betracht kommenden peripheren und zentralen Apparate, sondern lediglich durch Hemmungsvorgänge im Bereiche der zentralen Sinneszentren bedingt sind. Der mit suggerierter Blindheit Behaftete entbehrt keineswegs des Sehvermögens. Er nimmt äußere Objekte wie der normal Sehende wahr, aber diese Wahrnehmungen werden ihm nicht bewußt (nur unterbewußt), obwohl sie Gedächtnisspuren hinterlassen, welche die suggestive Erweckung der betreffenden Erinnerungen in der Hypnose ermöglichen, wie man namentlich bei den negativen Halluzinationen feststellen konnte. Die suggerierten Anästhesien sind demnach im Grunde nur Scheinanästhesien, wie die hysterischen, und beruhen auf denselben Vorgängen wie letztere.

Durch Suggestion in der Hypnose können auch Trugwahrnehmungen (Halluzinationen und Illusionen) hervorgerufen werden, doch gelingt dies, soweit die höheren Sinne (Gesicht und Gehör) in Betracht kommen, nur im Somnambulismus. An Lebhaftigkeit und Deutlichkeit unterscheiden sich die suggerierten Bilder im allgemeinen nicht wesentlich von den Traumbildern. Sie sind zum Teile blaß, wenig scharf begrenzt, in anderen Fällen lebhaft gefärbt und von deutlichen Umrissen. Wenn ich einer Hypnotisierten ein Stück Papier als Rose hingebe, so sieht sie wohl die Rose, aber nur ganz blaß, und es bedarf wiederholter Suggestionen, um bei ihr das Bild einer deutlich roten Rose zu wecken. Die Realisierung von Eingebungen, durch welche komplizierte halluzinatorische Bilder hervorgerufen werden sollen, erheischt Intelligenz und Phantasie seitens des Hypnotisierten. Eine Somnambule mit solchen Eigenschaften kann man nacheinander in eine Kirche, ein Restaurant, ein Theater, ein Konzert, in ein Warenhaus etc. versetzen, sie sieht überall die betreffenden Bilder, hört zum Teil auch Gespräche und beteiligt sich an denselben.

Negative Halluzinationen.

In das Gebiet der hypnotischen Trugwahrnehmungen gehören endlich auch die von Bernheim als „negative Halluzinationen" benannten interessanten Phänomene, welche eine Art Gegenstück zu den im Vorstehenden berührten (positiven) Halluzinationen bilden. Bei diesen handelt es sich um Wahrnehmung von Nichtvorhandenem, bei den negativen Halluzinationen umgekehrt um Nichtwahrnehmung eines im Bereiche der Sinne liegenden Objektes.

Der Ausfall kann alle von dem betreffenden Objekte kommenden Eindrücke oder nur einen Teil derselben betreffen; es hängt dies lediglich von der Fassung der Suggestion ab, die dem Hypnotisierten gegeben wird.

Ich sage einem mit offenen Augen vor mir sitzenden Hypnotisierten: „Sie werden von nun an Herrn A. (der sich im Zimmer befindet) nicht mehr sehen". Dies tritt auch ein, der Hypnotisierte sieht Herrn A. nicht mehr, auch wenn derselbe unmittelbar vor ihm steht; dagegen antwortet er auf Fragen, welche Herr A. an ihn richtet, nach wie vor.

Sage ich dagegen dem Hypnotisierten: „Herr A. ist soeben fortgegangen", so werden auch die übrigen Sinne in das Bereich der negativen Halluzination gezogen. Herr A. ist nun nicht nur für den Hypnotisierten unsichtbar geworden, dieser hört auch anscheinend nicht mehr, was Herr A. mit lautester Stimme zu ihm spricht, er reagiert nicht, wenn dieser seinen Arm berührt, kneipt etc. Man kann die negative Halluzination durch entsprechende Suggestionen auch auf einzelne Teile eines Objektes beschränken und dergestalt bewirken, daß z. B. eine Person ohne Kopf oder ohne Arme gesehen wird.

Bezüglich der negativen Gesichtshalluzinationen ist bemerkenswert, daß durch dieselben keine Lücke im Gesichtsfelde des Hypnotisierten entsteht, da dieser den Ausfall aus seiner Phantasie deckt. Es unterliegt ferner keinem Zweifel, daß bei den negativen Halluzinationen nicht die Wahrnehmung des in Frage stehenden Objektes überhaupt, sondern nur die bewußte Wahrnehmung desselben ausfällt. Der Hypnotisierte rennt nicht blindlings beim Umhergehen die Person an, die seinen Blicken anscheinend entschwunden ist, sondern er umgeht sie[1]); er perzipiert also unbewußt (unterbewußt), wie dies auch bei

[1]) Das hier angegebene Verhalten ist wohl das vorherrschende bei den negativen Halluzinationen. Es mangelt aber auch nicht an Fällen, in welchen der Ausfall bewußter

anderen suggerierten und hysterischen Anästhesien der Fall ist, was seiner bewußten Wahrnehmung entgeht, und verwertet die empfangenen Eindrücke psychisch weiter. Hierfür spricht auch der Umstand, daß das anscheinend Nichtgesehene, Nichtgehörte durch Suggestion in der Hypnose ins Gedächtnis zurückgerufen werden kann.

Gemeingefühle, Neigungen, Triebe, Affekte.

Von den Sinnesempfindungen werden die nicht durch äußere Objekte hervorgerufenen Körpergefühle als Gemeingefühle unterschieden. Hierher gehören insbesondere: Schmerz, Müdigkeit, Hunger, Durst, Ekel, Gefühle des körperlichen Wohlbehagens (Euphorie) und Unbehagens, Jucken, die sexuellen Wollustgefühle, das Gefühl freier Atmung und des Gegenteils, der Beklemmung, Gefühle von Schwere, Druck etc. in inneren Teilen.

Spontan bekundet sich in dem Verhalten der Gemeingefühle in der Hypnose gewöhnlich keine auffällige Änderung. Auf suggestivem Wege lassen sich dieselben jedoch in weitgehendem Maße beeinflussen. Was zunächst den Schmerz betrifft, so haben wir bereits gesehen, daß in der Hypnose die Empfindlichkeit für äußere schmerzerregende Eindrücke sowohl spontan schwinden, als durch Suggestion aufgehoben werden kann. Schmerzen, welche nicht durch äußere Einwirkungen, sondern durch krankhafte Körperzustände oder psychische Momente (Vorstellungen) hervorgerufen sind, können schon infolge der einschläfernden Suggestionen sich verringern oder gänzlich verlieren[1]); wirksamer sind im allgemeinen Suggestionen, welche direkt auf Beseitigung des Schmerzes gerichtet sind. Es ist oft vorteilhaft, derartige Suggestionen mit den einschläfernden zu verbinden oder dieselben letzteren vorangehen zu lassen, i. e. prähypnotisch eine suggestive Beeinflussung des Schmerzes zu versuchen.

Therapeutisch ist von besonderer Wichtigkeit, daß durch die posthypnotische Einwirkung der Suggestion auch Schmerzen beseitigt werden können, die nur zeitweilig in größeren oder kleineren Intervallen auftreten.

Müdigkeitsgefühle stellen sich nicht selten in leichter, wie in tiefer Hypnose ein; dieselben machen sich namentlich bei Bewegungen geltend und müssen als eine Wirkung der einschläfernden Suggestionen betrachtet werden. Häufiger zeigt sich nach Beendigung der Hypnose größere oder geringere Müdigkeit. Durch Suggestion in der Hypnose läßt sich der Eintritt dieser Erscheinung, die ein Residuum des Schlafzustandes oder eine Nachwirkung der Einschläferungssuggestionen bildet, zumeist verhindern oder dieselbe wenigstens auf ein Minimum reduzieren.

Die Gefühle des Nahrungs- und Getränkebedürfnisses, Hunger (Appetit) und Durst lassen sich durch hypnotische Suggestion ebensowohl anregen als aufheben. Man kann diesen Wirkungen auch posthypnotische Andauer verleihen oder deren Eintritt lediglich posthypnotisch herbeiführen.

Auch Beklemmungsgefühle psychischen oder nervösen Ursprungs lassen sich durch die hypnotische Suggestion beseitigen. Durch diese können auch die Gefühle des körperlichen Allgemeinbefindens in auffälligster Weise verändert, allgemeines Unbehagen, Gefühle von Schwäche und Abspannung beseitigt,

---

Wahrnehmung tiefer geht und der Hypnotisierte die für ihn anscheinend nicht vorhandenen Personen und Objekte direkt anrennt.

[1]) Dies gilt nur für mäßige oder geringe Schmerzen; bedeutende Schmerzen verhindern gewöhnlich die Erzielung einer Hypnose; auch solche von geringer Intensität können die Hypnotisierung erfolglos machen oder sehr erschweren.

zum Teil selbst in ihr Gegenteil, Gefühle des Wohlbehagens, der Rüstigkeit und Frische verwandelt werden.

Auch die emotionelle Seite des Seelenlebens ist der Beeinflussung in der Hypnose zugänglich. Stimmungen und Affekte, Neigungen und Gefühle für Personen und Dinge können durch Suggestion geweckt, aber auch beseitigt oder modifiziert werden. Es hält häufig nicht schwer, bei Hypnotisierten durch entsprechende Suggestionen Freude oder Betrübnis, Zorn, Angst, Scham usw. in lebhaftester Weise hervorzurufen oder eine bestehende Verstimmung aufzuheben. Minder leicht ist es im allgemeinen, durch Suggestion posthypnotisch auf Stimmungen und Affekte einzuwirken. Von wesentlicher Bedeutung ist hier natürlich die Ursache des Gemütszustandes; eine Verstimmung, welche durch ein relativ unbedeutendes Ereignis hervorgerufen ist, leistet der hypnotischen Suggestion ungleich weniger Widerstand als die Gemütsdepression, welche durch schwere Schicksalsschläge bedingt ist.

Die Beeinflussung, welche gewisse Neigungen durch die hypnotische Suggestion erfahren, ist häufig recht auffällig. Dies gilt insbesondere für die Neigung zum Alkoholgenuß (nicht lediglich zum übermäßigen) und zum Rauchen, deren Beseitigung im gesundheitlichen Interesse oft wünschenswert ist.

Daß auch die Gefühle für bestimmte Personen durch die hypnotische Suggestion verändert werden können, unterliegt wohl keinem Zweifel. Wie weit der Einfluß der Suggestion hier jedoch gehen mag, ist noch strittig.

Speziell ist die Frage, ob man einem hypnotisierten Individuum durch Suggestion Liebe zu einer Person anderen Geschlechtes einflößen kann, in verschiedenem Sinne beantwortet worden. Meines Erachtens hat die Suggestion nur dann Aussicht eine entschiedene und dauernde Neigung zu einer Person anderen Geschlechtes zu erwecken, wenn diese die für die Erregung zärtlicher Gefühle in dem betreffenden Falle erforderlichen Vorbedingungen erfüllt. Ebensowenig besteht eine Berechtigung zu der Annahme, daß durch Suggestion tiefwurzelnde Neigungen, wie z. B. die Liebe der Kinder zu den Eltern oder die Gattenliebe sich aufheben lassen.

Durch die hypnotische Suggestion können wir endlich auch auf den Sexualtrieb einwirken, das geschlechtliche Verlangen (die Libido) sowohl anregen als herabsetzen, was im therapeutischen Interesse nicht selten nötig ist.

Motorische Sphäre.

Wir müssen hier zunächst an die an früherer Stelle bereits erwähnten Unterschiede erinnern, welche sich in dem Verhalten der Beweglichkeit bei tief Hypnotisierten zeigen, Unterschiede, die nicht auf suggestive Einflüsse zurückzuführen sind und durch solche sich auch nicht beseitigen lassen. Ähnliche, nur minder erhebliche Unterschiede in der Beweglichkeit finden sich auch in den leichteren Hypnosen.

Durch die hypnotische Suggestion kann jede Bewegungsleistung, welche dem Willen unterworfen ist, ebensowohl angeregt als gehemmt werden. Die Anregung von Bewegungen kann auf sehr verschiedene Weise geschehen: a) durch verbale Suggestion, b) durch Gesten, c) durch Vormachen der Bewegung (Anregung der Imitation). Von wesentlicher Bedeutung ist hierbei immer, daß der Hypnotisierte die Intentionen des Hypnotiseurs richtig auffaßt.

Ich drehe die Hände eines Hypnotisierten 5—6mal umeinander und lasse dieselben dann los; die Hände des Hypnotisierten setzen die Bewegung längere oder kürzere Zeit, zumeist nicht viel über eine Minute, in gleichem Tempo fort, um sich dann zu verlangsamen und schließlich aufzuhören. Man bezeichnet die in Frage stehenden Bewegungen als automatische (nach Liébeault und Bernheim). Das Drehen der Hände hat nicht immer den erwähnten Erfolg. In vielen Fällen sinken die Hände nach dem Loslassen herab und bleiben ruhig; ich muß, um die gewünschte Bewegung herbeizuführen, die Hände neuerdings drehen und bemerken: „Ihre Hände drehen sich weiter, das hört nicht auf"; häufig sind, und zwar zum Teil selbst in tiefster Hypnose, automatische Bewegungen überhaupt nicht herbeizuführen. Man kann natürlich auch andere Arten automatischer Bewegungen, z. B. Nicken des Kopfes, Beugung und Streckung des Vorderarmes usw. anregen. Seitens der Magnetiseure, welche ihre Künste in öffentlichen Schaustellungen produzierten, geschah die Bewegungsanregung vorzugsweise dadurch, daß sie die gewünschte Bewegung selbst ausführten und dadurch den Hypnotisierten zur Nachahmung veranlaßten. Wir werden an späterer Stelle sehen, daß diese Art der Bewegungsanregung speziell in der als Faszination oder Captivation bezeichneten Form der Hypnose eine Rolle spielt. Wie im gewöhnlichen Leben sind auch in der Hypnose Gesten in bezug auf die Herbeiführung von Bewegungen zum Teil ebenso wirksam wie das gesprochene Wort. Der Hypnotiseur kann durch eine einfache Handbewegung so gut wie durch einen verbalen Befehl bewirken, daß der Hypnotisierte sich ihm annähert oder sich von ihm entfernt. Bemerkenswert ist, daß Gesten auch dann suggestiv wirken können, wenn der Hypnotisierte dem Hypnotiseur den Rücken zukehrt und daher die Bewegungen des letzteren durch das Gesicht nicht wahrzunehmen imstande ist.

Durch die hypnotische Suggestion kann auch, wie wir schon erwähnten die Ausführung jeder dem Willen unterworfenen Bewegung unmöglich gemacht d. h. Lähmung erzeugt werden. Die Lähmung der Glieder kann ebensowohl mit Schlaffheit der Muskulatur als mit Kontrakturzuständen dieser einhergehen (schlaffe und spastische Lähmung).

Wie die Gliedmaßen können auch andere Teile, die Zunge, die Augen, die Muskeln der Stimmbänder, des Halses usw. durch die hypnotische Suggestion gelähmt werden. Wir haben ferner schon bei Besprechung der suggestiven Amnesien gesehen, daß auch lediglich die Ausführung bestimmter, einfacher oder komplizierter Bewegungen ohne weitere Beeinflussung der Motilität des betreffenden Gliedes durch Suggestion verhindert werden kann, so das Schreiben, Nähen und andere Handarbeiten. In das Gebiet dieser „systematischen Lähmungen" gehören auch die durch Suggestion hervorzurufenden Sprachstörungen. Wir können einen Hypnotisierten ebensowohl unfähig zum Aussprechen eines einzelnen Wortes, wie völlig stumm machen.

Eingebungen, welche auf Hemmung von Bewegungen abzielen, realisieren sich selbst bei in tiefer Hypnose Befindlichen nicht immer, mitunter auch nur in beschränktem Maße, so daß z. B. nur die Lähmung eines Armes gelingt, andere Lähmungen sich dagegen nicht herbeiführen lassen.

Eines der bemerkenswertesten hypnotischen Phänomene ist, daß wenigstens in vielen Fällen die Glieder des Hypnotisierten die ihnen gegebene Stellung kürzere oder längere Zeit beibehalten (Katalepsie). Ich fasse, ohne ein Wort zu sprechen, die rechte Hand eines Hypnotisierten und ziehe mit derselben den Arm in die Höhe; nach einigen Sekunden lasse ich die Hand los, der Arm bleibt in der erhobenen Stellung. Ich begnüge mich damit nicht; ich verändere die Stellung der einzelnen Teile des Armes zueinander, indem ich z. B. den

Vorderarm leicht beuge, die Hand in starke Streckstellung bringe und die Finger spreize. Auch diese Stellungen werden beibehalten. Bei einem anderen Hypnotisierten fällt dagegen der erhobene Arm, sobald ich die Hand loslasse, rasch oder langsam herab. Wenn ich nun hier den Arm neuerdings emporziehe, den Vorderarm stark strecke, indem ich auf den Ellbogen einen kräftigen Druck ausübe, die Hand stark zurückbiege, den Arm dann noch kurze Zeit festhalte, so bleibt derselbe nach dem Loslassen ebenfalls in der ihm gegebenen Stellung.

Das gleiche Resultat kann ich dadurch erzielen, daß ich über den erhobenen Arm mesmerische Striche ausführe. Sicherer als durch die angeführten Manipulationen allein gelingt die Kataleptisierung des Armes, wenn ich, während ich denselben festhalte, dem Hypnotisierten erkläre: „Der Arm bleibt in dieser Stellung“. Indes bleiben bei einem Teile der Hypnotisierten auch bei Zuhilfenahme der verbalen Suggestion alle Versuche, ausgesprochene Katalepsie zu erzeugen, vergeblich, und in den Fällen, in welchen sich dieses Phänomen überhaupt hervorrufen läßt, zeigt sich die Disposition zu demselben in sehr ungleichem Grade entwickelt.

Die Dauer des Phänomens beschränkt sich gewöhnlich auf eine Anzahl von Minuten und ist, wie es scheint, wesentlich von der Muskelkraft, resp. Ermüdbarkeit des Hypnotisierten abhängig.

Die im Vorstehenden besprochene Katalepsie ist zweifellos suggestiven Ursprungs; nicht nur durch Muskelempfindungen, sondern auch durch Sensationen, welche von den Gelenken und der Haut ausgehen, erhält der Hypnotisierte Kenntnis von den Stellungsveränderungen, die wir mit seinen Gliedmaßen vor nehmen, und er knüpft an die Wahrnehmung einer bestimmten Gliedstellung die Vorstellung, daß der betreffende Teil in dieser Stellung bleiben soll. Daß sich die Suggestivkatalepsie nicht als ein Gradmesser für die Tiefe der hypnotischen Beeinflussung verwerten läßt, wie lange Zeit hindurch vielfach angenommen wurde, wurde bereits an früherer Stelle erwähnt.

Reflexe.

Über Veränderungen der Sehnenreflexe in der Hypnose, und zwar solche entgegengesetzter Natur wird von einzelnen Autoren berichtet. Es unterliegt jedoch keinem Zweifel, daß die Hypnose an sich zu einer Veränderung der Sehnenreflexe nicht führt. Das gleiche gilt für die Hautreflexe.

Über das Verhalten der Pupille lauten die Angaben zum Teil verschieden. Eine konstante, durch die Hypnose bedingte Abweichung des Pupillenverhaltens ist jedoch von keiner Seite nachgewiesen. Eine Reihe reflektorischer Vorgänge läßt sich in der Hypnose ebensowohl anregen als hemmen. Suggeriere ich einem Hypnotisierten, daß er Kitzel in der Nase empfindet, so erfolgt unvermeidlich Niesen. Ähnlich gelingt es, durch Suggestion Husten, Gähnen, Würgen, selbst Erbrechen hervorzurufen. Diese Vorgänge lassen sich aber auch auf suggestivem Wege hemmen, was ja auch mitunter im Wachzustande gelingt. Bezüglich der Erscheinungen der neuro- und cutano-muskulären Übererregbarkeit, auf welche von der Schule der Salpêtrière und manchen anderen Autoren so viel Gewicht gelegt wurde, kann ich mich darauf beschränken, hier die Ansicht wiederzugeben, zu welcher ich durch eingehende Prüfung des publizierten Beobachtungsmaterials in meinem Handbuche des Hypnotismus gelangt bin: „Wir haben es also hier im Grunde mit hysterischen Erscheinungen zu tun, zu deren Entwicklung die Hypnose lediglich den Anstoß gibt.“

Herztätigkeit und Respiration.

Die Angaben über das Verhalten der Herztätigkeit und der Atmung in der Hypnose bei Mangel suggestiver Beeinflussung dieser Funktionen lauten zum Teil ebenfalls abweichend, und es unterliegt wohl keinem Zweifel, daß die differenten Befunde verschiedener Beobachter auf Nichtberücksichtigung der mit der Hypnotisierung verknüpften Umstände wie des psychischen Verhaltens der Versuchsindividuen zurückzuführen sind.

So haben Preyer, Bernheim und Moll schon darauf hingewiesen, daß die von Braid u. a. benutzte Fixation allein wegen der damit verknüpften Anstrengung der Augen imstande ist, Puls und Atmung zu beschleunigen. Ähnlichen Einfluß wie die Fixation kann die namentlich bei den ersten Hypnotisierungsversuchen oft eintretende gemütliche Erregung auf Respiration und Herztätigkeit äußern. Bei Individuen, die auf suggestivem Wege eingeschläfert werden und die bei der Einschläferung in voller Gemütsruhe bleiben, konnte Bernheim in der Hypnose keine Veränderung der Puls- und Atmungsfrequenz, auch keinen Unterschied in der sphygmographischen Kurve gegenüber dem wachen Zustande konstatieren.

Hiermit stimmen Lloyd Tuckeys und meine Erfahrungen völlig überein. Auch bei Irregularität der Herztätigkeit, öfterem Aussetzen des Pulses z. B., konnte ich eine deutliche Veränderung in dem Modus der Herzaktion während der Hypnose nicht konstatieren. Bei normalem Verhalten der Herztätigkeit und der Respiration lassen sich diese Funktionen direkt durch hypnotische Suggestion nur selten beeinflussen; leichter gelingt es dagegen auf indirektem Wege, durch Erweckung von gefühlsstarken Vorstellungen und Affekten. Ich konnte bei nervösen Funktionsstörungen des Herzens (Neurasthenia cordis) durch hypnotische Suggestion öfters Verlangsamung der beschleunigten Herztätigkeit herbeiführen, mitunter auch Kräftigung der Herzaktion bei ausgesprochener Herzschwäche bewirken.

Vasomotorische und trophische Vorgänge.

Lloyd Tuckey fand im tieferen hypnotischen Schlafe fast konstant tonische Kontraktion der Kapillaren und kleineren Arterien, so daß erhebliche Einstiche keine Blutung herbeiführten.

Durch hypnotische Eingebungen lassen sich auch die vasomotorischen und trophischen Vorgänge an peripheren Teilen beeinflussen.

Dumontpallier konnte in mehreren Versuchen durch Suggestion eine lokale Temperatursteigerung bis um 3 Grade herbeiführen. Auch mir gelang es, durch hypnotische Eingebung eine Temperaturerhöhung um einen Grad und Rötung an einer Hand hervorzurufen.

Von Weber wurde nachgewiesen, daß man durch die hypnotische Suggestion der Bewegung eines Körperteils eine Blutverschiebung nach diesen Teilen hin und von anderen Teilen weg herbeiführen kann, auch wenn der betreffende Körperteil in vollkommener Ruhe verharrt.

Einer Reihe von Beobachtern gelang es ferner, durch hypnotische Suggestion nicht nur Hautrötung von verschiedener Dauer, sondern auch die Bildung von Quaddeln, Blasen, ähnlich Brand- oder Vesikansblasen, Geschwüren und selbst Hautblutungen an verschiedenen Körperstellen — Analoga der sogenannten Stigmatisationen Hysterischer — hervorzurufen.

Bei den Angaben über die in Frage stehenden Hautveränderungen sind wohl manche Täuschungen mit unterlaufen; doch liegt zur Zeit eine Reihe zuverlässiger Beobachtungen vor, die bezüglich der Wirksamkeit der hypnotischen Eingebungen auf die trophischen und vasomotorischen Vorgänge in der Haut keinen Zweifel lassen. Bei der Hervorrufung von Blasen an der Haut bediente man sich verschiedenartiger Eingebungen, so z. B., daß eine Verbrennung der Haut durch Andrücken eines harten Gegenstandes (Schere, Dose etc.) stattfinde (von Krafft-Ebing, Jendrassik), während Wetterstrand einer Hypnotisierten ein Stück gummiertes Papier auf den Handrücken klebte und dabei erklärte, daß er ein Zugpflaster aufgelegt habe. Die Hand wurde entsprechend verbunden und nach 8 Stunden fand sich am Handrücken die suggerierte Blase. Am seltensten ist bisher die Hervorrufung von Hautblutungen durch hypnotische Suggestionen gelungen. Über einen Fall dieser Art berichtet Dr. Mabille, der bei einem jungen hysterischen Soldaten in Rochefort durch hypnotische Suggestionen Hautblutungen an verschiedenen Körperstellen ähnlich den sogenannten Stigmatisationen Hysterischer erzeugen konnte[1]). Bei dem gleichen Individuum gelang auch die suggerierte Hervorrufung von Nasenblutungen zu einer bestimmten Zeit.

Besonders reiches Beobachtungsmaterial liegt bezüglich der hypnotisch suggestiven Beeinflußbarkeit der Menstruation vor. Daß die Menses durch seelische Vorgänge ebensowohl zum plötzlichen Aufhören gebracht, d. h. unterdrückt, als außerhalb ihrer Zeit hervorgerufen werden können, ist seit langem bekannt. Man kann durch Eingebung in der Hypnose den Eintritt der menstrualen Blutung sowohl hinausschieben als beschleunigen, auch, wie namentlich Forel gezeigt hat, den Eintritt derselben an einem bestimmten Tage herbeiführen. Forel ist es sogar gelungen, bei Frauen die Menstruation in der Weise zu regeln, daß er durch hypnotische Suggestion Jahre hindurch deren Eintritt an einem bestimmten Tage, z. B. am ersten Monatstage, unabhängig von dem vierwöchentlichen Zyklus bewirkte. Auch die Dauer und Stärke der Menses läßt sich durch hypnotische Suggestion ändern. Mir selbst gelang es mehrfach, allzu lange Dauer derselben abzukürzen (so z. B. von 6 Tagen auf 3 Tage), wobei jedoch die Stärke der Blutung unbeeinflußt blieb; ebenso war es in Fällen, in welchen übermäßige Stärke der Blutung ohne zu lange Dauer zu behandeln war. Dagegen war ich imstande, durch hypnotische Eingebung bei einzelnen Patientinnen eine Verstärkung der allzuschwachen Menses für eine Anzahl von Monaten herbeizuführen.

Schweißsekretion wird durch die Hypnose an sich nicht — wie einzelne Autoren glaubten, welche Fixation zur Einschläferung verwandten — hervor-

[1]) Man hat sich früher hinsichtlich der sogenannten Stigmatisation bei Hysterischen, d. h. des Auftretens roter Flecken mit folgender Blutung in die Haut und auf dieselbe an den Wundmalen Christi entsprechenden Körperstellen vielfach einer Skepsis hingegeben, welche den vorliegenden Tatsachen gegenüber nicht gerechtfertigt erscheint. Daß in einzelnen Fällen die Stigmata artifiziell hervorgerufen wurden, und sohin einfach Betrug vorlag, hierüber besteht kein Zweifel. Allein die uns derzeit bekannten Erfahrungen über die Wirkung der Suggestion auf die trophischen und vasomotorischen Vorgänge in den Hautgebilden liefern uns genügende Anhaltspunkte für die Erklärung der Stigmatisationserscheinungen, so daß kein Anlaß mehr besteht, an der früheren Skepsis bezüglich der Tatsachen an sich festzuhalten. Es kann nicht einmal als besonders auffällig betrachtet werden, wenn bei einzelnen Hysterischen, die sich in ihren Gedanken anhaltend mit den Wundmalen Christi beschäftigen, durch Autosuggestionen Hautblutungen an den entsprechenden Körperstellen, namentlich, wenn diese Stellen, wie es bei Louise Lateau von Boëns konstatiert wurde, auch mechanisch durch Reiben mit den Fingern oder einem rauhen Tuche irritiert wurden.

gerufen, läßt sich aber durch hypnotische Eingebung herbeiführen; das gleiche gilt für die Vermehrung der Speichelabsonderung.

Die Funktionen des Verdauungsapparates erfahren durch die Hypnose an sich keine Veränderung, lassen sich jedoch durch hypnotische Eingebung in verschiedenen Richtungen beeinflussen. Daß man durch letztere Erbrechen herbeiführen kann, liegt schon auf Grund der Erfahrungen über den Einfluß gemütlicher Erregungen auf den Magen nahe. Das gleiche gilt bezüglich der Hervorrufung von Diarrhöen. Von besonderem Interesse ist jedoch die Beeinflussung des Stuhlgangs durch hypnotische Eingebung, auf welche insbesondere Forel die Aufmerksamkeit gelenkt hat. Man kann bei an Verstopfung leidenden Personen Stuhlgang erzielen und bei Personen mit regelmäßiger Darmfunktion Entleerungen zu außergewöhnlicher Zeit bewirken. Trömner war imstande, bei einer Frau durch Eingebung in der Hypnose Stuhldrang hervorzurufen, dem nach dem Erwachen sofort Entleerung folgte. Mir selbst gelang es nicht, durch verbale Eingebung allein eine bestehende Verstopfung zu überwinden; dagegen konnte ich den gewünschten Erfolg erzielen, wenn ich mit der verbalen Eingebung die Darreichung einer geringfügigen Dosis eines Abführmittels verband, einer Dosis, die, wie ich durch Versuche im Wachen feststellte, den Darm völlig unbeeinflußt ließ.

Die Körpertemperatur ist ebenfalls einer Beeinflussung durch die hypnotische Suggestion zugänglich. Besonders interessant sind in dieser Beziehung die Resultate, welche von von Krafft-Ebing bei der hysterischen Ilma Szandor in Graz erzielt wurden. Dem Autor gelang es durch einfache verbale Suggestion in der Hypnose bei der Versuchsperson bestimmte, sowohl im Bereich der Norm liegende, als gesteigerte und subnormale Temperaturen für längere Zeit herbeizuführen.

Marès und Hellich gelang es ebenfalls, bei Hypnotisierten mehrfach subnormale Temperaturen für längere Zeit bis zu 34,5 zu erzielen, und zwar dadurch, daß sie bei den Versuchspersonen durch hypnotische Suggestion das Gefühl für Kälte und Wärme aufhoben.

VIII. Kapitel.

Die pathologische Hypnose.

Wir haben im Vorstehenden die Erscheinungen der normalen Hypnose kennen gelernt; neben dieser begegnen wir insbesondere bei Hysterischen hypnotischen Zuständen, in welchen krankhafte Erscheinungen verschiedener Art spontan auftreten und dem Gesamtbilde der Hypnose einen mehr oder minder ausgeprägten pathologischen Charakter verleihen. Wir bezeichnen derartige Hypnosen, genauer gesagt, Mischformen von Hypnosen und hysterischen Zuständen als pathologische Hypnosen. Schon den älteren Magnetiseuren war die Tatsache bekannt, daß durch Hypnotisierungsprozeduren mitunter hysterische, insbesondere lethargische und Krampfanfälle hervorgerufen werden. Diese durch den Hypnotisierungsversuch unmittelbar ausgelösten, rein hysterischen Attaquen bleiben hier außer Betracht, da eine pathologische Hypnose nur in den Fällen angenommen werden kann, in welchen neben den hysterischen Symptomen Erscheinungen des hypnotischen Schlafes nicht mangeln. Als Übergangsform zwischen den normalen und den pathologischen Hypnosen kommen hier zunächst die hypnotischen Zustände in Betracht, in deren Verlauf somnambule Träume auftreten. Hiermit erfährt das Rapportverhältnis gewöhnlich eine Änderung. Der Hypnotisierte bleibt nicht mehr für jede beliebige Eingebung seitens des Hypnotiseurs empfänglich, er reagiert auf verbale und andere Einwirkungen des Hypnotiseurs, die sich seinem Trauminhalte nicht anpassen, entweder überhaupt nicht oder nicht in der erwarteten Weise, indem er z. B. Bemerkungen des Hypnotiseurs als von einer in seinem Traume auftretenden Person herrührend auffaßt. In differential-diagnostischer Hinsicht kommen den hysterischen Somnambulien gegenüber die Umstände in Betracht, unter welchen die somnambule Bewußtseinsveränderung eintritt. Stellt sich die Somnambulie ein, während der Hypnotisierte sich selbst überlassen schläft, so wird man namentlich, wenn dieser auch im natürlichen Schlafe somnambul träumt und sein Verhalten in der Hypnose von dem im natürlichen Schlafe nicht ganz auffällig abweicht, dieselbe nicht als eine pathologische Erscheinung betrachten dürfen. Dies ist dagegen der Fall, wenn während suggestiver Beeinflussung des Hypnotisierten durch den Hypnotiseur unter Änderung oder Aufhebung des Rapportverhältnisses die Somnambulie sich entwickelt. Vogt gelangte zu dem Schlusse, daß die somnambulen Träume in der Hypnose zwar als abnorme, aber nicht als pathologische Erscheinungen zu betrachten sind, eine Auffassung, welcher die Berechtigung nicht abgesprochen werden kann.

Im folgenden will ich einen Fall mitteilen, in welchem die Hypnose durch einen somnambulen Zustand kompliziert war, der in das Gebiet der hysterischen Somnambulien gehört.

Der Fall betrifft eine 30jährige hysterische Frau, Gutsverwaltersgattin, die früher an Krampfanfällen und, während sie in meiner Behandlung sich befand, hauptsächlich an Kopfschmerzen und verschiedenen Zwangsvorstellungen (daß sie nicht mehr denken könne etc.) litt. Die Patientin, welche sich der Hypnotisierung ohne jedes Widerstreben unterzog, schläft auf Fixation und Suggestion alsbald ein, erweist sich jedoch im Schlafe zunächst suggestiver Beeinflussung der gebräuchlichen Art unzugänglich. Weder Katalepsie noch Bewegungsautomatismus lassen sich hervorrufen. Sie beginnt, während ich mit ihr beschäftigt bin, alsbald im Schlafe spontan zu sprechen: „Was kostet jetzt die Gerste? Hat Dr. L. etwas über mich gesagt? Hat er Dir aufgetragen, mit mir recht strenge zu sein? Dadurch wirst Du mich nur noch aufgeregter machen etc.“ Es geht aus ihrem Gespräche hervor, daß sie sich mit ihrem Manne fortgesetzt unterhält. Während dieser Unterhaltung erweist sie sich jedoch für Bemerkungen, Fragen etc. meinerseits zugänglich, nur glaubt sie, daß das Gespräch von ihrem Manne ausgehe. Sie bemerkt z. B., als ich ihr erkläre, daß ich ihren Kopf magnetisieren werde, und daß sie dadurch von ihrem Kopfschmerz befreit werden solle: „Du bist doch kein Doktor, Du verstehst das ja nicht“. Als ich darauf bemerkte, ob denn der zu ihr Sprechende niemand anderer als ihr Mann sein könne, meinte sie, es könne auch Dr. B. (ihr Hausarzt in H.) sein. Auf die Frage, ob es nicht Dr. L. sein könne, bemerkte sie: „Nein, Dr. L. ist doch in München und nicht in H.“. Es gelingt nur sehr schwer, sie davon zu überzeugen, daß ich (Dr. L.) mit ihr rede. Allein, auch nachdem ihr dieses beigebracht ist, kehrt sie immer wieder zu der Auffassung zurück, daß der mit ihr Verkehrende ihr Mann sei. Sie richtet immer wieder an diesen gewisse Fragen und vernimmt anscheinend Antworten von demselben. Nachdem ich aufgehört hatte, mit ihr zu sprechen, fängt sie alsbald ihrer Gewohnheit gemäß an, für sich zu rechnen, um sich zu überzeugen, daß sie noch denken könne. Ich kann diese Selbstprüfung nur dadurch beenden, daß ich sie aufwecke. Nach dem Erwachen zeigte sich vollständige Amnesie für das Gesprochene.

Die Berechtigung, den im vorstehenden Falle eingetretenen somnambulen Zustand als hysterische Somnambulie aufzufassen, ergibt sich schon aus dem Umstande, daß die Somnambulie auftrat, während die Eingeschläferte unter suggestiver Beeinflussung seitens des Hypnotiseurs stand.

Die Hypnose kann auch durch die Komplikation mit hysterischen Krampferscheinungen einen pathologischen Charakter annehmen. Nachstehender Fall ist ein Beispiel hierfür:

Die Patientin, ein 20jähriges Fräulein, bei welchem eine Kombination von Hysterie und Zwangsneurose bestand, war wegen ihres Leidens schon öfters hypnotisiert worden; die erste Hypnotisierung gestaltete sich wegen großer Unruhe der Patientin schwierig, die folgenden leichter, es wurde zum Teil tiefer Schlaf mit Amnesie erzielt. Die Patientin verhält sich auch während des gewöhnlichen Nachtschlafes unruhig, spricht viel etc. Infolge der Aufregung über einen Trauerfall in der Familie schlief dieselbe 4 Nächte hindurch nicht; sie wurde daher in ihrer Wohnung gegen 10 Uhr abends nach dem fraktionierten Verfahren in 4 Absätzen eingeschläfert. Nach dem 2. Absatz bereits sehr starke Schlafneigung, nach dem 4. deutlicher Schlafzustand. Der Patientin wird suggeriert, daß sie ruhig und fest weiterschlafen, ihre Atmung ruhig und frei bleiben und keinerlei Beklemmung eintreten, sie auch an keinerlei Krankheit und Beschwerde während der Nacht denken werde. Nach dem Aussetzen dieser wiederholt erteilten therapeutischen Eingebungen tritt alsbald mehr Unruhe ein, die Patientin bewegt Kopf und Hände öfters, zuckt auch ab und zu mit den Armen, schließlich den ganzen Körper durchfahrende Risse; alle auf Ruhigstellung des Körpers gerichteten Eingebungen bleiben erfolglos. Ich erfasse z. B. die Hand der Patientin und erkläre ihr, während ich dieselbe gegen die Unterlage drücke: „Die Hand bleibt hier.“ Trotz der nachdrücklich gegebenen Weisung bleibt dieselbe nicht in dieser Lage, die Finger beugen sich; ich finde bei passiver Streckung derselben einen gewissen Widerstand. Allmählich fängt die Patientin an, tiefer Atem zu holen, wobei sie mehr und mehr Luft in den Magen aspiriert, ein Verhalten, das sich bei ihr (wahrscheinlich als Folge einer Autosuggestion) seit langer Zeit im Schlafe zeigt und zu einer diesen in der Regel unterbrechenden Gewohnheit geworden ist. Auch alle Eingebungen, daß sie diese Art der Atmung unterlassen und ruhig atmen solle, bleiben wirkungslos, weshalb ich die Patientin aufwecke. Beseitigung der Beklemmung, welche durch die in den Magen aspirierte Luft verursacht war, durch Flüssigkeitsaufnahme. Hierauf erneute Einschläferung und wegen Wiederbeginnes des erwähnten Respirationsmodus abermaliges Erwecken; dann wieder Einschläferung, nach welcher erst sich ruhigere, gleichmäßigere Atmung einstellt. Die Patientin schlief, nachdem ich sie verlassen hatte, etwa bis 1/22 Uhr, wenn auch nicht ganz ruhig. Sie erklärt am nächsten Tage, daß sie sich an die Vorgänge während der Hypnotisierung und während des Schlafes erinnert und gibt als Ursache des tiefen Atmens Beklemmung an; auch berichtet sie, daß sie noch andere Beschwerden, Schmerzen an der Seite etc. gefühlt habe.

Wir sehen aus dem Mitgeteilten zweierlei: 1. daß während einer Phase der Hypnose die Suggestibilität hochgradig sank, während gleichzeitig leichte hysterische Krampferscheinungen (ein rudimentärer hysterischer Anfall) sich einstellten; 2. daß die Patientin aus dem Nachtschlafe in die Hypnose eine abnorme Atmungsgewohnheit herübergenommen hatte. Die Patientin bezeichnete als Ursache des tiefen schnappenden Atemholens ein Beklemmungsgefühl, das nach Lage der Dinge kaum durch etwas anderes als eine Autosuggestion bedingt sein konnte. Der fragliche Respirationsmodus wurde bei der Patientin während des Nachtschlafes seit Jahren zeitweilig beobachtet, und eine Neigung zu demselben machte sich bei ihr schon in früheren Hypnosen bemerklich, konnte jedoch regelmäßig durch entsprechende Eingebungen unterdrückt werden. Daß dies in der geschilderten Hypnose mißlang und es in derselben außerdem zu hysterischen Krampferscheinungen kam, ist zweifellos auf die gemütliche Erregung zurückzuführen, welche bei der Patientin seit einer Anzahl von Tagen bestand, die Ursache ihres Schlafmangels bildete und vielleicht durch die Notwendigkeit einer Hypnotisierung zu ungewöhnlicher Stunde gesteigert worden war. Ich habe ferner bei Patientinnen wiederholt Andeutungen eines hysterischen

Anfalls (beschleunigte Atmung und Tremor) während der Hypnose beobachtet, die sich auf suggestivem Wege jedesmal sofort beseitigen ließen. In zwei anderen Fällen ging die regelrecht durch verbale Eingebung eingeleitete und zunächst normale Hypnose, während ich die Patientinnen sich selbst überlassen mußte, in einen hysterischen Anfall von gewöhnlichem Typus über. In dem einen dieser Fälle hatte die Patientin, die an hysterischen Anfällen litt, einige Stunden vor der Hypnose einen Schrecken gehabt und war bereits mit einem Gefühle innerlichen Frostes, das bei ihr den Anfällen in der Regel vorherging, zur Hypnotisierung gekommen, ohne mir von diesem Umstande Kenntnis zu geben. An den Anfall, der etwa 5 Minuten währte, schloß sich hier ein ruhiger Schlafzustand an. Im zweiten Falle bestand bei der Patientin zur Zeit eine so hochgradige Neigung zu hysterischen Anfällen, daß solche auf geringfügige gemütliche Erregungen hin auftraten. Der Anfall währte bei dieser Kranken länger, obwohl er durch Suggestion entschieden zu beeinflussen war; diese Wirkung war jedoch immer nur eine vorübergehende. Auch den Übergang der Hypnose in hysterischen Schlaf habe ich mehrfach gesehen.

Wenn wir uns nun die Frage vorlegen, bei welchen von den im Vorstehenden berührten Fällen man von einer pathologischen Hypnose sprechen kann, so glaube ich, daß diese Bezeichnung sich nur für die Fälle anwenden läßt, in welchen der hypnotische Zustand nicht dauernd durch einen hysterischen verdrängt wird. Entwickelt sich aus der Hypnose irgend eine Form des hysterischen Anfalles derart, daß dieser dauernd das Feld beherrscht, so kann von einer Hypnose, auch einer pathologischen, nicht mehr gesprochen werden.

IX. Kapitel.

Weitere besondere Formen der Hypnose.

Faszination.

Wir sahen an früherer Stelle, daß bei der als „Faszination" bezeichneten Form der Hypnose die Nachahmung vorgemachter Bewegungen eine besondere Rolle spielt. Da die Herbeiführung des in Frage stehenden Zustandes ein besonderes Verfahren erheischt, müssen wir hier etwas näher auf denselben eingehen.

Die Kenntnis der Tatsache, daß größere Schlangen und andere Raubtiere auf kleinere Tiere durch ihren Blick einen gewissermaßen lähmenden Einfluß ausüben, war es wohl, welche den Berufsmagnetiseur Donato zuerst bestimmte, die Beeinflussung durch den Blick als hypnosigenes Mittel zu verwerten und dadurch Zustände hervorzurufen, welche sich für Schaustellungen in besonderem Maße eigneten. Donato ließ die Hand der Versuchsperson gegen seine eigene horizontal ausgestreckte möglichst kräftig andrücken. Während die Aufmerksamkeit des Individuums auf diese Leistung völlig konzentriert war, blickte er dasselbe plötzlich scharf aus unmittelbarer Nähe an und forderte dasselbe zugleich auf, ihn möglichst fest und stetig zu fixieren. Führte der Magnetiseur dann nach einiger Zeit Bewegungen aus, so wurden dieselben von dem Beeinflußten, dessen Augen weit geöffnet auf ihn gerichtet blieben, nachgemacht. Bei Wiederholung des Versuches beschränkte sich Donato gewöhnlich auf die Fixation. Die Faszination wurde in der Folge von Brémaud, Bernheim, Morselli und Tanzi eingehender studiert. Der Zustand läßt sich im allgemeinen nur bei jugendlichen Individuen mit sehr erhöhter Suggestibilität herbeiführen, welche in dem Hypnotiseur ein geistig überlegenes Wesen erblicken. Wie Bernheim mit Recht hervorhebt, wirkt hierbei der Blick des Magnetiseurs als suggestives Moment, indem derselbe bei dem Beeinflußten die Vorstellung erweckt, daß sein Blick an den Augen des Magnetiseurs haften bleiben und er dessen Bewegungen nachahmen soll.

Zur Erzielung der Faszination bedarf es bei geeigneten Individuen der von Donato gebrauchten vorbereitenden Maßnahmen nicht. Es genügt, daß der Experimentator die Augen der Versuchsperson, die auf ihn starr gerichtet sein müssen, scharf fixiert. Wird dieses Verfahren bei einem wachen Individuum angewendet, so bezeichnet man den hervorgerufenen Zustand als primäre Faszination. Man kann aber auch bei Personen, die auf anderem Wege in Hypnose versetzt und zum Öffnen der Augen veranlaßt wurden, durch scharfe Fixation dieser den gleichen Zustand herbeiführen (sekundäre Faszination[1]).

Durch die hypnosigene Wirkung der Fixation werden Zustände zum Teil leichterer, zum Teil tiefer hypnotischer Beeinflussung hervorgerufen; bei ersteren bleibt wie bei anderen leichten Hypnosen die Erinnerung an die Vorgänge während der Faszination erhalten; bei letzteren zeigt sich nachträglich Amnesie. In diesen Fällen handelt es sich offenbar um Somnambulismus. Die Faszination kann für therapeutische Zwecke nicht in Betracht kommen.

Somnambulismus mit auffallend geringer Suggestibilität.

Wir haben an früherer Stelle bereits erwähnt, daß in der Hypnose die Suggestibilität nicht immer proportional der Schlaftiefe zunimmt und manche Fälle von ausgesprochenem Somnambulismus ein sehr bescheidenes Maß von Suggestibilität zeigen. Im folgenden soll ein recht prägnantes Beispiel dieser Art angeführt werden, welches eine völlig gesunde Person betrifft:

Die Betreffende, ein gegenwärtig 40jähriges Fräulein, wurde von mir schon vor 11 Jahren öfters hypnotisiert und erwies sich damals schon bei den ersten Versuchen, also ohne jegliche Dressur, als ein vorzügliches Medium, welches die schwierigsten Suggestionen realisierte und deshalb von mir mehrfach auch zu Demonstrationen benützt wurde. Ich hatte in den letzten Jahren nur einige Male Gelegenheit, das Fräulein zu hypnotisieren, und fand hierbei, daß sie noch immer so leicht wie früher zu hypnotisieren war, ihre Suggestibilität in der Hypnose dagegen ganz auffallend abgenommen hatte. Dieses Verhalten zeigte sich auch bei dem letzten Versuche, über den hier berichtet werden soll.

I. Versuch: Fräulein L. wird wie früher durch Verbalsuggestionen und mesmerische Striche im Verlauf von weniger als einer halben Minute eingeschläfert, Katalepsie an den oberen wie unteren Extremitäten leicht hervorzurufen, an den oberen lange Zeit andauernd. Anästhesie (sehr starkes Kneipen an verschiedenen Körperstellen verursacht nicht die geringste Reaktion).

Frage: Wie heißen Sie?

Antwort: M. L.

[1]) Von M. Hirsch wurde der als Faszination bezeichnete Zustand als Kaptivation beschrieben.

Frage: Wo sind Sie?

Antwort: Ich bin gestern von O. weggefahren, werde daher wohl in München sein.

Fr.: Wo sind Sie in München?

A.: Ich denke bei Herrn Dr. L.

Dr. L.: Sie sind nicht mehr in München, Sie sind wieder nach Hause gefahren und jetzt sind Sie in der Kirche in O.

Frl. L.: Ich bin nicht in O., und in die Kirche dort gehe ich überhaupt nie.

Dr. L. (einige Zeit später): Sie sind wieder in München und gehen in die Kapuzinerkirche, jetzt sind Sie in der Kapuzinerkirche.

Frl. L.: Nein, ich sehe nichts von der Kirche.

Dr. L.: Gewiß, Sie sind in der Kirche, machen Sie nur die Augen auf und sehen Sie sich um.

Frl. L., die auf einem Sofa liegt, erhebt etwas den Kopf und macht vergebliche Versuche, die Augen zu öffnen. Nach einiger Zeit: Nein, ich sehe von der Kirche nichts.

Dr. L. (einige Zeit später): Sie sind wieder zu Hause in O.; sehen Sie sich nur um, was ihre Magd treibt.

Frl. L.: Ich bin ja noch nicht heimgefahren.

Der Yogaschlaf.

Wenn wir hier noch kurz des sogenannten Yogaschlafes gedenken, so geschieht es deshalb, weil manche Autoren annahmen, daß es sich hierbei um eine besondere Form der Hypnose oder einen der Hypnose nahestehenden Zustand handle. Es ist begreiflich, daß die Berichte, die schon in der ersten Hälfte des verflossenen Jahrhunderts nach Europa kamen, nach welchen Angehörige der indischen Asketensekte der Yogis imstande sein sollten, sich lebendig begraben zu lassen und monatelang unter der Erde zu verweilen, ohne das Leben einzubüßen, großes Interesse erregten und auch vielfach Zweifeln begegneten, wenn sie auch seitens einzelner Autoren als glaubwürdig erklärt wurden. Die indischen Fakire, welche in den letzten Dezennien nach Europa kamen, um den Yogaschlaf den Interessenten vorzuführen, waren nicht imstande, die bestehenden Zweifel zu beseitigen. Bei einzelnen dieser Individuen war man in der Lage, zu ermitteln, daß es sich bei ihrem Yogaschlaf um Täuschungen handelte, und jedenfalls ergaben die Beobachtungen, die man zu machen Gelegenheit hatte, daß die Herabsetzung der respiratorischen und zirkulatorischen Tätigkeit im Yogaschlafe keine so weitgehende sein könne, wie man angenommen hatte.

Nach den Mitteilungen der hier in Betracht kommenden Sanskritliteratur, die uns durch eine Übersetzung von H. Walter zugängig gemacht wurde, ist dem Yogi die Erzielung des sogenannten Yogaschlafes nicht Selbstzweck, sondern ein Mittel zur Vereinigung des Individuums mit der Allseele (Brahma). Bei näherer Betrachtung des gesamten von den Yogins zur Erzielung des Yogaschlafes gebrauchten Verfahrens läßt sich nicht verkennen, daß dieselben zum Teil Mittel anwenden, ähnlich denjenigen, die wir gegenwärtig zur Einleitung der Hypnose benutzen. Die systematische Ablenkung der Aufmerksamkeit von der Außenwelt, welche durch Ruhe der Umgebung begünstigt wird, das anhaltende Verweilen in bestimmten Stellungen, die Fixation, die zum Teil allein, zum Teil in Verbindung mit anderen Übungen gebraucht und offenbar als eine sehr gewichtige Prozedur betrachtet wird, das Horchen auf Geräusche im Innern des Körpers etc. — all diese Maßnahmen müssen als zum Teil die Hypnose vorbereitende, zum Teil direkt hypnosigene Einwirkung betrachtet werden. Dazu kommen schließlich noch Übungen, welche die Hemmung des Atmens und damit des Bewußtseins zum Zwecke haben. Erst hierdurch und wahrscheinlich auch durch in gleicher Richtung wirkende Autosuggestionen wird (nach Ansicht der Yogins) die angestrebte Erlösung, das „Aham brahma“, erreicht, medizinisch betrachtet, die Umwandlung der Autohypnose in jenen scheintotartigen Zustand, der an ähnliche Vorkommnisse im Gebiete der hysterischen Lethargie, den hysterischen Scheintod erinnert, bei welchem die Respirations- und Zirkulationstätigkeit auf ein Minimum herabgesetzt sind und die stärksten äußeren Reize keine Reaktion hervorrufen.

X. Kapitel.

Posthypnotische Erscheinungen.

Wir haben bereits im Vorhergehenden mehrfach Gelegenheit gehabt, den für die praktische Bedeutung der Hypnose ungemein wichtigen Umstand zu berühren, daß die Wirkungen der hypnotischen Suggestion sich nicht auf die Dauer des hypnotischen Zustandes beschränken. Die auf suggestivem Wege in der Hypnose hervorgerufenen Erscheinungen haben zwar an sich, wie wir schon sahen, im allgemeinen keine Neigung, sich im Wachzustand zu erhalten, wir können jedoch dadurch, daß wir ihre Fortdauer nach dem Erwachen ausdrücklich suggerieren, in vielen Fällen wenigstens ihr Fortbestehen im Wachen für kürzere oder längere Zeit bewirken.

Wir sind aber auch imstande, die Realisierung einer hypnotischen Eingebung erst nach dem Erwachen herbeizuführen, indem wir in der Hypnose ankündigen, daß der betreffende Vorgang erst nach der Hypnose eintreten wird. Man spricht in beiden Fällen von posthypnotischer Suggestion.

Wird die Eingebung derart formuliert, daß deren Realisierung erst längere Zeit nach dem Erwachen statthaben soll, so wird dieselbe als Suggestion auf längere Verfallzeit (Suggestion à échéance) bezeichnet.

Man kann, wenn auch nicht alle, so doch jedenfalls die meisten der hypnotischen Suggestiverscheinungen auch posthypnotisch durch entsprechende Eingebungen hervorrufen. Die Bestimmung der Zeit für die Realisierung posthypnotischer Eingebungen kann in verschiedener Weise geschehen. Ich sage einer Hypnotisierten: „Sie werden eine Stunde nach dem Erwachen Verlangen nach einer Tasse Milch bekommen und eine solche trinken.“ In diesem Falle handelt es sich um eine direkte Zeitangabe. Man kann aber auch die Realisierung der Eingebung von dem Eintritte eines zeitlich nicht näher bestimmten Vorganges (einem Signale) abhängig machen. Um eine derartige Zeitbestimmung handelt es sich, wenn ich z. B. einem Hypnotisierten sage: „Sie werden nach dem Abendessen sofort lebhaften Stuhldrang empfinden.“

Die posthypnotische Realisierungstendenz variiert, abgesehen von dem Grade der Suggestibilität des Hypnotisierten, erheblich nach dem Inhalt der Eingebung. Die Eingebung gewisser kutaner Empfindungen (Jucken, Hitze- oder Kältegefühl an einem Körperteile) realisiert sich ungleich leichter als die einer komplizierten Gesichtshalluzination oder Illusion (z. B. das Sehen nicht vorhandener Personen oder Dinge, Wahrnehmung veränderter Gestalt oder Kleidung an einer Person etc.). Beim Suggerieren posthypnotisch vorzunehmender Handlungen wird die Realisierungstendenz durch Wiederholung des Auftrags gesteigert; auch die Zeit der Eingebung ist nach meinen Beobachtungen nicht ohne Bedeutung. Unmittelbar oder kurz vor dem Erwachen gegebene Aufträge realisieren sich häufiger als solche, welche längere Zeit vor dem Erwachen erteilt werden. Ferner spielen die Einfachheit oder Kompliziertheit der Eingebung, sowie deren Anpassungsfähigkeit an die Gewohnheiten des Individuums und Motivierbarkeit eine wesentliche Rolle. Einfache Aufträge, die wenigstens anscheinend einen gewissen Zweck haben, werden eher ausgeführt als komplizierte und gänzlich sinnlose oder den Gewohnheiten des Individuums ganz und gar widersprechende.

Ich habe mich bei posthypnotischen Aufträgen zumeist auf Eingebungen einfacherer Art beschränkt, deren Ausführung dem Hypnotisierten keine allzuschwere Selbstüberwindung kosten mochte, und hierbei gefunden, daß auch derartige Aufträge häufig unrealisiert blieben oder nur teilweise ausgeführt wurden, weil sie den Gefühlen oder Neigungen des Individuums in irgend einer Hinsicht widersprachen. Es ist begreiflich, daß ganz unmotivierbare komplizierte Aufträge noch leichter auf Widerstand stoßen und unrealisiert bleiben. Doch unterliegt es nach den Beobachtungen einer Anzahl von Autoren (Liébault, Forel, Moll, Bernheim u. a.) keinem Zweifel, daß auch Eingebungen sehr komplizierter und dabei völlig sinnloser Handlungen zu vollständiger Realisierung gelangen können.

Merkwürdig ist auch, daß selbst die kompliziertesten Halluzinationen posthypnotisch hervorgerufen werden können. Man darf indes diesen Tatsachen, die des psychologischen Interesses nicht ermangeln, keine zu große Tragweite zuschreiben. Es sind im Grunde nur curiosa, die nicht zu häufig sich erzielen lassen und die Annahme nicht rechtfertigen, daß der Hypnotisierte auch nach dem Erwachen leicht ein Spielball der Einfälle des Hypnotiseurs wird. Die Glanzleistungen posthypnotischer Realisierungen von Eingebungen, ob es sich um Handlungen oder Halluzinationen handelt, erheischen eben einen sehr hohen Grad von Suggestibilität, der sich nicht häufig findet.

Bemerkenswert ist die verschiedene Dauer der posthypnotischen Sinnestäuschungen. Zumeist erhalten sie sich allerdings nur eine Anzahl von Minuten (Forel). Es sind jedoch Fälle beobachtet worden, in welchen dieselben Stunden, Tage und noch länger andauerten. Die sinnliche Deutlichkeit der posthypnotischen Halluzination kann so bedeutend sein, daß die Unterscheidung eines suggerierten Objektes von einem reellen nicht möglich ist. So suggerierte Forel z. B. einem Fräulein in der Hypnose: Sie werden nach dem Erwachen drei Veilchen sehen, gab ihr aber nur eines in die Hand. Das Fräulein sah auch nach dem Erwachen drei Veilchen und hielt die suggerierten für ebenso reell, wie das ihr gegebene.

Von erheblichem Interesse ist die Erklärung, welche die Hypnotisierten für ihre posthypnotischen Handlungen geben, sowie der Geisteszustand, in welchen dieselben stattfinden. Zunächst kommt hier der Umstand in Betracht, ob Amnesie für die Zeit der Hypnose besteht oder nicht. Führt der Hypnotisierte in letzterem Falle die Weisung aus und fragen wir nach dem Grunde, so wird derselbe in der Regel antworten: „Sie wünschten ja, daß ich dies tue" oder dergleichen. Er betrachtet also den gegebenen Auftrag als genügendes Motiv für seine Handlung; ob dabei ein von der Suggestion ausgehender Zwang (Zwangsimpuls) mit im Spiele ist, wird nicht weiter berücksichtigt und ist gewöhnlich auch nicht näher festzustellen. Besteht bei dem Hypnotisierten keine Erinnerung an den Auftrag, den er posthypnotisch vollzogen hat, so lautet die Erklärung, die er für sein Handeln auf Befragen gibt, je nach der Art des Auftrags, seiner Bildungsstufe, Intelligenz und früheren Erfahrungen verschieden, und die Motivierung ist natürlich um so geschraubter und sonderbarer, je weniger Sinn dem Auftrag zu unterlegen ist. — Ich suggeriere einem Hypnotisierten z. B., er werde nach dem Erwachen die Fensterkissen von den beiden Fenstern des Zimmers wegnehmen und eines der Fenster öffnen, was dieser auch nach dem Erwachen sofort tut. Es ist Winter und im Zimmer keineswegs übermäßig warm. Der Hypnotisierte ist amnestisch für die intrahypnotischen Vorkommnisse und antwortet nach dem Grunde seines Vorgehens befragt: „Ich weiß nicht, weshalb ich es getan, es war so eine Idee, ein Einfall, der mir plötzlich kam." — Ein anderer Hypnotisierter antwortet im gleichen Falle: „Es ist so warm in diesem Zimmer, ich dachte, Sie würden nichts dagegen haben, wenn ich etwas frische Luft hereinlasse.“ Auf die weitere Frage, warum er von beiden Fenstern die Fensterkissen weggenommen habe, sagt er: „Ich wollte beide Fenster öffnen, dachte jedoch, daß es dann im Zimmer zu kühl würde.“ Ein Dritter antwortet: „Ich weiß nicht, wie es kam, es war mir, als würde ich dazu getrieben, als müßte ich es tun.“ Hier bestand offenbar ein deutliches Zwangsgefühl. Alle diese drei Individuen sind während der Realisierung der erteilten Eingebung zweifellos wach und führen die in Frage stehende Handlung mit vollem Bewußtsein aus.

Es kommt aber auch vor, daß das Individuum, welches eine suggerierte Handlung posthypnotisch vornimmt, nachträglich von derselben nichts weiß und glaubt, eben aus der Hypnose erwacht zu sein. Genauere Beobachtung in derartigen Fällen hat ergeben, daß die Realisierung mitunter mit dem Eintritt einer neuen Hypnose verknüpft ist. Der Blick des Hypnotisierten wird während der Ausführung des posthypnotischen Auftrags starr, er zeigt sich für neue Eingebungen völlig empfänglich. Amnesie für die posthypnotische Handlung kann aber auch ohne Wiederkehr eines hypnotischen Zustandes eintreten. Das Individuum erinnert sich in diesem Falle völlig an das, was während der Ausführung des posthypnotischen Aktes von anderer Seite vorgenommen wurde, während es von der Vollziehung des Aktes selbst nichts weiß[1]).

Auch in dem geistigen Verhalten während der Zeit, die zwischen dem Erwachen aus der Hypnose und der Ausführung der posthypnotischen Eingebung liegt, zeigen sich beachtenswerte Unterschiede. In der Mehrzahl der Fälle ist das Individuum völlig wach und sein Benehmen verrät keinerlei Beeinflussung durch die posthypnotische Eingebung. Manche Hypnotisierte, denen ein posthypnotischer Auftrag erteilt wurde, bekunden dagegen nach dem Erwachen eine gewisse Unruhe und Zerstreutheit; sie verhalten sich wie Menschen, die wissen, daß sie etwas tun sollen, denen aber das Vorzunehmende momentan nicht einfällt. Ihre Unruhe verliert sich erst mit dem deutlichen Auftauchen und der Realisierung der Eingebung.

Es mangelt jedoch auch nicht an Fällen, in welchen das Bestehen einer posthypnotischen Eingebung das völlige Erwachen des Hypnotisierten verhindert. Moll beobachtete dieses Verhalten namentlich bei Eingebungen, welche dem Charakter des Individuums widersprachen, und er war mehrfach genötigt, die erteilte posthypnotische Eingebung zu beseitigen, um völliges Erwachen des Hypnotisierten herbeizuführen.

Unter den posthypnotischen Eingebungen beanspruchen diejenigen mit längerer Verfallzeit (Suggestion à échéance) besonderes Interesse. Der Realisierungs- (Verfalls-)Termin kann bei diesen Eingebungen in verschiedener Weise bestimmt werden, sowohl durch direkte Angabe eines Datums, wie durch Bezeichnung einer bestimmten Anzahl von Wochen, Tagen, Stunden und selbst Minuten. Ich will hier zunächst einige eigene Beobachtungen mitteilen. Ich sage einem Hypnotisierten: „Sie werden übermorgen Nachmittag Ihr Bureau eine Viertelstunde früher als gewöhnlich verlassen und beim Nachhausegehen einen Umweg machen, wobei Sie durch die X-Straße gehen und erst eine halbe

[1]) Der hypnotische Zustand während der Ausführung posthypnotischer Suggestionen kann mehr oder minder ausgeprägt sein, und zwischen den Fällen, in welchen die Realisierung der posthypnotischen Suggestion bei vollem Wachsein geschieht, und denjenigen, in welchen dieser Vorgang in einem deutlich somnambulen Zustande (gesteigerte Suggestibilität, Amnesie etc.) sich vollzieht, finden sich die verschiedensten Übergänge.

Stunde nach dem Verlassen des Bureaus nach Hause kommen." Was ich suggeriert hatte, geschieht. Der betreffende Herr, bei welchem völlige Amnesie für den gegebenen Auftrag besteht, findet nichts Außergewöhnliches in dem früheren Verlassen des Bureaus und dem Umwege, den er machte; es war eben ein Einfall, nichts weiter. Ich sage einer Hypnotisierten, welche mich gewöhnlich nachmittags nach 4 Uhr besucht: „Sie werden heute über acht Tage nicht nach 4 Uhr, sondern nach 12 Uhr mittags zu mir kommen"; auch dies geschieht. Auf meine an die Person gerichtete Frage, weshalb sie um diese Zeit komme, antwortet dieselbe, sie glaube sich zu erinnern, daß ich sie vor acht Tagen während des Schlafes für diese Zeit bestellt habe. Es sei ihr dies jedoch erst heute Vormittag eingefallen. Interessanter als die beiden erwähnten ist eine dritte Beobachtung, da in derselben mehrere Eingebungen mit längerer Verfallszeit zur Realisierung gelangten. Über den Fall wird an späterer Stelle (Kap. XIII. Beispiele) berichtet werden.

Es gelang mir ferner mehrfach bei weiblichen Hypnotisierten die Menstruation in der einen oder anderen Richtung durch Eingebungen zu beeinflussen, welche 14 Tage und länger vor dem Eintritte derselben statthatten. Bei den Eingebungen à échéance, über deren Realisierung von anderen Autoren berichtet wird, schwankte die Verfallszeit von einem Tage bis zu einem Jahre; dabei handelt es sich zum Teil um recht absonderliche und komplizierte Eingebungen.

Die Auffassung der Individuen, bei welchen sich Eingebungen mit längerer Verfallszeit realisieren, über den Ursprung der bei ihnen plötzlich auftauchenden Idee, dieses oder jenes zu unternehmen, ist nicht immer die gleiche. In der großen Mehrzahl der Fälle besteht völlige Amnesie für den gegebenen Auftrag, und wenn die Idee dann zur bestimmten Zeit auftaucht, erscheint sie dem Individuum als ein plötzlicher, spontaner Einfall, der ihm je nach seinem Inhalte natürlich oder befremdlich vorkommt. Der Zwangscharakter der Suggestion wird dabei dem Individuum um so weniger fühlbar, je weniger die Idee dessen Gewohnheiten widerspricht. Man kann auch durch entsprechende Eingebungen das Bewußtwerden eines Zwanges beim Auftauchen der suggerierten Idee verhindern und dem Individuum eine Erklärung suggerieren, die es auf Befragen mitteilt. In manchen Fällen taucht bei den Hypnotisierten kürzere oder längere Zeit vor dem Verfallstermine der Eingebung der Gedanke auf, daß er zu einer gewissen Zeit etwas vorzunehmen habe; dieser Gedanke kann von der Erinnerung begleitet sein, daß es sich hierbei um einen ihm in der Hypnose erteilten Auftrag handelt.

Bei der Erklärung der erfolgreichen Termineingebungen haben wir zwei Umstände in Betracht zu ziehen:

1. Das Erhaltenbleiben der suggerierten Idee von dem Momente der Eingebung bis zur Verfallszeit, obwohl dieselbe anscheinend in Vergessenheit geraten ist.

2. Das Auftauchen dieser Idee gerade zur Verfallszeit, was eine kontinuierliche Zeitberechnung von dem Momente der Eingebung an voraussetzt.

Letzterer Umstand bedarf allein einer besonderen Erklärung, da es sich um eine Zeitschätzung handelt, die unterhalb der Sphäre unseres gewöhnlichen Bewußtseins, i. e. un- oder unterbewußt geschehen muß und trotzdem erstaunlich exakte Resultate liefert. Das Erhaltenbleiben einer suggerierten Vorstellung in Form einer latenten Erinnerung während einer Anzahl von Tagen, Wochen oder Monaten ist dagegen an sich nichts Auffälliges und auf die bekannten Leistungen unseres Gedächtnisses zurückzuführen.

Die hier in Frage stehende un- oder unterbewußte Zeitschätzung ist ebenfalls eine Leistung, welche nicht über die Grenzen der uns bekannten seelischen Fähigkeiten hinausgeht. Wir besitzen einen Zeitsinn, der bei dem einzelnen Individuum mehr oder weniger entwickelt und hauptsächlich un- oder unterbewußt in Tätigkeit ist, da wir mit unserem Bewußtsein gewöhnlich andere Dinge zu verfolgen haben als den Ablauf der Zeit. Der Gebrauch der Taschenuhren hat, wie zahlreiche Erfahrungen des täglichen Lebens zeigen, unseren Zeitsinn nicht in dem Maße verkümmern lassen, wie manche annehmen, sondern nur dazu geführt, daß wir uns auf dessen Leistungen im allgemeinen wenig verlassen. Bei den Termineingebungen variiert die dem unterbewußt tätigen Zeitsinne zufallende Leistung je nach der Art der Bestimmung der Verfallzeit. In den Fällen, in welchen der Termin nach Tagen, Stunden oder Minuten angegeben wird, scheint gewöhnlich eine unbewußte Umrechnung des Termines in ein bestimmtes Datum nicht stattzufinden; Gurney fand, daß bei Bestimmungen der Verfallzeit nach einer Anzahl von Tagen die betreffenden Personen, wenn sie in der Zwischenzeit hypnotisiert wurden, nicht das Datum des Termins, sondern nur die Zahl der verstrichenen und noch dazwischenliegenden Tage anzugeben vermochten. Ähnlich verhielt es sich bei einer Versuchsperson M. Bramwells. Daß die suggerierte Idee zumeist erst am Verfallstermin ins Bewußtsein tritt, erklärt sich aus dem Umstande, daß dieselbe durch den Akt des Suggerierens mit der Vorstellung des Termins assoziativ fest verknüpft wird. Die Zeitvorstellung wirkt daher bei ihrem Auftreten ähnlich wie die Wahrnehmung eines Signales reproduzierend auf die suggerierte Idee, sofern diese bis dahin im Gedächtnisse sich erhalten hat.

Was die Häufigkeit der Realisierung von Termineingebungen anbelangt, so erwähnt Forel, daß von 19 gesunden Wärterinnen in Burghölzli, welche in der Hypnose tief schliefen, nicht weniger als 13 Suggestions à échéance vollführten. Meines Erachtens lassen sich aus diesen Beobachtungen noch keine allgemeinen Schlüsse ziehen. Die besonderen Verhältnisse, in welchen hier die Versuchspersonen zu dem Experimentator standen (täglicher Verkehr, Untergebenenstellung) beeinflußten wohl auch die Häufigkeit der Erfolge. Ich fand, daß von Somnambulen posthypnotische Aufträge jeder Art in kaum der Hälfte der Fälle ausgeführt werden. Für die Termineingebung im besonderen ist das Verhältnis noch erheblich ungünstiger. Immerhin kann man Forel darin beipflichten, daß die Realisierung von Termineingebungen keine Seltenheit bildet.

XI. Kapitel.

Die Hypnose bei Tieren.

Versuche, bei Tieren eigentümliche Zustände hervorzurufen, die mehr oder minder Ähnlichkeit mit den Erscheinungen der Hypnose bei Menschen zeigen, wurden schon vor Jahrhunderten unternommen. So findet sich in einem 1636 in Nürnberg publizierten Werke Daniel Schwenters bereits als „Bezauberung des Huhns" ein hierher gehöriger Versuch angeführt. Derselbe Versuch wurde 10 Jahre später als „experimentum mirabile" von Athanasius Kircher in Rom beschrieben. Nach der Vorschrift Kirchers soll man ein Huhn mit zusammengebundenen Füßen auf den Boden legen und, nachdem dasselbe die Versuche, sich zu befreien, aufgegeben hat und ruhig geworden ist, vom Auge desselben aus einen geraden Kreidestrich ziehen. Wenn man nunmehr die Füße des Tieres frei macht, so werde das Tier ruhig liegen bleiben.

In der zweiten Hälfte des verflossenen Jahrhunderts beschäftigte sich eine Reihe von Forschern, vor allem Czermak und Preyer, mit dem experimentum mirabile. Es fand sich, daß der Versuch bei einer großen Reihe von Tieren (von Insekten aufwärts bis zu Kaninchen und Meerschweinchen) gelingt; aber die Auffassungen der Autoren über das Wesen des fraglichen Zustandes gingen erheblich auseinander. Während Czermak denselben als Hypnose oder hypnoseartig auffaßte, betonte Preyer, daß die Tiere unverkennbare Zeichen der Angst darbieten und ihre Regungslosigkeit als eine Wirkung dieser zu betrachten sei, weshalb er den Zustand als Kataplexie bezeichnete. Dieser Ansicht traten hinwiederum besonders Danilewsky und Forel entgegen. Prof. Danilewsky in Charkow, welcher eine Reihe von Hypnotisierungsexperimenten an verschiedenen Tieren anstellte, fand, daß zur Herbeiführung eines nach seiner Ansicht hypnotischen Zustandes es genügt, das Tier während einer gewissen Zeit durch sanften Druck in einer abnormen Stellung festzuhalten. Da hierbei Angst oft vermißt wird, so glaubt er, das Verhalten der Tiere auf suggestive Einwirkungen zurückführen und als Hypnose betrachten zu dürfen, zumal sich auch Erscheinungen der menschlichen Hypnose (Anästhesie, Katalepsie etc.) bei den Versuchstieren konstatieren ließen. Forel schließt sich der Auffassung Danilewskys an und glaubt, die Hypnose der Tiere auf einen vereinfachten automatischen Suggestionsmechanismus zurückführen zu können, der gelegentlich auch durch Blickfixation u. dgl. herbeigeführt werden kann. Verworn führte die Bewegungslosigkeit der Tiere bei den hier in Frage stehenden Versuchen auf zwei Faktoren zurück: tonische Erregung des zerebralen Lagereflexgebietes und Untätigkeit der motorischen Großhirnrindenzone, welche sich in Ausfall der spontanen Impulse zum Aufstehen äußert. Der Autor erachtet ersteren Faktor als den wichtigeren, weil derselbe das nach seiner Ansicht charakteristische Symptom des Zustandes herbeiführt.

Nach den bisherigen Ermittlungen ist nicht zu bezweifeln, daß seitens der einzelnen Beobachter bei den hier besprochenen Versuchen nicht immer ganz gleichartige Zustände hervorgerufen wurden und je nach dem Vorgehen der Experimentatoren bei den Tieren Erscheinungen der Angst mehr oder minder oder auch gar nicht sich geltend machten. Ich habe bei der Nachprüfung des Schwenter-Kircherschen Versuches an Hühnern gefunden, daß die einzelnen Tiere sich nicht ganz gleich verhalten, wobei das Alter eine Rolle spielen mag und der Kreidestrich nicht ganz so bedeutungslos ist, wie man nach einzelnen Autoren (Czermak und Preyer) annehmen könnte. Der Kreidestrich begünstigt nach meinen Beobachtungen entschieden die Hervorrufung des regungslosen Zustandes bei Hühnern, ebenso aber auch bei Tauben. Was die Wirkung des Kreidestriches anbelangt, so ist es am wahrscheinlichsten, daß der Strich bei dem durch die Festhaltung bereits eingeschüchterten Tiere aus irgend einem Grunde Vorstellungen erweckt, welche den Einfluß der Ängstigung verstärken. Den Zustand des Huhnes und der Taube als eine Schreckstarre mit Preyer aufzufassen, kann ich mich trotzdem nicht entschließen, da ich bei meinen Versuchstieren während des Festhaltens, abgesehen von beschleunigter Herztätigkeit, Angstäußerungen nicht beobachten konnte.

XII. Kapitel.

Theoretisches.

Wir sind an früherer Stelle hinsichtlich des Wesens der Hypnose zu dem Schlusse gelangt, daß dieselbe als eine Form partiellen Schlafes zu betrachten ist, dem dieselben physiologischen Veränderungen in dem funktionellen Verhalten der kortikalen Elemente zugrunde liegen wie dem natürlichen Schlafe. Wie wir ferner darlegten, spricht die Übereinstimmung verschiedener Vorgänge beim Eintritt des suggestiv erzeugten wie des spontanen Schlafes dafür, daß beide Formen des Schlafes durch den gleichen Mechanismus zustande kommen. Wir müssen daher bei unserer Betrachtung der Vorgänge, durch welche der hypnotische Zustand eingeleitet wird, von dem Mechanismus des natürlichen Schlafes ausgehen.

Wir haben im Schlafe eine weitgehende Herabsetzung der Großhirntätigkeit vor uns, eine Herabsetzung, die jedoch jederzeit beseitigt werden kann, weshalb wir berechtigt sind, sie auf einen Hemmungsvorgang (sensorische Hemmung nach Brown-Séquard) zurückzuführen. Durch diesen Vorgang werden nicht nur die von der Peripherie des Körpers kommenden Sinnesreize, sondern auch die aus dem Körperinnern stammenden und in demselben ausgelösten, die Großhirntätigkeit mehr oder minder beeinflussenden Nervenerregungen verhindert, die für das Wachbewußtsein erforderliche Tätigkeit in den Großhirnrindenelementen auszulösen. Über die Art und Weise des Vorgangs, der die hemmende Wirkung herbeiführt, besteht noch keine genügende Klarheit. Am nächsten liegen zwei Möglichkeiten:

a) Eine Änderung in den zirkulatorischen Verhältnissen des Großhirns, eine zirkulatorische Wirkung, die man sich von einem in der Medulla oblongata angenommenen vasomotorischen Zentrum ausgehend vorstellen könnte.

b) Eine neuro-dynamische Wirkung, durch welche Widerstände in den von der Peripherie nach der Großhirnrinde führenden Leitungsbahnen der sensiblen Reize gesetzt oder auch die Erregbarkeit der kortikalen Elemente direkt in erheblichem Maße herabgesetzt wird.

Gegen die vasomotorische Theorie, zu der ich mich selbst früher bekannte, sprechen gewichtige Tatsachen. Während Mosso gefunden zu haben glaubte, daß der Schlaf mit Anämie des Gehirns verknüpft ist, konnten andere Beobachter (Czerny und Brodmann) an Individuen mit Schädeldefekten Tatsachen konstatieren, welche für Gehirnhyperämie beim Einschlafen sprechen (Zunahme des Hirnvolums und des arteriellen Hirnpulses). Die Hyperämie hält jedoch nicht während der Dauer des Schlafes an. Sie schwindet während des ruhigen Schlafes und kommt nur bei Einwirkung von Sinnesreizen wieder zum Vorschein, auch wenn diese nicht zum Erwachen führen. Hiermit stimmen die Ergebnisse der ophthalmoskopischen Untersuchungen überein. Förster fand, daß während der Hypnose im Hintergrund des Auges keine Veränderung in den Gefäßen vorlag, eine Angabe, welche Moll auf Grund eigener Untersuchungen bestätigen konnte. Es liegt nahe, daß auch die während des Schlafes bestehende Anämie der Großhirnrinde nicht ohne Einfluß auf deren funktionelles Verhalten ist, und man darf daher, wenn auch nicht für das Einschlafen, doch für die an diese sich anschließende Phase des ruhigen Schlafes neben der neuro-dynamischen auch eine nutritive Hemmung der Tätigkeit der Großhirnrindenelemente annehmen.

Wenn wir nach den Momenten forschen, welche die hier in Frage stehende neuro-dynamische Hemmung herbeizuführen geeignet sind, weist die alltägliche Erfahrung in erster Linie auf die Ermüdung[1]) durch die Tagesleistungen hin. Über die Beziehungen des Ermüdungszustandes zum Schlafe gehen die Ansichten jedoch auseinander. Meines Erachtens kann man in demselben ebensowenig ein einfaches Begleitmoment als die einzige Ursache des Schlafes erblicken. Wir wissen, daß auf der einen Seite hochgradige Ermüdung den Schlaf zur unvermeidlichen Folge haben kann, deren Eintritt keine Willensanstrengung zu verhindern vermag, auf der anderen Seite aber auch trotz beträchtlicher Ermüdung der Schlaf mitunter ausbleibt. Zum Zustandekommen des Schlafes scheint daher noch ein weiterer Faktor erforderlich, den wir auf psychischem Gebiete anzunehmen haben. Der Zustand der Ermüdung und Schläfrigkeit, der dem Einschlafen vorherzugehen pflegt, ist mit gewissen Empfindungen (Müdigkeit, Schwere in den Augen, den Gliedern etc.) und Veränderungen in dem Ablaufe der psychischen Prozesse (Verlangsamung der Assoziationen, Erschwerung der Aufmerksamkeit etc.) verknüpft. Die Gesamtheit dieser Empfindungen und psychischen Veränderungen bildet einen assoziativen Komplex, den man als Schlafvorstellung bezeichnet. Die einzelnen Glieder der Schlafvorstellung sind infolge ihrer ungemein häufigen Assoziation durch gutleitende (ausgeschliffene) Bahnen verbunden, so daß die Auslösung eines einzelnen Gliedes derselben die Erinnerungsbilder der übrigen Glieder wecken und dadurch den ganzen Komplex der Schlafvorstellung wachrufen kann. Zwischen letzterer und jenem nervösen, im Gehirn anzunehmenden Apparate (Zentrum), von welchem die das Einschlafen bedingende Hemmung der Großhirnrindentätigkeit ausgeht, hat sich allmählich ein funktioneller Konnex entwickelt. Die Tätigkeit des betreffenden nervösen Apparates wurde anfänglich nur durch Ermüdung angeregt. Die unmittelbare zeitliche Aufeinanderfolge der Müdigkeitsempfindungen etc. und der Erregung des in Frage stehenden Zentrums schafft ein assoziatives Band zwischen beiden, das auch bei den Erinnerungsbildern der Glieder der Schlafvorstellung in Wirksamkeit tritt. Dergestalt kommt es dahin, daß neben der Ermüdung auch die Schlafvorstellung mehr und mehr Einfluß auf das Schlafzentrum gewinnt und unter gewissen Umständen auch allein den Schlaf herbeiführen kann. Wir sehen dies insbesondere beim Mittagsschlafe. Manche Personen können ihr Mittagsschläfchen nur in einer gewissen Position, in einem Fauteuil z. B., oder zu einer gewissen Zeit halten, weil eben nur die bestimmte Position oder Zeit infolge von Gewöhnung bei ihnen die Schlafvorstellung mit ihren Folgen in genügender Stärke zu reproduzieren vermag. Beim Nachtschlafe wirkt die Schlafvorstellung zumeist nur als unterstützendes Moment, das jedoch nicht immer von untergeordneter Bedeutung ist. Die gewohnte Umgebung erleichtert bei Vielen den Eintritt des Schlafes offenbar dadurch, daß sie die mit ihr assoziierte Schlafvorstellung lebhaft anregt. Das gleiche gilt von der durch Gewohnheit bestimmten Schlafzeit. Manche Menschen können daher an einem fremden Orte wenigstens in der ersten Nacht keinen Schlaf finden, und bei anderen ist das Einschlafen sehr erschwert, wenn sie genötigt waren, sich über die gewohnte

[1]) Ob der Zustand der Ermüdung durch Einwirkung chemischer Agentien auf das Nervensystem, die von Weichhardt entdeckten Ermüdungstoxine (ponogene Substanzen) oder auf anderem Wege zustande kommt, muß hier dahingestellt bleiben.

Zeit wach zu erhalten. Wenn wir nun noch der Frage näher treten, von welchem nervösen Organe die das Einschlafen bedingende Hemmung der Großhirnrindenfunktion ausgeht, so besteht darüber wohl Übereinstimmung, daß dasselbe — das sogenannte Schlafzentrum — im Gehirn zu suchen ist. Allein bezüglich der näheren Lokalisation gehen die Ansichten der Autoren, die sich im Laufe der Jahre mit der Frage beschäftigten, fast so weit als möglich auseinander. Vom Großhirn bis zur Medulla oblongata erstrecken sich die lokalisatorischen Hypothesen. Nach Wundt sollte das Stirnhirn, welches er als Zentrum der Apperzeption erachtete, auch das plausibelste Schlaforgan bilden, da er in dem Nachlassen der Apperzeption das wesentlichste Phänomen des Schlafzustandes erblicken zu müssen glaubte. Gegen diese Hypothese, überhaupt gegen jede Lokalisation des Schlafzentrums im Großhirn, spricht jedoch u. a. schon der Umstand, daß bei großhirnlosen Säugern (Hunden) der Wechsel von Wachen und Schlaf ebenso wie bei normalen Tieren beobachtet wird. Die meisten Autoren nehmen das Schlafzentrum in einem subkortikalen Zentrum an, z. T. ohne eine nähere Lokalisierung zu versuchen. Trömner, welcher in seiner verdienstvollen Arbeit „Das Problem des Schlafes“ (Grenzfragen des Nerven- und Seelenlebens, Nr. 84, Verlag von J. F. Bergmann 1912) die hier in Betracht kommenden Lokalisationshypothesen einer eingehenden Kritik unterzog, gelangte dahin, wie der Italiener Veronese im Thalamus opticus das nervöse Organ zu vermuten, welches den Ausgangspunkt der den Schlaf herbeiführenden sensorischen Hemmung bildet. Zu dieser Annahme bestimmte ihn insbesondere der Umstand, daß der Thalamus in Anbetracht der Vielseitigkeit seiner Verbindungen in der Lage ist, einerseits auf die Funktionen des verlängerten Marks, des Rückenmarks und des Sympathikus, andererseits auf die Gesamtheit der dem Wachbewußtsein dienenden Großhirnrindenfelder einzuwirken, und zwar auf letztere derart, daß zwar das Bewußtwerden sensibler Reize gehemmt, nicht aber deren un- resp. unterbewußte Perzeption verhindert wird. Ob die Trömnersche Hypothese einer Erweiterung unserer noch dürftigen Kenntnisse von den Funktionen des Thalamus opticus standhalten wird, bleibt vorerst abzuwarten.

Wenden wir uns nun den Vorgängen zu, durch welche der als Hypnose bezeichnete partielle Schlafzustand hervorgerufen wird, so sehen wir zunächst, daß das Moment der Ermüdung fehlt oder wenigstens nicht erforderlich ist. Bei der üblichen Einschläferung durch verbale Suggestion suchen wir die Erinnerungsbilder der Empfindungen und Zustandsänderungen, die beim spontanen Einschlafen sich gewöhnlich einstellen, i. e. die Schlafvorstellung möglichst lebhaft zu erwecken. Diese ist, wie wir gesehen haben, infolge eines erworbenen funktionellen Konnexes imstande, durch Erregung des Schlafzentrums die für den Eintritt des Schlafes erforderliche Hemmung herbeizuführen. Der Mechanismus der Schlaferzeugung bei Anwendung eintöniger Sinnesreize ist, wie wir bei Besprechung der Hypnotisierungsmethoden bereits sahen, wenn wir von den mesmerischen Strichen absehen, der gleiche, da diese Reize nur dadurch eine hypnosigene Wirksamkeit gewinnen, daß sie durch Ermüdung die Schlafvorstellung erwecken. Die mesmerischen Striche dagegen mögen ihre Wirksamkeit einer direkten Beeinflussung des Schlafzentrums verdanken. Wir wissen, daß auch analoge Reize, warme Zimmertemperatur, prolongierte warme Bäder, Schläfrigkeit erzeugen.

Die zerebralen Vorgänge, welche den Schlafzustand herbeiführen und unterhalten, bedingen eine Herabsetzung der Erregbarkeit im Bereiche der Großhirnrinde. Wir haben nunmehr zuzusehen, ob und in wie weit sich aus dieser Veränderung die Erscheinungen der Hypnose ableiten lassen. Wenn wir zunächst die drei Hauptphänomene auf psychischem Gebiete, die Einschränkung der assoziativen Tätigkeit, die Herabsetzung der Willensenergie und die erhöhte Suggestibilität, in Betracht ziehen, so ist von denselben das erstgenannte Phänomen ohne jede Schwierigkeit auf die Veränderung der kortikalen Erregbarkeit zurückzuführen. Das Sinken der Erregbarkeit der kortikalen Elemente geht nicht so weit, daß dadurch ein Ausfall der Tätigkeit derselben bedingt wird, ist aber genügend, eine Erschwerung in der Leitung der Erregungsvorgänge nach sich zu ziehen. In Folge dieser können sich die kortikalen Erregungsvorgänge, mit welchen das Auftreten einzelner Vorstellungen im Bewußtsein verknüpft ist, nicht in gewohnter Weise auf den verfügbaren assoziativen Bahnen fortpflanzen, und die Vorstellung führt dementsprechend nicht zur Reproduktion derjenigen weiteren Vorstellungen, die sich mit ihr im wachen Zustande gewöhnlich assoziieren. Bei der Hypnose kommt noch der weitere Umstand in Betracht, daß mit dem Schlafe a priori schon ein partielles Wachsein verknüpft ist, d. h., daß die Erregbarkeit eines Teiles der kortikalen Elemente sich auf dem Niveau des Wachzustandes wenigstens annähernd erhält. Dieser Umstand begünstigt zwar die Anregung psychischer Prozesse bei dem Eingeschläferten, allein auch auf die Gestaltung dieser macht die Erregbarkeitsherabsetzung ihren Einfluß geltend. Wir können bei dem Hypnotisierten jede beliebige Vorstellung erwecken, allein die Assoziationen, welche von dieser aus im Wachen angeregt werden, bleiben, sofern wir nicht auf suggestivem Wege nachhelfen, beschränkt oder ganz unzugänglich.

Die Erschwerung der kortikalen Leitungen erklärt auch die Verringerung der Willensenergie in der Hypnose. Was wir Willensakte nennen, sind lediglich Vorstellungen besonderer Art; hinter jeder Willensvorstellung steht der geschlossene Vorstellungskomplex des Ego mit allen seinen leitenden, treibenden und hemmenden Tendenzen. Der Einfluß des Ego ist es, der unserem Denken den Charakter des Geordneten, unserem Handeln den Charakter der Besonnenheit verleiht. Jede Erschwerung der kortikalen Leitungsvorgänge muß die Fähigkeit des Ego, auf unser Denken und Handeln bestimmend einzuwirken, i. e. die Willensenergie vermindern, da die ungehemmte Betätigung des Ego auf der völlig freien Zugänglichkeit aller assoziativen Bahnen beruht. Die Suggestibilität haben wir als eine Disposition zur Hemmung oder Abschwächung der Assoziationstätigkeit gewissen Vorstellungen gegenüber kennen gelernt. Es ist ohne weiteres begreiflich, daß diese im Wachzustande bei jedem Menschen in gewissem Maße bestehende Disposition in der Hypnose durch die Einschränkung der assoziativen Tätigkeit und die Herabsetzung des Willenseinflusses, welcher den Verlauf der Assoziationsprozesse im Wachzustande bestimmt, eine ausgesprochene Steigerung erfahren muß. Wir haben an früherer Stelle bereits erwähnt, daß trotz der Hemmung der assoziativen Tätigkeit eine Steigerung psychischer Leistungen in der Hypnose möglich ist. Wir haben auch eine befriedigende Erklärung für die in Betracht kommenden Tatsachen, abgesehen von den Gedächtnisleistungen, zu geben vermocht. Die bereits berührte, höchst bemerkenswerte Erweiterung des Gedächtnisses in der Hypnose und andere Tatsachen, auf welche wir noch zu sprechen kommen werden, veranlassen uns hier einige Bemerkungen über die Beziehungen des Bewußtseins zu den psychischen Prozessen einzuschalten.

Wir müssen bei unseren Darlegungen von der Annahme eines psychophysischen Parallelismus ausgehen. Jedem Vorgange in unserem Bewußtsein entspricht eine Veränderung in dem Molekularzustande bestimmter Rindenelemente, und man kann sich das Verhältnis zwischen dem nervösen und dem subjektiven Vorgange in der Weise denken, daß beide nicht voneinander getrennt und verschieden sind, sondern zusammenfallen, sofern das, was unserer inneren, subjektiven Auffassung als ein Geschehnis im Bewußtsein erscheint, der äußeren Betrachtung als nervöser Molekularvorgang sich darstellt (monistische Auffassung).

Die Annahme eines psychophysischen Parallelismus ist für uns schon aus dem Grunde notwendig, weil dieselbe allein die Hervorrufung körperlicher Veränderungen durch seelische Einwirkungen unserem Verständnis zugänglich macht. Das psychische Leben deckt sich jedoch nicht mit den Vorgängen in unserem Bewußtsein. Die Vorstellungen, welche den Inhalt unseres jeweiligen Bewußtseins bilden und während unseres wachen Zustandes in unaufhörlicher Folge sich aneinander ketten, stellen nur eine Seite unserer psychischen Tätigkeit dar.

Schon unter den Schriftstellern des Altertums haben einzelne sich zu der Annahme kekannt, daß neben den psychischen Vorgängen, von welchen wir unmittelbar Kenntnis besitzen (dem Bewußten) andere existieren, die der subjektiven Seite ermangeln (unbewußte); doch haben erst die scharfsinnigen Darlegungen des großen Denkers Leibniz dazu geführt, daß die Frage des unbewußten Psychischen dem Gesichtskreise der Philosophen und Psychologen nicht mehr entschwand.

Der Nachdruck, mit welchem der große Philosoph für das unbewußte Psychische eintrat, erhellt am besten aus dem Satze: „Mit einem Worte, der Glaube, daß es in der Seele keine anderen Wahrnehmungen gibt, als die, deren sie sich bewußt ist, ist eine große Quelle von Irrtümern."

Nach Leibniz haben sich mit den Problemen der unbewußten psychischen Tätigkeit bis über die Mitte des verflossenen Jahrhunderts weit vorwaltend Philosophen und Psychologen beschäftigt, und manche der hervorragendsten unter diesen Autoren haben schon die Bedeutung der nicht vom gewöhnlichen Bewußtsein beleuchteten psychischen Vorgänge für unser Geistesleben in vollem Maße gewürdigt. Es sei hier nur auf Kant hingewiesen, der die unbewußten Vorstellungen als dunkle bezeichnete und erklärte: „Das Feld dunkler Vorstellungen ist das größte im Menschen."

Das Interesse der medizinischen Kreise wandte sich erst in einer der Wichtigkeit des Gegenstandes entsprechenden Weise in den 80er Jahren des verflossenen Jahrhunderts dem Probleme des Unbewußten zu. Ein eingehenderes Studium der in Betracht kommenden psychischen Phänomene wurde von zwei Seiten, durch die Schule der Salpêtrière durch ihre Beschäftigung mit den psychischen Symptomen der Hysterie und von der Nancyer Schule durch ihre Forschungen auf dem Gebiete des Hypnotismus veranlaßt. Die Anregung, welche von diesen beiden Seiten ausging, erwies sich als sehr fruchtbar und nachhaltig und lenkte zunächst wenigstens das Studium der in Betracht kommenden psychischen Vorgänge in ein und dieselbe Richtung, welche man als die des Unterbewußtseins bezeichnen kann[1]). Man hat früher die nicht in der gewöhnlichen Bewußtseins-

[1]) Siehe weiteres in meiner Schrift: Bewußtsein und psychisches Geschehen. Die Phänomene des Unterbewußtseins und ihre Rolle in unserem Geistesleben. Grenzfragen des Nerven- und Seelenlebens Nr. 89. Verlag von J. F. Bergmann, München u. Wiesbaden. 1913.

beleuchtung sich vollziehende geistige Tätigkeit als unbewußtes oder latentes Vorstellen, dunkle Vorstellungen, unbewußte oder automatische Gehirntätigkeit (unconscious cerebration) etc. bezeichnet. In dem deutschen Sprachgebrauche wurde die Signatur „Unterbewußtsein“ für die in Frage stehenden Phänomene von Dessoir eingeführt, der die Bezeichnung „Oberbewußtsein“ für das gewöhnliche Bewußtsein ihm gegenüber stellte.

Zur Annahme eines Unterbewußtseins gab zunächst der Umstand Veranlassung, daß wir nicht umhin können, das Statthaben von Vorgängen anzunehmen, die dem psychischen Leben angehören, von denen wir jedoch keine unmittelbare bewußte Kenntnis haben. Aus mehreren Gründen erschien es unzulässig, diesen Vorgängen jede subjektive Seite abzusprechen. Das Bewußtsein, das man ihnen zuschrieb, konnte jedoch nur als ein dem gewöhnlichen gegenüber schwaches angenommen werden (bildlich gesprochen etwa in dem Verhältnis vorgeschrittener Dämmerung, zur vollen Tagesbeleuchtung stehend)[1].

Es ist nicht in Abrede zu stellen, daß mit der Annahme des psycho-physischen Parallelismus es sich kaum vereinbaren läßt, daß nur ein Teil jener nervösen Prozesse, die für unser psychisches Leben in Betracht kommen, ein subjektives Korrelat besitzen, ein anderer ein solches völlig entbehren und damit von der Kette psychischer Geschehnisse ausgeschlossen bleiben soll. Dazu kommt, daß, wie die Selbstbeobachtung lehrt, die im gewöhnlichen Sinne bewußten Gehirnvorgänge sich nicht scharf von den Gehirntätigkeiten sondern lassen, die uns nicht durch ein subjektives Korrelat unmittelbar zur Kenntnis gelangen. Das Bewußtsein ist ein Attribut seelischer Prozesse, das in verschiedenen Abstufungen oder Graden vorkommt. Von den psychischen Elementen, welche die Bestandteile des jeweiligen Bewußtseinszustandes bilden, zeigen die einzelnen dieses Attribut in sehr verschiedener Stärke. Neben der in einem gegebenen Augenblicke in völliger Klarheit uns bewußten Vorstellung finden sich andere, die geringere Deutlichkeit in verschiedenen Abstufungen zeigen. Wenn man ein Bild gebrauchen will, kann man sagen, daß in der Sphäre des Bewußtseins die Beleuchtung von dem Zentrum gegen die Peripherie mehr und mehr abnimmt. Unzählige Tatsachen des täglichen Lebens lehren uns ferner, daß wir bei unseren Handlungen zum Teil Akte vornehmen, die von deutlich bewußten Vorstellungen ausgehen, zum Teil andere, bei denen wir im Unklaren sind, ob und in wieweit sie von bewußten Vorgängen abhängen. Dazu kommt, daß beim Einschlafen unser Vorstellen die Eigenschaft des Bewußtseins mehr und mehr verliert und beim Erwachen nur allmählich in voller Stärke wieder gewinnt, so daß auch hier eine scharfe Grenze zwischen Bewußtsein im gewöhnlichen Sinne und Unbewußtem nicht zu konstatieren ist. Das gleiche gilt für die Wiederkehr des Bewußtseins nach Zuständen von Bewußtlosigkeit. Die hier wieder auftretenden Empfindungen und Vorstellungen sind anfänglich nur schwachbewußt, undeutlich und erlangen nur sukzessive die normale Bewußtseinsstärke. Zu alledem kommt noch ein anderes gewichtiges Argument. Von der Existenz eines Bewußtseins wissen wir unmittelbar nur aus eigener innerer Erfahrung. In das Innere anderer Menschen und von Tieren haben wir keinen direkten Einblick, und doch haben wir auf Grund von Analogieschlüssen die Überzeugung, daß auch sie ein Bewußtsein haben, weil sie es in der gleichen Weise wie wir äußern. Wir sind daher gewiß berechtigt, auf dem Wege des Analogieschlusses anzunehmen, daß auch in uns selbst statthabende,

[1]) Mit der Bezeichnung „Unterbewußtsein“ wurde aber noch ein anderer Sinn verknüpft, der an räumliche Verhältnisse erinnert, sofern man damit das gleichzeitige nebeneinander Verlaufen ober- und unterbewußter psychischer Prozesse berücksichtigte.

cerebrale Vorgänge, in welchen sich alle wesentlichen Merkmale des bewußten Denkens, wie wir sehen werden, kundgeben, der subjektiven Seite nicht ganz ermangeln, wenn wir auch von derselben direkt keine Kenntnis haben.

Wenn wir nun mehr zu den Erfahrungstatsachen übergehen, welche für das Statthaben unterbewußter psychischer Prozesse sprechen, so ist zunächst zu bemerken, daß in intellektueller Hinsicht das Unterbewußtsein ebensowohl die einfachsten, wie die schwierigsten und kompliziertesten Leistungen übernimmt und durchführt. Um eine einfache Leistung handelt es sich, wenn ich um einen Namen, eine Tatsache, die mir momentan nicht einfallen will, mich nicht weiter kümmere in der Hoffnung, daß das Gesuchte mir später von selbst einfallen wird, d. h. in der Hoffnung, daß die Tätigkeit meines Unterbewußtseins zur Weckung der betreffenden Erinnerung führen wird. Dies ist auch zumeist der Fall. Die Erinnerung taucht früher oder später, während meine Gedanken in anderer Richtung beschäftigt sind, plötzlich und unvermutet in mir auf; im Unterbewußtsein hat sich offenbar die vom Oberbewußtsein ausgehende assoziative Tätigkeit in der Richtung der zu weckenden Erinnerung fortgesetzt und zur Reproduktion derselben geführt. Diese unterbewußte psychische Tätigkeit verläuft zumeist ohne sich irgendwie im Oberbewußtsein zu signalisieren, sie kann aber auch, wie insbesondere von amerikanischen Autoren konstatiert wurde, mit einem Gefühle der Anstrengung einhergehen. Nach meinen eigenen Erfahrungen ist es durchaus keine Seltenheit, daß die unterbewußte assoziative Tätigkeit, wenn es sich um die Reproduktion von Erinnerungen handelt, sich durch ein Gefühl im Oberbewußtsein manifestiert. Ich treffe z. B. einen Kollegen auf der Straße mit dem ich mich über gleichgültige Dinge unterhalte. Dabei habe ich jedoch das Gefühl, als sollte ich von etwas anderem sprechen und in der Tat fällt mir im Momente der Verabschiedung von dem Kollegen ein, daß ich ihm über einen mir vor einiger Zeit zugewiesenen Patienten zu berichten habe. Es passiert mir, daß ich in einem Vortrage aus Vergeßlichkeit einige Punkte übergehe, die ich besprechen wollte. Während der Fortsetzung meines Vortrags habe ich jedoch ein Gefühl, daß in meinem Vortrage etwas fehlt, und dies verschwindet erst, nachdem die übergangenen Punkte mir eingefallen sind.

Sehr häufig sendet die unterbewußte psychische Tätigkeit einen Reflex in Form einer Stimmung in das Oberbewußtsein. Wir erhalten z. B. eine Nachricht, mit welcher wir uns unaufschiebbarer Obliegenheiten halber nicht weiter beschäftigen können; allein man findet, daß wir je nach dem Inhalte der Nachricht heiterer oder ernster als gewöhnlich oder auch verstimmt sind. Die Nachricht hat hier offenbar im Unterbewußtsein weitere Assoziationen angeregt, deren Gefühlsseite dem Inhalte der Mitteilung entspricht und sich in das Oberbewußtsein als Stimmung eindrängt.

Wir sind indes gewohnt, vom Unterbewußtsein nicht bloß die Erledigung relativ einfacher Aufgaben zu erwarten. Wir nehmen seine Hilfe recht häufig, sogar bei den schwierigsten und kompliziertesten Aufgaben in Anspruch. So ist es eine bekannte Tatsache, daß man die Entscheidung über schwierige Angelegenheiten gerne verschiebt, die Angelegenheit sozusagen beiseite legt, in der Hoffnung, daß wir in der Zwischenzeit ohne jedes Kopfzerbrechen zu einem zutreffenden Urteile über die Sache gelangen werden. In der Tat zeigt sich oft, daß, wenn wir nach einiger Zeit uns mit der Angelegenheit wieder beschäftigen, sich uns Gesichtspunkte ohne vorhergehende Überlegung präsentieren, die unseren ersten Erwägungen ganz ferne lagen und uur das Resultat von Denkakten bilden konnten, die ohne das gewöhnliche Bewußtsein verliefen. Hierher gehört auch die Erfahrung vieler wissenschaftlich und künstlerisch tätiger Menschen, daß, wenn sie bei einer Arbeit trotz angestrengten Nachdenkens nicht vorwärts kommen, sie das gewünschte Ziel dadurch erreichen, daß sie mit dem Gegenstand sich einige Zeit nicht mehr beschäftigen; was durch andauerndes Kopfzerbrechen nicht zustande gebracht wurde, stellt sich bei der Wiedervornahme der Aufgabe oft ohne weiteres ein. Die gewünschte Ideengruppe kann auch wie eine plötzliche Erleuchtung während der Beschäftigung mit anderen Arbeiten auftauchen. In allen diesen Fällen bilden die in das Bewußtsein eintretenden Gedankengruppen das Resultat einer unterbewußten psychischen Arbeit und nicht wenige geistig hervorragende Personen verdanken dieser ihre besten Ideen. Von den vorstehend angeführten komplizierteren psychischen Prozessen müssen wir annehmen, daß sie, wenn auch nicht ausschließlich, jedoch zum größeren Teil ablaufen, während unsere im gewöhnlichen Sinne bewußte Denktätigkeit mit anderen Objekten beschäftigt ist.

Manche Beobachtungen sprechen aber auch dafür, daß ein Teil der fraglichen Prozesse im Schlafe verläuft, ohne daß es sich dabei um Träume handelt. Bei Gegenständen, die uns sehr lebhaft beschäftigen, ist dies besonders wahrscheinlich. Und die Erfahrung, die sich in der populären Redensart „eine Sache beschlafen“ kundgibt, spricht ebenfalls hierfür. Es kommt nicht selten vor, daß eine Angelegenheit, die wir am Abend erwogen haben, uns am Morgen in einem ganz anderen Lichte als vor dem Schlafe erscheint, ohne daß man die Änderung der Auffassung auf Träume zurückführen kann. Über die wechselseitigen Beziehungen zwischen Ober- und Unterbewußtsein sind wir zur Zeit noch nicht genügend aufgeklärt. Wenn man den Inhalt des in beiden Gebieten statthabenden Vorstellens berücksichtigt, ergeben sich drei Modalitäten:

1. Die Kette unterbewußter Assoziationen ist inhaltlich völlig verschieden von den im Oberbewußtsein verlaufenden. Dies ist zum Beispiel der Fall, wenn wir nach der Beschäftigung mit einem bestimmten Gegenstande uns einer hiervon ganz verschiedenen Aufgabe längere Zeit zuwenden.

2. Die Assoziationskette des Oberbewußtseins setzt sich, nachdem sie willkürlich verlassen oder durch eine äußere Einwirkung zum Abbruch gekommen war, im Unterbewußtsein fort und das Resultat tritt nach einiger Zeit wieder in das Oberbewußtsein über. Hiefür haben wir im Vorhergehenden eine Anzahl von Beispielen gebracht.

3. Weit umfänglicher und für die meisten Menschen wichtiger als die beiden eben erwähnten Arten unterbewußter Tätigkeit ist jene, welche beständig neben unserem oberbewußtem Denken einhergeht und auf Inhalt und Richtung derselben einen bestimmenden Einfluß ausübt. Wenn von einer Reihe von Philosophen und Psychologen (so in neuerer Zeit von Lipps und Paulsen) die bewußten Denkvorgänge lediglich als ein kleiner Ausschnitt aus einem weit größeren Kreise un- oder unterbewußter psychischer Prozesse betrachtet werden, so betrifft diese Auffassung hauptsächlich die an dritter Stelle erwähnte unterbewußte Tätigkeit.

Die große Ausdehnung und Bedeutung der unterbewußten Tätigkeit für unser psychisches Leben bildet jedoch keinen Anlaß, die Einheit unserer Persönlichkeit aufzugeben und mit Dessoir „ein Doppelich“ anzunehmen. Die zwei Bewußtseinssphären sind, soweit unsere Kenntnisse reichen, nicht einander völlig koordiniert und operieren auch nicht ganz unabhängig voneinander. Ich habe die Dessoirsche Ansicht vom „Doppelich“ a. O. eingehend widerlegt und muß hier insbesondere auf meine Ausführungen in der Schrift „Bewußtsein und psychisches Geschehen“ verweisen.

Die Leistungen des Unterbewußtseins beschränken sich indessen nicht auf Beeinflussung des normalen psychischen Lebens; sie spielen auch auf pathologischem Gebiete eine sehr beachtenswerte Rolle, indem sie häufig zu einer Quelle nervöser und psychischer Störungen werden, von deren psychischer Verursachung das Individuum nichts weiß, oft nicht einmal etwas ahnt. Es sind insbesondere unterbewußte Erinnerungen peinlicher Erlebnisse, die als pathogene Faktoren wirksam werden. Hysterische Erscheinungen verschiedener Art, insbesondere Anfälle, Angstzustände (inhaltlose sowohl als Phobien) auch inkomplete Angstanfälle, nervöse Herzstörungen, gastrointestinale Beschwerden, Kopfschmerzen, Zwangsvorstellungen, Depressionszustände und andere neuro- und psychopathische Erscheinungen können vom Unterbewußtsein aus hervorgerufen werden. Die Aufdeckung des unterbewußten Ursprungs der in Frage stehenden Störungen gelingt in der Regel ebensowohl in der Hypnose, wie auf psycho-analytischem Wege.

Die Bedeutung, welche mit der Bezeichnung „Unterbewußtsein" verbunden wurde, hat indeß im Laufe der Jahre erhebliche Schwankungen erfahren und es kam dahin, daß der Begriff des Unterbewußtseins in einer Weise erweitert wurde, die von dem ursprünglichen Sinne desselben sich bedeutend entfernte. Zunächst hat man dem Unterbewußtsein nur das früher als „unbewußt" bezeichnete psychische Geschehen z. B. auch die nur schwach bewußten, sozusagen an der Randzone des jeweiligen Bewußtseins liegenden psychischen Elemente zugeschrieben, während das Oberbewußtsein alle deutlich bewußten, mit dem Vorstellungskomplexe unseres Ego verknüpften und von diesem aus jederzeit reproduzierbaren psychischen Elemente umfassen sollte. Von manchen Autoren wurde jedoch der Begriff des Unterbewußtseins dahin erweitert, daß man demselben unter anderen auch psychische Tätigkeiten zuschrieb, die nicht gleichzeitig neben den oberbewußten einhergehen, sondern an deren Stelle treten und sich von diesen auch nicht durch den Grad ihrer Bewußtheit, sondern lediglich durch den Umstand unterscheiden, daß sie keine oder wenigstens keine dauernde Verknüpfung mit dem Vorstellungskomplexe des Ego (Oberbewußtsein) eingehen und daher von diesen aus nicht reproduziert werden können. Diese vom Ego isolierten psychischen Prozesse hinterlassen wie jeder geistige Akt Engramme (Gedächtnisspuren), welche, wenn auch nicht durch oberbewußte Vorgänge, so doch auf anderem Wege zur Reproduktion gebracht werden können. Indem die momentan vorhandenen vom Ego gesonderten Vorstellungskomplexe sich mit Erinnerungen früherer derartiger Bewußtseinszustände assoziativ verknüpfen, entwickelt sich das, was man als Spaltung des Bewußtseins oder der Persönlichkeit, ersten (normalen) und zweiten Zustand Verdoppelung oder Vervielfältigung der Persönlichkeit genannt hat. Man darf jedoch der Bezeichnung „Spaltung der Persönlichkeit" keine zu weitgehende Bedeutung beilegen. Es handelt sich um keine durchgreifende Trennung; die vom Oberbewußtsein (Ego) isolierten Bewußtseinszustände enthalten nicht lediglich Vorstellungen, die von denen des Oberbewußtseins verschieden sind. Das Individuum behält auch in seinem zweiten Zustande noch immer so viel von seiner normalen geistigen Persönlichkeit, daß die Annahme zweier oder mehrerer abwechselnd in Funktion tretender Egos nicht berechtigt erscheint.[1])

Die Bildung vom Ego isolierter Vorstellungskomplexe — geistiger Sonderexistenzen nach meiner Bezeichnung — kann sich unter normalen sowohl als pathologischen Verhältnissen vollziehen, auch auf artifiziellem Wege geschehen. Von den Vorkommnissen des normalen Lebens sind die Träume mit Amnesie nach dem Erwachen sowie die unter der Einwirkung erschütternder Erlebnisse auf-

[1]) Dies wurde insbesondere von von Schrenk-Notzing dargelegt.

tretenden „hypnoiden Zustände" hierher zu rechnen. Auf pathologischem Gebiete führen in erster Linie hysterische Attacken mit Amnesie für die Anfallszeit, ferner gewisse Formen epileptischer Anfälle, auch Intoxikationen und Infektionen (Fieberdelirien) sowie manche Psychosen zur Bildung geistiger Sonderexistenzen. Artifiziell kann ein derartiger Zustand herbeigeführt werden, es ist dies der hypnotische Somnambulismus. Von einzelnen Autoren (Dessoir, Sidis, Kohnstamm u. a.) wurde die Hypothese aufgestellt, daß die Hypnose lediglich auf einer artifiziellen Freilegung des Unterbewußtseins beruhe. Diese Annahme wird jedoch schon durch die Tatsache widerlegt, daß, wie die Erfahrungen bezüglich der negativen Halluzinationen lehren, auch in der Hypnose ein Nebeneinander von unter- und oberbewußter psychischer Tätigkeit nicht mangelt.

Auch der Widerstand, welchen Eingebungen in der Hypnose durch Gefühle und Vorstellungen, die dem Gebiete des Oberbewußtseins angehören (ethische Vorstellungen, Scham- und Anstandsgefühl etc.) erfahren, spricht dafür, daß es in der Hypnose an Oberbewußtsein nicht mangelt[1]). Das gleiche gilt für die Erfahrungen über erhöhte psychische Leistungen in der Hypnose (Verschärfung der Sinne, Erweiterung des Gedächtnisses, erhöhte geistige Regsamkeit etc.) Die Autoren, welche die Hypnose auf eine Freilegung des Unterbewußtseins zurückführen wollen, haben jedoch ihre Auffassung auf Tatsachen zu stützen versucht, die anscheinend der Beweiskraft nicht ermangeln. So berichtet Kohnstamm, daß es ihm möglich war, bei intelligenten Personen, denen er seine Theorie der Hypnose auseinandergesetzt hatte, durch die einfache Erklärung: „Ihr Wachbewußtsein ist ausgeschaltet" Hypnose herbeizuführen. Kaufmann erwähnt, daß ihm bei Personen, welche schon mehrfach hypnotisiert worden waren, durch die Suggestion ihr Oberbewußtsein sei ausgeschaltet und er, der Hypnotiseur, befinde sich im Kontakt mit ihrem Unterbewußtsein gelang, Hypnose zu erzeugen. An der Tatsache, daß sich auf die angeführte Weise Hypnose hervorrufen läßt, ist wohl nicht zu zweifeln; allein die Deutung, welche die genannten Autoren dem Faktum gaben, ist irrtümlich. Ober- und Unterbewußtsein lassen sich wohl theoretisch trennen, allein sie sind vielfach so miteinander verwoben, daß nicht daran zu denken ist, diesen Zusammenhang nach Belieben oder auf suggestivem Wege zu lösen und das Oberbewußtsein auszuschalten[2]). Wir können wohl einzelne Vorstellungen oder Vorstellungskomplexe durch Suggestion reproduktionsunfähig machen, aber für das Oberbewußtsein fehlt es an der Möglichkeit, eine Suggestion zu formulieren, welche imstande wäre, auf dasselbe hemmend zu wirken. Wenn nun trotzdem die Erklärung, daß das Oberbewußtsein ausgeschaltet sei, Hypnose zur Folge hat, so erklärt sich dies dadurch, daß das betreffende Individuum auf Grund der ihm gegebenen Aufklärungen oder seiner Erfahrungen bezüglich der Hypnose imstande war, sich eine Autosuggestion zu bilden, durch welche Hypnose hervorgerufen wurde. Ähnlich ist es ja auch, wenn bei manchen Personen nach öfterer Hypnotisierung das Platznehmen an dem gewohnten Orte der Einschläferung genügt, sie in Hypnose zu versetzen.

Die Unterbewußtseinstheorie hat in allen Kulturländern in den Kreisen jener, die sich mit psychologischen oder in das Gebiet der Psychologie über-

[1]) Diese Ansicht wurde in jüngster Zeit auch von Kindborg (Suggestion, Hypnose und Telepathie. Verlag von J. F. Bergmann, München u. Wiesbaden 1920) vertreten.

[1]) Wenn in tiefem, traumlosen Schlafe eine psychische Tätigkeit statthat, von welcher wir keine Erinnerung haben, und die wir lediglich dem Unterbewußtsein zuschreiben können (was eine Ausschaltung des Oberbewußtseins in sich schließt), so erklärt sich dies aus den im Schlafe bestehenden Veränderungen der kortikalen Vorgänge, die sich aber weder willkürlich (artifiziell) noch auf suggestivem Wege herbeiführen lassen.

greifenden Problemen zu beschäftigen haben, in ihren verschiedenen Modifikationen großen Anhang gefunden. Aber die Zahl jener Autoren, welche die Unterbewußtseinstheorie nicht anerkennen, ist noch immer erheblich und hat in neuerer Zeit allem Anscheine nach unter dem Einflusse der Freudschen Schule zugenommen. Wir müssen uns hier auf die Bemerkung beschränken, daß Freud, der geniale Begründer der Psychoanalyse, die Unterscheidung eines Ober- und Unterbewußtseins ablehnt, weil sie nach seiner Meinung die Gleichstellung des Psychischen und des Bewußtseins zu betonen scheint. Für die Deutung der dem Unterbewußtsein zugeschriebenen Phänomene vertritt er eine besondere Auffassung, die sich nicht bloß von der Unterbewußtseinstheorie, sondern auch von den Ansichten der Philosophen und Psychologen über das Unbewußte entfernt[1]).

Wenn wir nunmehr an die Frage herantreten, wie das psychische Verhalten in der Hypnose die Realisierung von Suggestionen ermöglicht, i. e. wie die Suggestionswirkungen in der Hypnose zustande kommen, so müssen wir vor allem bemerken, daß wir zur Erklärung der hier in Betracht kommenden Vorgänge lediglich die mit den Vorstellungen einhergehenden nervösen Prozesse heranziehen können. Es handelt sich bei den Suggestionswirkungen zum Teil um rein körperliche Vorgänge, und wir würden vergebens für dieselben ein Verständnis zu gewinnen suchen, wenn wir sie mit der subjektiven Seite der Suggestion in Zusammenhang bringen wollten.

Man kann die Wirkungen der Suggestionen im allgemeinen in zwei Gruppen sondern:

a) In solche, bei denen es sich um Anregung (resp. Steigerung) einer Funktion,

b) in solche, bei denen es sich um Hemmung einer Funktion handelt.

Diese Unterscheidung gilt, wie bemerkt, nur im allgemeinen, da die Einreihung mancher Suggestionswirkungen in die eine oder andere Gruppe bei unseren derzeitigen physiologischen Kenntnissen auf Schwierigkeiten stößt, Anregung und Hemmung von Funktionen auch nebeneinander hergehen können. Um Suggestionswirkungen der ersten Gruppe handelt es sich z. B. bei der suggestiven Hervorrufung von Bewegungen, Halluzinationen, Gemeingefühlen, um Suggestionswirkungen der zweiten Gruppe bei der suggestiven Hervorrufung von Lähmungen, Anästhesien, negativen Halluzinationen.

Die Herabsetzung der kortikalen Erregbarkeit im hypnotischen Schlafe hat, wie wir sahen, eine Einschränkung der assoziativen Tätigkeit zur Folge. Die der einzelnen Vorstellung entsprechenden kortikalen Erregungen können sich nicht nach allen Richtungen hin in die ihnen im Wachzustand offenstehenden assoziativen Bahnen fortpflanzen. Diese Abflußhemmung bedingt ein stärkeres Anwachsen, eine Art Stauung der in Frage stehenden kortikalen Erregungen, der eine größere Intensität der Vorstellungen, resp. Steigerung ihrer sinnlichen Qualität parallel gehen muß. Hierzu kommt noch der Einfluß der Aufmerksamkeit, jenes zentralen Vorgangs, durch welchen die einzelnen in unser Bewußtsein tretenden psychischen Elemente die zur vollen Deutlichkeit erforderliche Verstärkung erfahren. Je beschränkter das psychische Gebiet ist, welches die Aufmerksamkeit in Anspruch nimmt, um so intensiver muß sich ihre Wirkung auf die einzelnen psychischen Elemente geltend machen. Die Einschränkung

[1]) Siehe weiteres in meiner Schrift „Bewußtsein und psychisches Geschehen" S. 9f.

der Assoziationsvorgänge in der Hypnose bedingt daher auch, daß durch den Vorgang der Aufmerksamkeit die mit den geweckten Vorstellungen parallel gehenden nervösen Erregungen eine bedeutendere Verstärkung erfahren als im Wachzustande. Diese Verhältnisse machen die Realisierung verschiedener Suggestionen, die auf Anregung oder Steigerung von Funktionen beruht, ohne weiteres verständlich, wenn wir annehmen, daß der Intensität der kortikalen Erregung die Intensität des Vorgangs im Bewußtsein proportional ist. Wenn in der Hypnose die suggerierte Vorstellung einer Bewegung den betreffenden Bewegungsakt, die Suggestion einer Halluzination die betreffende Halluzination herbeiführt, so erklärt sich dies demnach dadurch, daß infolge der Einschränkung der Assoziationsvorgänge und des verstärkten Einflusses der Aufmerksamkeit die nervösen Parallelvorgänge der suggestiv geweckten Vorstellungen jene Steigerung erfahren, mit welcher die Auslösung der Bewegung, resp. das Auftreten der Halluzination verknüpft ist.

Wir müssen hier jedoch noch einen Augenblick bei der Beschaffenheit der durch Suggerieren geweckten Vorstellungen verweilen. Sage ich einem Hypnotisierten: „Ich gebe Ihnen hier eine Rose“, während ich ihm nichts übergebe, so erwecke ich in demselben die Vorstellung einer Rose mit zwei Komponenten. Diese sind: a) das Wort-(Laut-)Bild „Rose“, b) die entsprechende Objektvorstellung, i. e. ein sinnlich sehr schwaches Erinnerungsbild einer Rose.

Die Wortbilder, in welchen unser Denken sich vorzugsweise vollzieht, haben nämlich, soweit dieselben auf Objekte oder Vorgänge sich beziehen, die Eigentümlichkeit, daß sie sich mit einem sinnlich schwachen Bilde des betreffenden Objektes oder Vorganges verknüpfen. Die Wirkungen einer suggerierten Vorstellung gehen, wie dies an sich nahe liegt, nicht von dem Wortbilde, sondern von der begleitenden Objektvorstellung aus[1]). In dem oben erwähnten Beispiele führt also das Wortbild „Rose“ nicht direkt zum Auftreten der Halluzination einer Rose; die Halluzination geht vielmehr aus dem das Wortbild „Rose“ begleitenden, sinnlich schwachen Erinnerungsbilde durch Verstärkung hervor. Ist das geweckte Wortbild nicht imstande, sich mit der entsprechenden Objektvorstellung zu verknüpfen, so bleibt die Eingebung wirkungslos. Sage ich einem Hypnotisierten, der einen Skorpion nie gesehen und von dessen Aussehen keine Vorstellung hat: „Hier ist ein Skorpion“, so wird bei demselben, wenn er auch noch so suggestibel ist, die Halluzination eines Skorpions nie auftreten.

Etwas schwieriger gestaltet sich die Erklärung jener Suggestionswirkungen, denen Hemmung einer Funktion zugrunde liegt. Wir haben hier zunächst zu berücksichtigen, daß die Art, resp. Intensität der hier in Betracht kommenden Funktionshemmungen in den einzelnen Fällen verschieden ist. Die Suggestion der Lähmung kann die Fähigkeit zur Bewegung des betreffenden Teiles vollständig aufheben. Die Suggestion der Anästhesie (des Nichtfühlens, Nichtsehens, Nichthörens) beraubt dagegen, wie wir gesehen haben, das Individuum des Vermögens, die betreffenden Sinneseindrücke wahrzunehmen, nicht vollständig; die Suggestion verhindert nur den Eintritt der betreffenden Empfindungen in das Oberbewußtsein, nicht aber die unterbewußte Perzeption. Dieser Unterschied erklärt sich aus der Verschiedenheit der zentralen Vorgänge, die zur Auslösung einer Bewegung und Empfindung erforderlich sind. Die Bewegungsvorstellung, resp. der sie begleitende nervöse Erregungsvorgang muß eine gewisse Stärke besitzen, wenn der in die motorische Bahn abfließende Teil dieser Erregung

[1]) Auf diesen Umstand wurde schon von Vogt hingewiesen

zur Muskelkontraktion führen soll. Bleibt die Erregung unter diesem Intensitätsniveau, so kommt es zu keiner Bewegung. Eine Erregung im Bereiche der Sinneszentren von ähnlich geringer Stärke mag dagegen mit einer unterbewußten Empfindung sich verknüpfen. Der gleiche Hemmungsvorgang kann daher je nach der zentralen Stätte seiner Einwirkung zur völligen Aufhebung oder nur zur Einschränkung einer Funktion führen. Was nun die Art des Vorganges anbelangt, durch welchen die suggestive Funktionshemmung zustande kommt, so gestatten die vorliegenden Erfahrungen nicht, überall den gleichen Mechanismus anzunehmen. Wenn ich einem Hypnotisierten suggeriere, sein rechter Arm sei gelähmt, und bei dem Hypnotisierten infolge dieser Eingebung der rechte Arm bewegungsunfähig wird, so dürfen wir diese Wirkung ebenfalls nicht von den bei dem Hypnotisierten geweckten Wortvorstellungen: „der Arm ist gelähmt“ abhängig machen. Wir müssen auch hier annehmen, daß mit dem Wortbilde sich ein weiteres psychisches Element verknüpft, von dem die hemmende Einwirkung ausgeht. Um eine korrespondierende Objektvorstellung kann es sich jedoch dabei nicht handeln, da der Zustand der Lähmung wenigstens für denjenigen, der denselben nicht erlebt hat, nicht vorstellbar ist. Für das nicht Vorstellbare muß ein Surrogat positiven Inhalts, wie schon Vogt betonte, eintreten. Im konkreten Falle ist es wahrscheinlich, daß die Erinnerungsbilder gewisser Empfindungen (Empfindungen der Schwere, Steifigkeit etc.), die im Unterbewußtsein bleiben mögen, mit den Wortbildern sich verknüpfen und durch diese Empfindungen resp. die ihnen parallel gehenden nervösen Erregungen der hemmende Einfluß auf die Zentralstelle für Armbewegungen in der motorischen Rindenzone ausgeübt wird. Diese Annahme wird dadurch nahegelegt, daß, wie wie an früherer Stelle erwähnten, die Suggestion der Anästhesie häufig auch Lähmung zur Folge hat.

Mit der negativen Halluzination verknüpft sich, wie wir ebenfalls an früherer Stelle sahen, vorwaltend eine positive, und zweifellos wirkt dieser Faktor dem Bewußtwerden der Sinneseindrücke, die vom Objekte der negativen Halluzination ausgehen, entgegen. Der Mechanismus dürfte hier der sein, daß die von dem betreffenden Objekte ausgehenden Sinneseindrücke auf assoziativem Wege die positive Halluzination erwecken, welche das Anwachsen der durch die Sinneseindrücke direkt ausgelösten Erregungen zur Höhe des Bewußtwerdens verhindert. In Fällen, in welchen eine positive Halluzination mangelt, wird deren hemmender Einfluß vermutlich durch irgend eine andere auf suggestivem Wege ausgelöste Vorstellung ausgeübt. Bei den einfachen Anästhesien handelt es sich wohl um einen ähnlichen Mechanismus. Die Wortvorstellung des Blindseins auf einem Auge z. B. mag sich mit der Empfindung des Schwarz- oder Nebelsehens verknüpfen, von der erst die Hemmung ausgeht. Ein anderer Mechanismus ist dagegen wahrscheinlich bei den suggestiven (intrahypnotischen) Amnesien im Spiele. Wir haben wenigstens keinen Anhaltspunkt dafür, daß bei der suggestiven Aufhebung gewisser Erinnerungen die Hemmung durch mit der Wortvorstellung sich verknüpfende Erinnerungen anderer Art bewirkt wird; allem Anscheine nach geht hier die Hemmung direkt von den Wortvorstellungen der Suggestion aus und erstreckt sich andererseits auf die Wortbilder, in welchen unsere Erinnerungen vorzugsweise fixiert sind.

Bei den funktionserregenden Suggestionen können auch mehrere Faktoren in gleichem Sinne wirken. So ist z. B. zur Erzeugung von Katalepsie neben der Lageempfindung, welche durch die dem Arme gegebene Stellung hervorgerufen wird, öfters noch eine verbale Suggestion erforderlich.

Es ist kaum nötig, daß ich den hypothetischen Charakter des im Vorstehenden über den Mechanismus der Suggestionswirkungen Bemerkten besonders betone. Wir sind vorerst nur imstande, uns gewisse Vorstellungen über einen Teil der betreffenden Vorgänge zu bilden, während wir bei einem anderen Teile auf jeden Erklärungsversuch besser verzichten, da unsere derzeitigen physiologischen und psychologischen Kenntnisse hierfür keine Anhaltspunkte liefern.

Wir haben hier schließlich noch die Erscheinungen der posthypnotischen Amnesie zu würdigen, die, wie wir gesehen haben, sich an die tiefe Hypnose anschließt. Allem Anscheine nach ist es die psychische Gesamtkonstellation in der Hypnose, resp. die ihr zugrunde liegende Veränderung in den kortikalen Ernährungsvorgängen, was die posthypnotische Amnesie verursacht. Diese Ansicht gewinnt eine wesentliche Stütze in dem Umstande, daß auch die Amnesie, welche für die Traumvorgänge im tiefen Schlafe nach dem Erwachen besteht, und verschiedene Amnesien pathologischen Ursprungs (nach hysterischen Anfällen, psychischen Äquivalenten des epileptischen Anfalls etc.) in der Hypnose sich verlieren. Bei allen diesen Zuständen handelt es sich aber um mehr oder minder erhebliche Veränderungen in den kortikalen Ernährungsvorgängen. Wir werden durch diese Tatsachen zu dem Schlusse gedrängt, daß die posthypnotische Amnesie nur der Ausdruck eines allgemeineren Gesetzes ist, welches etwa in folgender Weise formuliert werden mag: Im normalen Wachzustande sind ohne besondere Hilfsmittel nur jene psychischen Vorgänge reproduzierbar, welche unter den dem Wachzustande eigentümlichen kortikalen Ernährungsverhältnissen stattfanden. In der Hypnose andererseits werden neben den Vorstellungen des Wachzustandes allem Anscheine nach alle oder fast alle psychischen Vorgänge erinnerbar, die unter anderen als den dem Wachzustande eigentümlichen kortikalen Ernährungsverhältnissen abliefen.

VIII. Kapitel.

Hypnose und Suggestion im Dienste der Medizin.

Vorbemerkungen zur hypno-therapeutischen Praxis.

Für den Arzt, welcher hypnotherapeutisch tätig sein will, möchte ich die Berücksichtigung nachstehender Ratschläge dringend empfehlen:

Vor allem muß der Arzt sich darüber schlüssig machen, welches Hypnotisierungsverfahren er bei Kranken zur Anwendung bringen will und dann das gewählte Verfahren sich gründlich einprägen. Es darf während der Hypnotisierung kein Stocken, keine Verlegenheitspause, kein längeres Besinnen über das Vorzunehmende eintreten, weil dies in den meisten Fällen das Vertrauen des Patienten zum Arzte sehr schmälert und damit dessen Bemühungen fruchtlos macht.

Unter Einprägung des Verfahrens ist nicht zu verstehen, daß der Arzt die Details desselben memorieren soll, um sie dem Patienten gegenüber wie eine Schulaufgabe vorzutragen. Der Arzt muß vielmehr die Details des Verfahrens sich derart zu eigen machen, daß er den Zweck, dem sie dienen sollen, stets im Auge behält und imstande ist, die erforderlichen Eingebungen zum Teil wenigstens mit selbst gewählten Worten zu erteilen, auch die durch Besonderheiten des Falles nötig gemachten Modifikationen des Suggerierens ohne Schwierigkeiten anzuwenden. Wenn er mit der Einprägung soweit gekommen ist, daß er glaubt, eine Einschläferung zustande zu bringen, dann tut er gut, seine ersten Hypnotisierungsversuche nicht an Patienten, sondern an gesunden Personen vorzunehmen, seitens welcher er keine Täuschung zu erwarten hat. Erst wenn er auf diese Weise sich wenigstens einige Übung in der Anwendung der gewählten Hypnotisierungsmethode verschafft hat, mag er sein Glück bei Patienten versuchen, aber nur in leichten Fällen.

Wenn es sich um die Anwendung der fraktionierten Methode handelt, so ist noch besonders die Berücksichtigung der an früherer Stelle für dieses Verfahren angegebenen Regeln erforderlich. Der Plan, in welcher Weise das Verfahren durchzuführen ist, muß völlig fest stehen, bevor an dessen Anwendung gegangen wird. Es ist ferner erforderlich, daß die einschläfernden Eingebungen langsam und die wichtigeren mit besonderem Nachdruck vorgetragen werden, wobei man es nicht an Variationen des Ausdrucks für einen und denselben Begriff fehlen lassen darf. Es muß so weit als möglich der Eindruck vermieden werden, daß die verbale Einschläferungsprozedur auf Benützung einer und derselben feststehenden Formel beruht. Die Monotonie der Stimme ist, wenn langsam und mit gedämpftem Ton gesprochen wird, von keiner erheblichen Bedeutung, doch an gewissen Stellen der Prozedur (fraktionierte Methode II. Phase) bei manchen Individuen von deutlicher Wirkung.

Auch für die therapeutischen Suggestionen empfiehlt sich der langsame Vortrag mit Variationen des Ausdrucks für ein und dieselbe Sache, wobei das Wichtige besonders betont und wiederholt werden muß. Auch hier ist bei länger dauernder hypnotischer Behandlung der Eindruck möglichst zu meiden, daß man nur mit ein und derselben suggestiven Formel operiert.

Die medizinische Verwertung der Hypnose in den jetzt üblichen Methoden, bei welchen die Verbalsuggestion die Hauptrolle spielt, wurde, wie wir schon sahen, durch die Nancyer Schule eingeführt. Unter dem Einflusse der Propaganda für die Hypnotherapie, die von den Nancyer Autoren, vor allem von Liébeault und Bernheim, ausging, wuchs alsbald die Zahl der Ärzte beträchtlich an, welche von diesem Zweige der Therapie ausgedehnten Gebrauch machten, und die Erfahrungen über die Leistungsfähigkeit des Verfahrens mehrten sich daher dementsprechend alsbald erheblich. Auch fehlte es nicht an erfolgreichen Bestrebungen, die Technik der Hypnotisierung zu verbessern, wie wir sahen, und die therapeutische Ausnützung der Hypnose auf neuen Wegen fruchtbarer zu gestalten. Trotz alledem gewann die praktische Verwertung der Hypnose im verflossenen Jahrhunderte keineswegs jene Verbreitung, die dem Stande der Theorie und der ärztlichen Erfahrung entsprach. Die große Mehrzahl der allgemeine Praxis ausübenden Ärzte verzichtete nicht nur auf die Anwendung der Hypnotherapie, sondern blieb auch über die Leistungsfähigkeit der Methode und ihrer Modifikationen wenig orientiert. Dieser Mißstand hat sich auch im Laufe des gegenwärtigen Jahrhunderts bis zum Ausbruch des Weltkrieges nicht wesentlich gebessert. Nur in den Kreisen der Neurologen und Irrenärzte hat die Anerkennung des therapeutischen Wertes der Hypnotherapie und ihre praktische Verwendung zugenommen. In dieser Sachlage haben die ärztlichen Erfahrungen im Weltkriege eine Änderung herbeigeführt, deren Tragweite vorerst noch nicht abzuschätzen ist.

Die ungeheuere Zahl der Kriegsneurotiker, welche die moderne Kriegsführung im Gefolge hatte, bot für die erfolgreiche Anwendung der Hypnotherapie eine Gelegenheit von solcher Ausdehnung und praktischen Bedeutung, daß die Aufmerksamkeit der Masse sowohl der im Felde als in der Heimat tätigen Ärzte auf das Verfahren und die großen Dienste, die es bei Nervenkrankheiten zu leisten vermag, gelenkt werden mußte.

Wenn wir uns nun fragen, auf welche Umstände es zurückzuführen ist, daß das Interesse für die Hypnotherapie und ihre praktische Verwertung in den ärztlichen Kreisen so langsamen Fortschritt machte, so ist nicht zu verkennen, daß der Mangel oder die Unzulänglichkeit der Unterrichtsgelegenheiten für diesen Zweig der Therapie an fast allen deutschen Universitäten in erster Linie schuld trägt. Forel bemerkte noch in der sechsten Auflage seines bekannten Werkes „Über den Hypnotismus“ (erschienen 1911): „Die meisten Ärzte sind in der Frage der Suggestion, der Psychotherapie überhaupt, noch Laien, Ignoranten“; und er führt diesen Umstand auf eine tiefe Lücke in den Medizinstudien zurück. Zu dem Mangel an Unterrichtsgelegenheit kam noch der Umstand, daß vielfach die Kliniker (und selbst manche Psychiater und Neurologen) über den praktischen Wert der Hypnotherapie irrtümliche Anschauungen vertraten und es nicht für nötig hielten, sich durch eigene Erfahrungen eines besseren zu belehren[1]). In den Kreisen der praktischen Ärzte trug auch die Gewohnheit, Nervenkranke in Sanatorien zu verweisen, sehr wesentlich dazu bei, daß man es nicht für nötig erachtete, sich um das Wesen und die Leistungen der Hypnotherapie zu kümmern, und sich bezüglich dieser mit laienhaften oft mehr oder minder irrtümlichen Anschauungen begnügte. Im gegenwärtigen Jahrhundert machte sich auch allmählich eine Konkurrenz anderer psychotherapeutischer Methoden, insbesondere der psychoanalytischen geltend, deren Anhänger ihr Heilverfahren vielfach als der Hypnotherapie überlegen und dieselbe entbehrlich machend erachten.

Wir werden auf diese Ansicht an späterer Stelle eingehen und deren Unbegründetheit darlegen. Die therapeutische Verwertung der Hypnose, so wie dieselbe gegenwärtig geübt wird, beruht auf der Ausnützung verschiedener Seiten des hypnotischen Zustandes, und wir haben deshalb nicht mehr ein einziges, sondern mehrere hypnotherapeutische Verfahren zur Zeit in Gebrauch:

A) Therapeutische Verwertung des hypnotischen Schlafzustandes allein.
B) Ausnützung der dem hypnotischen Zustande eigentümlichen erhöhten Suggestibilität.
C) Ausnützung der dem hypnotischen Zustande eigentümlichen Hypermnesie.

A. Therapeutische Verwertung des hypnotischen Schlafzustandes allein.

Die Heilwirkungen, welche der Hypnose als einem Ruhe- oder Schlafzustande an sich zukommen, sind bisher entschieden weniger gewürdigt worden

[1]) Von den zur Zeit wohl lange überwundenen Irrtümern, von denen auch die Kliniker sich nicht ganz frei hielten, sei hier nur die Ansicht erwähnt, daß Hypnotisieren artifizielle

als die der hypnotischen Suggestion. Der überaus günstige Einfluß, welchen der Schlaf bei verschiedenen Krankheitszuständen äußert, läßt a priori schon einen ähnlichen Effekt von der Hypnose erwarten. In der Tat wurden denn auch dem natürlichen Schlafe ähnliche günstige Erfolge von der Hypnose schon in zahlreichen Fällen beobachtet. Ich selbst habe auf den beruhigenden Einfluß der Hypnose an sich schon vor mehr als 25 Jahren hingewiesen und erwähnt, daß sich derselbe bei Schlafmangel, Kopfschmerzen und Angstzuständen mit Vorteil verwenden läßt[1]).

Das Verdienst, der therapeutischen Verwertung des hypnotischen Schlafes Eingang in die Praxis verschafft zu haben, muß in erster Linie Wetterstrand zuerkannt werden. Dieser Autor hat auch zuerst protrahierte Hypnosen bei Behandlung einzelner Krankheiten, insbesondere schwerer Fälle von Hysterie mit ausgeprägten psychischen Störungen (auch bei Morphinismus, Alkoholismus etc.) angewendet und damit Heilung in vielen Fällen erzielt, in welchen die hypnotische Suggestion keinen oder keinen genügenden Erfolg hatte. Wetterstrand hat den „künstlich verlängerten" Schlaf in einzelnen Fällen über mehrere Wochen und selbst über Monate ausgedehnt. Er hielt hiebei Somnambulismus zwar für vorteilhaft, jedoch durchaus nicht für notwendig. Die Schlafenden müssen aber stetig überwacht werden. Vogt hat die Wetterstrandsche Schlafkur in der Weise modifiziert, daß er die Kranken nur etwa 20 Stunden vom Tage schlafen läßt und es ihnen dadurch ermöglicht, Nahrungs- und Getränkezufuhr wie die übrigen körperlichen Verrichtungen ohne fremde Beihilfe vorzunehmen.

Doch hat auch in dieser Modifikation der verlängerte hypnotische Schlaf wegen der damit verknüpften Schwierigkeiten noch immer wenig Eingang in die Praxis gefunden. In neuerer Zeit hat nur J. H. Schultz (Jena), ein Autor, der mit Recht großes Gewicht auf die beruhigenden und erholenden Wirkungen der Hypnose an sich legt, der nach seiner Ansicht nur in klinischer Behandlung durchführbaren Verwendung der Dauerhypnose bei gewissen neuro- und psychopathischen Zuständen (bei Erschöpften, dysphorisch-chronisch Kranken etc.) das Wort geredet und die Kombination des Verfahrens mit einer Mastkur empfohlen.

Ich habe indes, wie andere Autoren, auch von täglicher Anwendung eines mehrstündigen hypnotischen Schlafes in geeigneten Fällen (bei Erregungs-, Angst- und Verstimmungszuständen, Schlafmangel, habituellem Kopfschmerz etc.) zumeist recht günstige Erfolge gesehen. Nimmt man die Einschläferung in der Wohnung des Patienten vor, so kann man sich einen zweiten Besuch bei demselben zum Behufe des Erweckens dadurch ersparen, daß man dem Patienten in der Hypnose suggeriert, er werde zu der und der Zeit erwachen[2]). Erweist sich diese Eingebung nicht als genügend, ein längeres Schlafen zu verhindern, so kann man das Erwecken einer entsprechend instruierten Person aus der Umgebung des Patienten überlassen, die auch anzuweisen ist, in jedem Falle nachzusehen, ob der Patient zur bestimmten Zeit erwacht ist oder nicht.

Die therapeutische Ausnützung des verlängerten hypnotischen Schlafes läßt sich natürlich auch mit dem im Folgenden zu besprechenden Suggestivverfahren ohne jede Schwierigkeit verknüpfen. Eine gewisse Verlängerung der Hypnose

Erzeugung von Hysterie bedeutet. Hiermit war natürlich der Stab über die Hypnotherapie gebrochen.

[1]) S. Loewenfeld, Die moderne Behandlung der Nervenschwäche (Neurasthenie, der Hysterie und verwandter Leiden). 3. Aufl. Wiesbaden 1895, S. 133.

[2]) Ein zu langes Schlafen ist hierbei gewöhnlich nicht zu befürchten, eher das Gegenteil.

kann auch in Fällen vorteilhaft sein, in welchen wir nicht auf die Wirkungen des hypnotischen Schlafes reflektieren müssen. Manche Personen haben einen Glauben an die Heilkraft der Hypnose an sich und sind deshalb geneigt, von einem längeren Schlafe eine größere Wirkung zu erwarten als von einem kürzeren. Es ist entschieden ratsam, derartigen Anschauungen, soweit die Verhältnisse es gestatten, bei Bemessung der Dauer der Einzelhypnosen Rechnung zu tragen.

B. Ausnützung der dem hypnotischen Zustande eigentümlichen erhöhten Suggestibilität.

Die therapeutische Verwertung der gesteigerten Suggestibilität in der Hypnose geschieht schon seit längerer Zeit nicht mehr lediglich in der Form des Suggestivverfahrens, d. h. wir beschränken uns nicht mehr darauf, dem Kranken in der Hypnose verbale Eingebungen zu erteilen, welche auf sein Leiden einwirken sollen. Wir machen — abgesehen von der Anwendung somatischer unterstützender Maßnahmen, auf die wir noch zu sprechen kommen werden — in der Hypnose auch von psychotherapeutischen Einwirkungen nicht suggestiven Charakters Gebrauch, wodurch die Sonderstellung der Hypnotherapie den verschiedenen Methoden der psychischen Wachbehandlung gegenüber in gewissem Maße beseitigt ist. Man hat sich früher bezüglich der Wirkung der hypnotischen Suggestion vielfach Anschauungen hingegeben, die der wachsenden hypnotherapeutischen Erfahrung gegenüber nicht standhalten konnten. Gegenwärtig ist der Glaube wohl überwunden, daß es zur suggestiven Beseitigung vorhandener Leiden lediglich der Ankündigung ihres Verschwindens bedarf. Die hypnotische Suggestivtherapie der Jetztzeit ist des mystischen Scheines entkleidet, der sie früher in den Augen Vieler umgab, und nähert sich erheblich den übrigen psychotherapeutischen Verfahren. Diese nüchterne Gestaltung derselben hat jedoch ihre Leistungsfähigkeit nicht vermindert, sondern entschieden gehoben. Die hypnotische Suggestion besitzt den speziellen Vorzug, daß sie es uns ermöglicht, sowohl auf die vom Organe der Psyche, der Hirnrinde, aus bedingten Krankheitserscheinungen, als auch auf Störungen anderen Ursprunges, soferne dieselben nur auf psychischem Wege zu beeinflussen sind, isoliert einzuwirken und sie isoliert zu beseitigen. Dieser Vorzug hat indes auch seine Kehrseite. Wir sehen zwar, daß mitunter eine einzige Suggestion (die Suggestion der Heilung oder Besserung) das Gesamtbefinden eines Kranken in günstiger Weise verändert; im allgemeinen muß jedoch die hypnotische Suggestion gegen einzelne Krankheitserscheinungen sich richten, wenn ihre Heilkraft sich betätigen soll. Die hypnotische Suggestivtherapie charakterisiert sich demnach im wesentlichen als ein symptomatisches Verfahren, aber nicht in dem Sinne, daß sie nur Symptome zum Schwinden bringen und keine Heilung herbeizuführen vermag. Wir können durch hypnotische Suggestion nicht nur Leiden beseitigen, die sich lediglich durch ein einziges Symptom äußern; solche sind unter den Nervenkrankheiten zahlreich vertreten, es sei hier nur an die algischen Affektionen und die lokalisierten Spasmen, die monosymptomatische Hysterie etc. erinnert. Auch Erkrankungen mit einer Mehrzahl von Symptomen können durch sukzessive Beseitigung dieser auf hypnotisch-suggestivem Wege zur Heilung gebracht werden. Es kommt hier auch in Betracht, daß durch die Beseitigung eines einzelnen wichtigen Symptoms, z. B. des Schlafmangels, eine Anzahl anderer Krankheitserscheinungen günstig beeinflußt und damit die Heilung des Falles angebahnt werden mag.

Dieser Sachverhalt macht für den Hypnotherapeuten vor allem genaue Kenntnis der vorliegenden Krankheitserscheinungen erforderlich, da nur eine solche die notwendige Anpassung der therapeutischen Suggestionen ermöglicht. Der Suggestivtherapie muß daher in jedem Falle eine eingehende Erhebung der Anamnese und Krankenuntersuchung vorangehen. Läßt uns die Natur der vorliegenden Erkrankung eine hypnotische Behandlung angezeigt erscheinen und sind wir über die vorhandenen Symptome genügend aufgeklärt, so ist zunächst zu erwägen, inwieweit diese für die Suggestivbehandlung sich eignen.

In nicht wenigen Fällen, in welchen die hypnotische Behandlung in Betracht kommt, begegnen wir Komplexen von Symptomen, von welchen einzelne der hypnotischen Suggestion entschieden zugänglich sind, während andere für die Suggestivbehandlung überhaupt sich nicht eignen oder wenigstens auf anderem Wege sicherer als durch diese beseitigt werden. Bei einer Mehrzahl suggestiv zu bekämpfender Symptome kommt dann noch die Reihenfolge in Frage, in welcher dieselben in Angriff zu nehmen sind, da, wie wir besonders betonen müssen, die Realisierungstendenz therapeutischer Eingebungen im Verhältnis zu ihrer Zahl abnimmt und es sich daher dringend empfiehlt, schrittweise vorzugehen und sich jeweils auf die Bekämpfung einzelner Beschwerden zu beschränken. Für die Bestimmung der Reihenfolge der suggestiven Operation können zwei Gesichtspunkte maßgebend sein: der Grad der suggestiven Beeinflußbarkeit der Erscheinungen und die Dringlichkeit ihrer Beseitigung.

Ceteris paribus wird man die durch Suggestion leicht beeinflußbaren Symptome vor den dieser schwerer zugänglichen in Angriff nehmen, da der erzielte therapeutische Erfolg das Vertrauen in das Verfahren erhöht und dadurch die Lösung der schwierigeren Suggestivaufgaben erleichtert. Liegen dagegen einzelne Erscheinungen vor, welche den Kranken in hohem Maße belästigen und auch auf die übrigen Symptome eine ausgesprochen ungünstige Rückwirkung äußern, so hat man vor allem die Beseitigung dieser anzustreben.

Genaue Kenntnis der zu bekämpfenden Symptome genügt indes keineswegs zur erfolgreichen Anwendung der hypnotischen Eingebungen. Richtet sich diese direkt gegen die zu beseitigenden Erscheinungen, so bleibt sehr häufig der gewünschte Erfolg aus, weil die psychischen Momente, durch welche dieselben bedingt werden, unbeeinflußt fortbestehen und ihre pathogene Wirksamkeit weiter betätigen. Vorbedingung einer erfolgreichen hypnotischen Suggestivbebehandlung ist daher die kausale Analyse der zu bekämpfenden Erscheinungen, insbesondere ist eine Erforschung ihrer etwaigen psychischen Ursachen, auf welche die suggestive Beeinflussung in erster Linie zu richten ist, erforderlich. Die Aufgabe, welche uns hiermit zufällt, ist oft eine recht schwierige. Die seelischen Fäden, an welchen die einzelnen Krankheitserscheinungen hängen, sind häufig verwickelt und verborgen, und es erheischt dann mühevolle und geduldige Arbeit, dieselben aufzudecken. Genügen zur Lösung dieser Aufgabe die Aufklärungen nicht, welche uns der Patient im Wachzustande zu geben vermag, so müssen wir das gesteigerte Erinnerungsvermögen in der Hypnose in Anspruch nehmen. Die Ausforschung in der Hypnose hat übrigens auch mitunter den Vorteil, daß der Kranke in derselben weniger durch Bedenken zurückgehalten wird, sich über die Ursachen seines Leidens dem Arzte gegenüber seinem Wissen gemäß zu äußern. Ein relativ einfaches Beispiel mag genügen, um die Bedeutung der kausalen Analyse für die Suggestivtherapie darzulegen. Nehmen wir an, es handle sich um die Beseitigung hartnäckiger Schlaflosigkeit. In einem erheblichen Teile der Fälle, in welchen diese Störung besteht, mag die nachdrücklichste Versicherung in der Hypnose, daß der Schlaf künftig eintreten werde, ohne jede Wirkung bleiben, auch wenn der Hypnotisierte genügende Suggestibilität besitzt. Es erklärt sich dies einfach aus der Art der Verursachung der Schlafstörung. Häufig entwickelt sich bei den mit Schlafmangel aus irgend einem Grunde Behafteten die Zwangsvorstellung des Nichtschlafenkönnens, welche auch nach Beseitigung der primären Ursache der Schlafstörung bei dem Versuche, einzuschlafen, sich regelmäßig einstellt und ihre schlafhemmende Wirkung geltend macht. In anderen Fällen bilden Vorstellungen anderer Art, insbesondere solche mit peinlicher Gefühlsbetonung das Schlafhindernis, so schmerzliche Erinnerungen, Sorgen und Befürchtungen wegen bevorstehender Ereignisse, Reue etc., gelegentlich aber auch Vorstellungen gleichgültigen Inhaltes, die sich wegen eines gewissen Zwangscharakters nicht bannen lassen. Bei manchen Personen wird der Eintritt des Schlafes durch die Furcht vor während desselben auftretenden Beschwerden, z. B. schweren Träumen, Beklemmungsanwandlungen etc., verhindert. Wieder in anderen Fällen wird der Schlaf durch Angstzustände und damit zusammenhängende Erscheinungen, z. B. Herzklopfen oder durch sexuelle Reizzustände gestört. Nur durch Eruierung und sorgfältige Berücksichtigung dieser verschiedenartigen ursächlichen Momente, auf deren Beseitigung die suggestive Einwirkung in erster Linie abzielen muß, können wir den gewünschten Erfolg bezüglich des Schlafes herbeiführen.

Ein wesentlicher Fortschritt der neueren Suggestivtherapie liegt darin, daß dieselbe nicht mehr in dem Maße wie die früher geübte ein Sacrificium intellectus seitens des Patienten erheischt; wir suchen dem Hypnotisierten die Annahme der erteilten Eingebungen zu erleichtern, indem wir dieselben irgendwie motivieren, also nicht mehr als einen einfach hinzunehmenden Ausspruch aufoktroyieren. Wir suggerieren also dem Hypnotisierten nicht einfach: „Ihre Schmerzen werden schwinden“, sondern wir sagen z. B.: „Dieser Schlaf (die Hypnose) beruhigt Ihre Nerven ganz und gar; infolge dieser Beruhigung werden Ihre Schmerzen aufhören.“ Wir brauchen mit unserer Motivierung der einzelnen therapeutischen Eingebungen nicht zu ängstlich den Forderungen der Logik Rechnung tragen; es genügt zumeist, daß wir der Hypnose gewisse Heilkräfte zuschreiben, um unseren Ankündigungen eine gewisse Plausibilität zu geben. Man kann aber auch die Motivierung der Eingebung in anderer Weise vornehmen, indem man z. B. erklärt: „Bei einem Leiden von der Art des Ihrigen dauern die Schmerzen nie lange an, Ihre Schmerzen werden ich daher bis morgen bestimmt verlieren.“

Die ärztliche Suggestion muß selbstverständlich ebensowohl wie ihre Motivierung immer dem Verständnisse und der geistigen Individualität des Patienten angepaßt werden. Man darf auch von den Leistungen der einzelnen Eingebungen nicht zu viel auf einmal erwarten; bei schweren und lange bestehenden Symptomen ist auch, wenn ein plötzliches Schwinden derselben möglich erscheint, doch zunächst nur auf Erzielung einer Besserung Bedacht zu nehmen. Es ist gleich unratsam, in intensiver wie in extensiver Hinsicht zu viel auf einmal anzustreben. Die einfache verbale Suggestion führt uns auch nicht immer zum Ziele; wir können deren Wirkung verstärken und ihr eine gewisse Motivierung verleihen, indem wir Reibungen und Streichungen der leidenden Teile zu Hilfe nehmen. Bei der Behandlung von Lähmungs- und Schwächezuständen kann man mit Vorteil von Übungen der betreffenden Teile Gebrauch machen. Auch die Anwendung der Elektrizität, Magnetapplikationen und indifferente oder an sich ungenügend wirksame Arzneimittel können zur

Unterstützung und Motivierung der therapeutischen Eingebungen herangezogen werden[1]).

Man ist seit einer Reihe von Jahren, wie schon erwähnt wurde, mehr und mehr davon abgekommen, die Ausnützung der erhöhten Suggestibilität in der Hypnose auf die Anwendung der Suggestivmethode zu beschränken. Der Hypnotisierte ist infolge seiner psychischen Verfassung psychotherapeutischen Einwirkungen jeder Art zugänglicher als das wache Individuum. Wir können daher Aufklärungen, die auf den Kranken im wachen Zustande wenig Eindruck machen, in der Hypnose mit entschiedenerem Erfolge erteilen. Ebenso verhält es sich mit Mahnungen und Ratschlägen (z. B. bezüglich geeigneter Lebensweise), tröstlichem Zuspruche, Warnung vor gewissen Schädlichkeiten, Aufmunterung zu bestimmten Leistungen, sowie den Einwirkungen, die wir in Form von Anerkennung und Tadel ausüben. Die Verwendung der angeführten psychotherapeutischen Einwirkungen im Wachen ist dabei durchaus nicht überflüssig. Es ist immer von Vorteil, wenn im Wachen und in der Hypnose in gleicher Richtung der Patient psychisch beeinflußt wird, namentlich aber dann, wenn die Einwirkungen im Wachzustande wenig Erfolg zeigen.

Für die suggestive Praxis ist noch die Berücksichtigung nachstehender Regeln stetig erforderlich. Die therapeutischen Eingebungen sollen stets langsam und deutlich — niemals im Plauderton — die wichtigeren derselben mit besonderem Nachdruck gesprochen und mehrfach, soweit als möglich, mit Variationen wiederholt werden. Wo die Art der Eingebung eine Detailierung zuläßt, ist diese nicht zu unterlassen. Man darf daher z. B. bei Behandlung der Trunksucht sich nicht damit begnügen, dem Alkoholiker zu suggerieren, er werde nicht mehr trinken oder im Trinken sich mäßigen, Erfolg ist nur von sehr detailierten Eingebungen zu erwarten. Man suggeriert etwa in folgender Weise: „Dieser Schlummer, dieser Ruhezustand beruhigt Ihre Nerven ganz und gar und diese Beruhigung hält auch an. Und diese Beruhigung bewirkt, daß das Verlangen, das Begehren, die Gier nach geistigen Getränken, nach Bier, Wein oder Schnaps bei Ihnen ganz und gar sich verliert, völlig verschwindet, völlig aufhört und Ihnen kein Wunsch nach diesen Getränken verbleibt. Im Gegenteil, was Ihnen verbleibt, ist nur ein Ekel, ein Abscheu, ein Widerwille gegen alle diese Getränke, gegen Bier, Wein und Schnaps; denn Sie erinnern sich täglich, ja stündlich an den Schaden, den Ihnen diese Getränke an Ihrer Gesundheit und in Ihrem Berufe verursacht haben. Deshalb haben Sie auch den Grundsatz gefaßt, den unerschütterlichen, unabänderlichen Grundsatz gefaßt, daß Sie von den geistigen Getränken nichts mehr wissen wollen, daß Sie sich für immer davon enthalten wollen, daß Sie auch nicht mehr das kleinste Quantum von Bier, Wein oder Schnaps zu sich nehmen werden. Ferner haben Sie den unabänderlichen Vorsatz gefaßt, daß Sie jede Gesellschaft und jede Gelegenheit vermeiden wollen, durch die Sie zum Trinken verleitet werden könnten. Sie verkehren gesellschaftlich nur mehr mit

[1]) Ich will hier nur eine Beobachtung anführen, welche zeigt, wie medikamentöse Wirkungen und der Einfluß der Suggestion sich wechselseitig unterstützen können. Bei einer von mir behandelten Dame bestand eine sehr hartnäckige Obstipation, gegen welche ich weder durch die einfache verbale Suggestion in der Hypnose, noch durch Zuhilfenahme leichter Bauchmassage und indifferenter Mittel, die als kräftige Abführmittel in der Hypnose gereicht wurden, etwas auszurichten vermochte. Es stellte sich als einzige Wirkung der angeführten Maßnahmen um die Zeit, zu welcher der Eintritt des Stuhlgangs suggeriert wurde, ein leichtes Gefühl des Dranges ohne weitere Folge ein. Ein Eßlöffel voll Tinct. Rhei. aq., im wachen Zustande genommen, hatte ebenfalls keine Wirkung. Die gleiche Dosis, in der Hypnose mit entsprechender Suggestion dargereicht, erzielte dagegen prompten Erfolg.

alkoholabstinenten Menschen. Die Entbehrung der alkoholischen Getränke wird Ihnen auf diese Weise außerordentlich leicht und für Ihre Gesundheit und Arbeitsfähigkeit entschieden förderlich."

Ist eine Mehrzahl von Eingebungen erteilt worden, so empfiehlt es sich, namentlich wenn mit diesen psychotherapeutische Einwirkungen anderer Art verknüpft wurden, am Schlusse das ganze Vorgetragene in abgekürzter Form mit einem gewissen Nachdruck zu rekapitulieren.

In hartnäckigen Fällen habe ich es nützlich gefunden, diese Rekapitulation kurze Zeit vor dem Erwecken noch einmal vorzunehmen. Um das Erwachen des Patienten hierbei zu verhüten, suggeriert man ihm, bevor man ihn verläßt: „Sie schlafen jetzt ruhig weiter, auch wenn ich noch einmal zu Ihnen komme und mit Ihnen spreche." Außerdem empfiehlt es sich, insbesondere wenn der Patient nicht somnambul ist, vor der zweiten Rekapitulation leise an ihn heranzutreten und ihm zunächst mit gedämpfter Stimme zuzurufen: „Schlafen Sie ruhig weiter."

Bei intelligenten Personen kommt es zuweilen vor, daß sie auf Grund ihrer Erfahrungen in der Hypnose und deren Folgen dem behandelnden Arzte Vorschläge über besonders zu berücksichtigende Symptome oder die Art der zu erteilenden Eingebungen, mitunter auch über die Dauer der Hypnose (Abkürzung oder Verlängerung derselben) machen. Ich habe gefunden, daß es meist von Vorteil ist, derartigen Wünschen Rechnung zu tragen.

C. Ausnützung des gesteigerten Erinnerungsvermögens in der Hypnose.

Die therapeutische Verwertung der hypnotischen Hypermnesie kann zwei Zwecke verfolgen: a) die Beseitigung pathologischer, über einen kürzeren oder längeren Zeitraum sich erstreckender Amnesien, deren Hebung im Interesse des Kranken oder für die Orientierung des Arztes (Vervollständigung der Anamnese) wünschenswert ist; b) die Aufdeckung pathogener psychischer Momente, welche durch Ausforschung des Kranken im Wachzustande nicht zu eruieren sind.

Die hypnotische Suggestion hat sich als ein höchst wirksames Mittel zur Beseitigung pathologischer Amnesien erwiesen. Namentlich war dies bei durch hysterische und epileptische Dämmerzustände bedingten Amnesien der Fall, aber auch bei solchen infektiösen Ursprungs und bei durch akute Verwirrtheit und Affektzustände verursachten Amnesien (Vogt). Die Dauer der Amnesie erstreckte sich in den erfolgreich behandelten Fällen über Tage, Wochen und Monate. Die Verwertung der Hypnose zur Aufdeckung pathogener psychischer Momente wurde von Breuer und Freud zuerst empfohlen und hat sich für diagnostische und therapeutische Zwecke fruchtbar erwiesen. Den erwähnten Autoren gelang es, festzustellen, daß eine Reihe von Symptomen, die man früher als sozusagen idiopathische Leistungen der Hysterie ansah, in Zusammenhang mit besonderen psychischen Veranlassungen (Traumen) standen. Diese waren scheinbar vergessen worden; das Unterbewußtsein bewahrte jedoch die Erinnerungen an die betreffenden Vorgänge, welche ähnlich einem Fremdkörper durch eine fortdauernde Wirkung das hysterische Symptom unterhielten.

Breuer und Freud glaubten, das es zur Beseitigung der betreffenden Erscheinungen genüge, wenn die pathogene Erinnerung freigemacht werde und der Kranke über den ursächlichen Vorgang in lebhafter affektvoller Rede sich ausspreche. Diese Ansicht hat sich jedoch nicht als ganz zutreffend erwiesen. Erweiterte Erfahrung hat gezeigt, daß das von den Wiener Autoren als kathartische Methode bezeichnete Verfahren in therapeutischer Hinsicht nicht das leistet, was sie anfänglich erwartet hatten. Man ist daher häufig genötigt, die pathogenen Erinnerungen noch durch besondere Maßnahmen unschädlich zu machen. Vogt und Stadelmann glaubten dies durch die Suggestion des Vergessens zu erreichen, die sich jedoch nur in einzelnen Fällen erfolgreich erwies. Es erklärt sich dies daraus, daß die pathogenen Erinnerungen infolge ihrer Gefühlsstärke und ihrer häufigen, wenn auch unterbewußten, Reproduktion zumeist eine Intensität besitzen, die ihre Beseitigung durch die gefühlsschwache Suggestion einer Amnesie nicht zuläßt. Man kann in derartigen Fällen noch durch andere psychotherapeutische Maßnahmen zum Ziele gelangen, so durch Entfernung der Kranken aus ihrer Umgebung und Versetzung in neue Verhältnisse, da hiermit die Eindrücke, welche die ständige Wiederkehr der pathogenen Erinnerungen bedingen, in Wegfall kommen oder sich wesentlich verringern. Die angeführte Maßnahme mag sich auch in den nicht seltenen Fällen nützlich verweisen, in welchen das hysterische Symptom, das ursprünglich lediglich durch eine bestimmte pathogene Erinnerung hervorgerufen wurde, im Laufe der Zeit auch durch andere — ähnliche — psychische Momente oder durch Autosuggestionen produziert wird und so eine gewisse Unabhängigkeit von der primären Ursache erlangt hat. So wichtig nun auch die Aufdeckung und Beseitigung der kausalen Momente vorliegender nervöser und psychischer Störungen sein mag, so darf man doch von der Wirkung dieser Maßnahme allein nicht alles im Einzelfall Anzustrebende erwarten. Daneben ist gewöhnlich eine suggestive oder sonstige therapeutische Einwirkung auf die zu bekämpfenden Symptome erforderlich. Eine weitere Frage der hypno-therapeutischen Technik, die zu vielen Diskussionen Veranlassung gab, betrifft die für Behandlungszwecke erforderliche oder wenigstens wünschenswerte Tiefe der Hypnose. Eine Anzahl sehr erfahrener Hypnotherapeuten hat sich für ausschließliche Anwendung leichterer Hypnosen ausgesprochen, da nach ihrer Erfahrung diese für die suggestive Erzielung der überhaupt erreichbaren therapeutischen Erfolge völlig genügen[1]). Andere ebenso erfahrene und kompetente Autoren sind dagegen für möglichste Vertiefung der Hypnose eingetreten, da sie diese für die Erlangung von Heilerfolgen für vorteilhafter erachten. Für die Ansicht letzterer Autoren war die Annahme eines Parallelismus zwischen Tiefe der Hypnose und dem Grade der hypnotischen Suggestibilität bestimmend, eine Annahme, die, wie wir sahen, nicht ganz zutreffend ist. Ich bin in der Lage, in der vorliegenden Frage im Wesentlichen noch gegenwärtig die Anschauung zu vertreten, zu der ich mich schon vor mehr als 20 Jahren bekannt habe. Nach meinen Erfahrungen lassen sich schon bei leichter hypnotischer Beeinflussung nicht zu unterschätzende therapeutische Resultate erzielen, noch erheblich mehr bei mittlerer Tiefe der Hypnose, so daß also kein Grund besteht, möglichste Vertiefung der Hypnose prinzipiell und ohne besondere Veranlassung anzustreben. Eine solche ist nur gegeben, wenn man keine Aussicht hat, mit weniger tiefer Hypnose das Anzustrebende zu erreichen. Ferner, wenn man es für nötig erachtet, durch posthypnotische Amnesie die erteilten therapeutischen Eingebungen vor der Einwirkung von Gegenvorstellungen zu schützen, welche durch die Denkgewohnheiten des Patienten oder von anderer Seite, insbesondere einer unverständigen Umgebung, angeregt werden mögen. Auch der Glaube mancher Patienten, daß die Heilkraft der Hypnose mit der Tiefe des Schlafes zunimmt, kann eine Vertiefung der Hypnose angezeigt erscheinen lassen, da hierdurch das Vertrauen des Patienten

[1]) Einzelne Vertreter dieser Anschauungen verwerfen die therapeutische Verwertung des Somnambulismus auch aus dem Grunde, weil sie denselben als pathologisch erachten.

zu dem angewandten Verfahren gefördert wird, was für den therapeutischen Erfolg von nicht geringer Bedeutung ist. Endlich ist auch in den Fällen, in welchen Verwertung der hypnotischen Hypermnesie in erster Linie in Frage kommt, die Anwendung tiefer Hypnosen ratsam, da in diesen die suggestive Gedächtniserweiterung im allgemeinen umfänglicher ausfällt, als bei leichterer Hypnose.

Was die Dauer der einzelnen Behandlungen betrifft, so läßt sich hierfür eine allgemein gültige Regel nicht aufstellen. Der Grad der Hypnotisierbarkeit und die Art und Zahl der zu berücksichtigenden Symptome sind hierfür maßgebend. Im Durchschnitt kann man jedoch, wenn man von den ersten Behandlungen absieht, in welchen die Hypnotisierung zumeist mehr Zeit beansprucht als später, bei der hypnotischen Suggestivbehandlung, mit ungefähr $^1/_2$ Stunde ausreichen, wovon 10 Minuten auf die Einschläferung und gleiche Zeit auf die therapeutische Einwirkung und der Rest auf den erforderlichen „Nachschlaf" entfallen. Es empfiehlt sich jedoch in den durchaus nicht seltenen Fällen, in welchen die ersten zwei Teile der Behandlung weniger Zeit beanspruchen, keineswegs dementsprechend die Sitzungsdauer zu verkürzen, da eine Verlängerung des Nachschlafes allem Anscheine nach zum Haften der therapeutischen Eingebungen beiträgt und auch das Vertrauen des Patienten zur geübten Behandlung erhöht.

Die Zahl der im Einzelfalle erforderlichen Sitzungen und damit die Dauer der ganzen Behandlung richtet sich selbstverständlich nach der Art des Leidens, in gewissem Maße auch nach dem Grade der Hypnotisierbarkeit, da bei schwer Hypnotisierbaren eine Anzahl von Sitzungen erforderlich sein mag, um den für therapeutische Beeinflussung erforderlichen Grad der Hypnose zu erzielen. In besonders günstigen Fällen läßt sich mit ein paar Sitzungen das gewünschte Resultat erreichen. Selbst eine einzige hypnotische Behandlung kann diesen Erfolg haben. Andererseits kann aber auch die erforderliche Behandlung eine Mehrzahl von Monaten beanspruchen. Bei hartnäckigen Leiden und solchen, welche die baldige Erzielung wenigstens einer Erleichterung nötig machen, sind tägliche Sitzungen angezeigt, von manchen Seiten werden sogar zwei Sitzungen an einem Tage empfohlen. In Fällen, in welchen die Erzielung eines gewissen Resultats nicht drängt und man unbeschränkte Zeit für die Behandlung zur Verfügung hat, läßt sich mit einigen Sitzungen in der Woche auskommen. Dabei spielen auch die Wünsche der Patienten und deren berufliche Verhältnisse oft eine Rolle. Es liegt auch nahe, daß man bei länger dauernder Behandlung mit dem Fortschreiten der Besserung die Zahl der wöchentlichen Sitzungen entsprechend verringert.

Um den Wert der Hypnotherapie richtig zu taxieren, ist es nötig, daß man nicht lediglich ihre Leistungen bei zahlreichen Krankheiten und ihre Vorzüge anderen psychotherapeutischen Methoden gegenüber, sondern auch die ihr anhaftenden Schattenseiten berücksichtigt, die allerdings nicht in jedem Falle, sondern nur unter gewissen Bedingungen sich geltend machen.

Es ist schon eine Schattenseite, daß die hypnotische Behandlung nur in oder durch einen psychischen Zustand vorgenommen werden kann, dessen Herbeiführung nicht immer ohne weiteres gelingt. Jenes Maß von Geduld und Einsicht, welches erforderlich ist, um die bei der ersten oder den ersten Hypnotisierungen auftretenden Schwierigkeiten in den Kauf zu nehmen, besitzen keineswegs alle Patienten, weshalb man in gar manchen Fällen, die sich für hypnotische Behandlung sehr gut eignen würden, auf diese verzichten muß. Andere hinwiederum halten sich für unhypnotisierbar, weil sie die Hypnotisierbarkeit von einem besonderen, bei ihnen nicht vorhandenen Nervenzustand abhängig erachten, und wieder andere können sich zur hypnotischen Behandlung nicht entschließen, weil ihnen das hierzu nötige Vertrauen mangelt, oder weil ihr Leiden nach ihrer Ansicht nicht auf Einbildung beruht, sondern sehr reell ist, mitunter auch aus Furcht, man könnte ihnen ein Geheimnis in der Hypnose entreißen, oder sie sonst zu etwas veranlassen, was gegen ihren Willen ist. All diese verschiedenen Vorurteile und noch manche andere, auf deren Anführung wir hier verzichten müssen, sind nicht immer zu überwinden und bedingen eine Beschränkung in der Verwertung der Hypnotherapie, die im Interesse der betreffenden Patienten nicht selten zu beklagen ist, da das durch hypnotische Behandlung zu Erzielende auf anderem Wege nicht ebenso leicht und rasch, mitunter überhaupt nicht zu erreichen ist. Zu alledem kommt der Umstand, daß die Erfolge der hypnotischen Suggestivtherapie nicht immer dem entsprechen, was man aus theoretischen Gründen erwarten sollte. Nicht bloß bei oberflächlicher Beeinflussung (Somnolenz), sondern selbst bei in Somnambulismus versetzten Patienten können die erteilten therapeutischen Eingebungen unrealisiert bleiben, auch wenn dieselben den Verhältnissen des Falles vollständig angepaßt wurden. Diese Vorkommnisse sind auf Besonderheiten des hypnotischen Zustandes in den betreffenden Fällen zurückzuführen. Es handelt sich um Annäherung der Hypnose an den natürlichen Schlaf oder um eine durch schwere Erkrankung (Hysterie) bedingte Herabsetzung der Suggestibilität, infolge welcher therapeutische Eingebungen nicht oder nicht genügend festgehalten werden können, eine Tatsache, deren an früherer Stelle schon gedacht wurde. Häufiger als gänzlichen Mißerfolgen begegnen wir lediglich oder vorwaltend temporären Erfolgen, was insbesondere bei Hypochondern der Fall ist, die durch ihre Denkgewohnheiten und die Neigung zur Bildung von Autosuggestionen dem Haftenbleiben therapeutischer Eingebungen entgegenwirken. Mitunter gelingt es auch von einer Mehrzahl von Symptomen nur einzelne durch die hypnotische Suggestion zu beseitigen, während die übrigen unbeeinflußt bleiben. In diesen Fällen erweist sich, sofern es sich überhaupt um Symptome handelt, die psychischer Beeinflussung zugänglich sind, die Unterstützung der Eingebung durch somatische Mittel, eventuell auch nur Scheinmittel oder durch andere psychotherapeutische Maßnahmen vielfach erfolgreich.

Von den Gefahren, welche mit dem hypnotischen Zustande verknüpft sein sollen, war noch zu Anfang dieses Jahrhunderts viel die Rede. Es verlohnt sich jedoch nicht, viele Worte über diese Angelegenheit zu verlieren, da nach den Erfahrungen aller kompetenten Ärzte in Deutschland wie im Ausland der Hypnose an sich keinerlei Gefahr anhaftet, wenn sie von sachkundiger Seite eingeleitet, überwacht und beendet wird. Ich selbst habe auch in einer mehr als 30jährigen hypnotherapeutischen Praxis von der Verwertung der Hypnose für Behandlungszwecke nie schädliche Folgen gesehen. Die Hypnotherapie, von sachkundiger ärztlicher Seite angewandt, kann daher als ein völlig ungefährliches Heilverfahren bezeichnet werden. Daß die Versetzung in Hypnose unter Umständen aber auch zu Gesundheitsschädigungen leichterer und ernsterer Art führen kann, ist dagegen durch eine nicht geringe Anzahl von Fällen, die in der Literatur mitgeteilt sind, erwiesen. Bei allen diesen Vorkommnissen handelt es sich jedoch um fehlerhaftes Vorgehen infolge mangelnder Kenntnis der Hypnotisierungstechnik seitens des Hypnotiseurs oder um Anwendung bedenklicher Hypnotisierungsmethoden und rücksichtslose Ausnützung der Versuchspersonen für Zwecke öffentlicher Schaustellungen seitens herumziehender Magnetiseure. Dies hat dazu geführt, daß fast in allen Kulturländern die öffentliche Vorführung hypnotischer Experimente polizeilich untersagt ist.

Neben den der Hypnose an sich angeblich anhaftenden Gefahren hat man jedoch der hypnotischen Behandlung auch noch verschiedene ungünstige Folgen zugeschrieben, welche bei sachgemäßem Vorgehen z. T. überhaupt nicht eintreten, z. T. unschwer zu verhüten sind, wenn die Möglichkeit solcher anzunehmen ist. In erster Linie kommt hier die Behauptung in Betracht, daß durch die Hypnotherapie der Patient eine Schädigung seiner Willenskraft erfährt, eine Annahme, die sich nicht auf therapeutische Erfahrungen, sondern auf das Verhalten Hypnotisierter bei öffentlich vorgeführten oder in Laboratorien veranstalteten Experimenten stützt. Das Versuchsobjekt, das durch die Suggestionen des Hypnotiseurs nicht bloß zu sehr lächerlichen, sondern auch mitunter zu anscheinend kriminellen Handlungen bestimmt wird, mag allerdings den Eindruck hervorrufen, daß sein Wille dem Hypnotiseur gegenüber ausgeschaltet ist. Allein diese Willenlosigkeit ist, wie wir noch zeigen werden, mehr scheinbar als wirklich vorhanden, und bei hypnotischer Behandlung werden mit dem Kranken keine Experimente angestellt, sondern nur Maßnahmen angewendet, die Heilzwecken dienen und der Art des Falles angepaßt sind. Dazu kommt in Betracht, daß, wenn mit der Hypnose an sich auch eine Herabsetzung der Willenstätigkeit verknüpft ist, diese doch nie den Zustand der Hypnose überdauert und auch nicht den von Manchen angenommenen Grad völliger Willenlosigkeit erreicht. Unter den therapeutisch zur Anwendung gelangenden Maßnahmen sind solche, welche eine Schwächung des Willens herbeiführen müssen, nicht vertreten. Auf der anderen Seite verfügt die Hypnotherapie aber über eine Reihe von Mitteln und Wegen, um gesunkene Willensenergie anzuregen, von Haus aus bestehende Willensschwäche zu bekämpfen, die Willensbetätigung hemmende Momente verschiedenster Art zu beseitigen, durch Übung den Willenseinfluß zu steigern und so in der Willenssphäre Erfolge zu erzielen, die von keiner anderen Art psychischer Behandlung übertroffen werden[1]). Ich will nur einige der in Frage stehenden Leistungen hier kurz berühren. Bei sehr vielen neuro- und psychopathischen Individuen wird das Handeln durch Zwangsvorstellungen, Phobien, Autosuggestionen oder Furcht vor Schmerzen und anderen Beschwerden mehr oder weniger, mitunter sogar in sehr hohem Grade gehemmt, dabei gelegentlich auch die Befriedigung der körperlichen Bedürfnisse und die geistige Tätigkeit beschränkt. Wir haben hier die Aufgabe, diese Hemmungen wegzuräumen und damit dem Willen die Möglichkeit seiner vollen Entfaltung zu verschaffen, was durch Aufklärung, Mahnungen, suggestive Einwirkung auf einzelne Symptome, Erteilung bestimmter Vorschriften und sukzessive Steigerung der Forderungen geschieht. Wir sind so beispielsweise imstande, einem sogenannten Agoraphoben, resp. Topophoben, der sich jahrelang über die nächste Umgebung seines Hauses nicht hinaus-

[1]) Es ist selbstverständlich, daß bei diesen Leistungen neben der hypnotischen Suggestion auch andere psychotherapeutische Maßnahmen zur Verwertung kommen. Sehr mit Recht bemerkt L. H. Schultz, daß die allgemeine psychotherapeutische Hypnotherapie einen idealen Weg darstellt, um den Kranken zur Selbstsicherheit seinen neurotischen Symptomen gegenüber zu führen. „Nicht einem fremden Willen wird der Behandelte unterworfen, sondern die rationelle Hypnotherapie hilft ihm, seine eigene Willenserlebnisse aus der Herrschaft psychogener Widerstände und Sperrungen zu lösen und frei durchzuführen“.

gewagt hat, sukzessive dahin zu bringen, daß er sich wieder völlig frei in der Stadt umher bewegen kann.

Wir können einen mit Zwangszweifeln sich beständig abmühenden Patienten dahin bestimmen, daß er mit Aufgebot seines ganzen Willens sich bemüht, die ihn quälenden Vorstellungen zu ignorieren und unbekümmert um die von diesen ausgehenden Erschwernisse seine Tätigkeit fortzusetzen. Wir können mit gesteigerter Emotivität behaftete Kranke dazu anhalten, gegen ihre nach Entladung drängenden Gefühle und Affekte ihren Willen kräftig zu gebrauchen und so die Fähigkeit der Selbstbeherrschung sich mehr und mehr anzueignen, ebenso auch melancholisch oder hypochondrisch Verstimmte, die sich zu keinem Entschluß, keiner Tätigkeit aufraffen können, aus ihrer Apathie aufrütteln und sie mit Erfolg anspornen, den Pflichten ihres Berufes oder ihrer Stellung soweit als möglich nachzukommen. Man hat ferner als einen Nachteil der hypnotischen Behandlung angeführt, daß sie den Patienten von dem Hypnotiseur abhängig und damit unselbständig macht. Auch dieser Einwand entspricht nicht den Tatsachen. Abhängigkeit vom Hypnotiseur stellt sich bei hypnotischer Behandlung nach meiner Erfahrung und der aller kompetenten Ärzte nicht häufiger ein als bei irgend einer anderen psychischen oder rein somatischen Therapie. Sie ist keineswegs ein regelmäßiges, sondern ein sehr seltenes Vorkommnis bei hypnotisch Behandelten, welches soweit als nötig jederzeit beseitigt werden kann. Auch in den Fällen, in welchen der Patient schon bei Einleitung der Behandlung infolge von Willensschwäche und Ängstlichkeit Mangel an Selbständigkeit bekundet, kann dieser auf hypnotherapeutischem Wege beseitigt oder wenigstens verringert werden. Ferner wurde geltend gemacht, daß öftere Hypnotisierung nicht nur die Hypnotisierbarkeit derart steigere, daß jeder Beliebige den Betreffenden hypnotisieren könne, sondern auch die Suggestibilität im Wachzustande bedeutend erhöhe, ferner eine Neigung zum Verfallen in Autohypnose und mitunter auch einen gewissen Hypnosehunger (ein unüberwindliches Verlangen nach Hypnose ähnlich dem Morphinismus) hervorrufe. Alle diese Behauptungen entbehren der Begründung, soferne damit unvermeidliche Folgen der Hypnotherapie bezeichnet werden sollen. Zunächst muß ich betonen, daß öftere Hypnotisierung keineswegs, wie noch vielfach angenommen wird, regelmäßig die Hypnotisierbarkeit ad maximum steigert. Wie ich schon an früherer Stelle bemerkte, wächst die Hypnotisierbarkeit auch bei häufiger Einschläferung in einem Teile der Fälle nur in beschränktem Maße und nimmt gelegentlich auch wieder ab. Wo man glaubt den hypnotisch Behandelten vor Hypnotisierung durch andere Personen schützen zu müssen, kann dies leicht und sicher durch entsprechende Suggestionen in der Hypnose geschehen. Von einer auffälligen Weigerung der Wachsuggestibilität als Folge hypnotischer Behandlung ist mir und anderen kompetenten Ärzten nichts bekannt geworden. Eine Neigung zum Verfallen in Autohypnose wird weit weniger durch die Häufigkeit der hypnotischen Sitzungen als durch die Art der Hypnotisierungsmethode hervorgerufen. In dieser Beziehung hat sich insbesondere das Braidsche Verfahren (längeres Fixieren glänzender Gegenstände) nachteilig erwiesen. Man macht deshalb von der Fixation nur mehr einen sehr beschränkten Gebrauch. Auch die Neigung zum Verfallen in Autohypnose kann, wenn man dieselbe befürchten zu müssen glaubt, durch Suggestion verhütet, und wenn sie sich bereits geltend gemacht hat, auf suggestivem Wege beseitigt werden. Der sogenannte Hypnosehunger ist mir trotz meiner langjährigen hypnotherapeutischen Praxis nicht vorgekommen. Es handelt sich hier jedenfalls um ein sehr seltenes Vorkommnis bei

Hysterischen, das, wie Pierre Janet wohl mit Recht vermutet, durch Verstimmungszustände verursacht ist, die von Zeit zu Zeit wiederkehren und deren Erleichterung von der Hypnose erwartet wird.

Als unerwünschte, wenn auch bedeutungslose Nachwirkungen der hypnotischen Behandlung kommen nicht selten Müdigkeit, Schläfrigkeit, auch Kopfeingenommenheit vor, Erscheinungen, die man dadurch verhüten kann, daß man nach Erledigung der therapeutischen Eingebungen den Patienten noch suggeriert, er werde sich nach dem Erwachen völlig wohl und frisch fühlen. Diese Eingebungen kann man auch mit Vorteil beim Erwecken wiederholen. Hierdurch wird auch Autosuggestionen betreffs ungünstiger Nachwirkungen vorgebeugt.

Wie bei jeder anderen Art von Behandlung kann auch bei hypnotischer eine Verschlimmerung in dem Befinden des Patienten eintreten. Der Patient und dessen Umgebung sind da leicht geneigt, die ungünstige Wendung dem angewandten hypnotherapeutischen Verfahren zur Last zu legen und die Nützlichkeit seiner Fortsetzung in Zweifel zu ziehen. Bei einer lege artis durchgeführten hypnotischen Behandlung ist es jedoch völlig ausgeschlossen, daß durch dieselbe eine Verschlimmerung in dem Zustande des Patienten herbeigeführt wird. Für die Hypnotherapie, die sich so eingehend den verschiedensten Individualitäten und Krankheitszuständen anpassen läßt, gilt nicht, was für manche andere Therapie wohl zutrifft, daß nicht jeder Kranke sie erträgt. Sie kann, wie wiederholt betont werden muß, lege artis angewandt, wohl unwirksam bleiben, aber nicht schaden. Der Arzt muß sich in dem in Frage stehenden Falle bemühen, die Ursache der Verschlimmerung zu eruieren, die dem Patienten wohl bekannt, aber für sein Befinden bedeutungslos erachtet worden sein mag. Das hier Erwähnte kommt namentlich auch psychischen Störungen gegenüber in Betracht, die während einer hypnotischen Behandlung oder im Anschluß an solche bei psychopathisch disponierten Personen eintreten mögen. Ein ursächlicher Zusammenhang mit der geübten Behandlung ist, wenn diese sachgemäß durchgeführt wurde, völlig auszuschließen. Hiegegen spricht auch nicht der Umstand, daß man in den betreffenden Fällen öfters der Wahnidee begegnet, seitens des Arztes werde eine hypnotische, magnetische oder magische Einwirkung auf den Kranken aus der Entfernung ausgeübt, da die gleichen Wahnideen auch bei Patienten vorkommen, die nie hypnotisch behandelt wurden[1]).

Die Beobachtungen, die im folgenden mitgeteilt werden, haben lediglich den Zweck, zu zeigen, wie vielseitig das Wirkungsgebiet der Hypnotherapie ist, und wie sehr diejenigen sich im Irrtum befinden, welche glauben, daß diese psycho-therapeutische Methode den verschiedenen Formen psychischer Wachbehandlung gegenüber keinen Vorteil biete.

Beobachtung I.

Ein 30jähriges Fräulein, Beamtenstochter, leidet seit ihren Kinderjahren (sicher seit dem 10. oder 11. Lebensjahre) an Schmerzen in den Beinen, insbesondere den Knien, welche die Patientin selbst mit häufigen peinlichen Erlebnissen in ihrer Jugendzeit in Zusammenhang bringt. Das eheliche Leben der Eltern der Patientin war kein sehr friedliches; die Auftritte zwischen den Eltern und auch rohe Behandlung, welche sie selbst seitens ihres Vaters erfuhr, bildeten eine Quelle häufiger gemütlicher Erregungen, welche mit Schmerzen in den Beinen sich verknüpften. Diese haben sich bis zur Gegenwart nicht mehr verloren, kehren

[1]) Einen Fall dieser Art habe ich in meinem Handbuch des Hypnotismus S. 384 mitgeteilt.

regelmäßig täglich, insbesondere morgens wieder, und zeigen noch immer eine gewisse Abhängigkeit von dem Gemütszustande der Patientin. Wenn dieselbe heiter gestimmt ist oder sich in Gesellschaft befindet, ist der Zustand der Beine besser, und jede Aufregung macht sich in denselben durch Schmerzen fühlbar. Die Leistungsfähigkeit der Beine ist bei günstiger Gemütslage gut; ein Verdruß verursacht dagegen auch rasches Ermüden beim Gehen. Des Morgens sind die Beine gewöhnlich wackelig, und seit 6 Jahren macht sich auch eine gewisse Schwäche in den Armen bemerklich, die sich im Laufe des Tages verringert. Zu den Schmerzen in den Beinen gesellen sich häufig, namentlich nach dem Aufstehen des Morgens, ein gegen das Herz und gegen den Kopf aufsteigendes Gefühl, ferner Kopfschmerzen und Gemütsverstimmung mit Tränenausbrüchen. Die Menses sind ganz regelmäßig und sehr spärlich; während derselben zeigt sich in der Regel eine Steigerung der Beschwerden.

Patientin ist eine ziemlich fettleibige Person von blassem Aussehen, welche seitens des Nervensystems keine objektiv nachweisbaren Störungen darbietet. Die Kniegelenke, welche den Hauptgegenstand ihrer Klagen bilden, zeigen weder Anschwellung noch besondere Empfindlichkeit für Druck oder Bewegung.

Die Patientin wird durch eine mehrwöchentliche hypnotische Suggestivbehandlung von allen ihren Beschwerden befreit, und zwar nicht lediglich vorübergehend; erst nach etwa fünf Vierteljahren stellten sich bei derselben und zwar infolge länger andauernder und bedeutender gemütlicher Erregungen, die durch schwere Erkrankung ihrer Mutter veranlaßt waren, wieder Schmerzen in den Beinen ein. Diese wurden wieder durch eine kleinere Anzahl hypnotischer Sitzungen beseitigt. Bei dieser Gelegenheit unternahm ich es auch auf Wunsch der Patientin, auf einer Verstärkung ihrer bis dahin spärlichen Menses hinzuwirken. Wie mir die Patientin später mitteilte, waren meine Eingebungen in der Hypnose auch in dieser Richtung von Erfolg; die Menstrualblutung wurde wenigstens für eine Anzahl von Monaten entschieden erheblicher.

Die Beschwerden in den Beinen waren im vorstehenden Falle zum Teil durch immer wiederkehrende — wahrscheinlich vorwaltend unterbewußte — peinliche Erinnerungen an frühere Erlebnisse, zum Teil durch neue gemütliche Erregungen verursacht. Die hypnotische Eingebung mußte sich gegen diese beiden Quellen richten und erzielte auch den gewiß beachtenswerten Erfolg, Beschwerden, die vielleicht seit 20 Jahren bestanden, für eine lange Zeit zu bannen. Es ist mindestens sehr unwahrscheinlich, daß dieses Resultat auch auf anderem Wege sich hätte erzielen lassen; das gleiche gilt, wenigstens so weit psychotherapeutische Einwirkungen in Betracht kommen, für die Beeinflussung der Menstruation.

Ich hatte Veranlassung, die Patientin noch ein drittes Mal zu behandeln. Sie hatte das Mißgeschick, sich in einen jungen Geistlichen, mit dem sie, als sehr kirchlich gesinnte Person, öfters in Berührung kam, zu verlieben, was seitens des Betreffenden nur mit Zeichen der Geringschätzung erwidert wurde. Sie wünschte deshalb von dieser ihr sehr peinlichen Neigung befreit zu werden, und dies gelang auch in zwei hypnotischen Sitzungen. Der Erfolg war auch ein dauernder.

Beobachtung II.

Ein 20jähriges Mädchen wird nach schweren Aufregungen von hysterischen Anfällen heimgesucht, welche täglich auftreten; daneben besteht eine ganz exzessive gemütliche Reizbarkeit, welche zu Wutausbrüchen bei den geringfügigsten Anlässen und selbst zu Tätlichkeiten gegen ihre Angehörigen führt; Verkehr mit Fremden deshalb ganz unmöglich. Eine vierwöchentliche Behandlung mit Bädern, Elektrizität und Gebrauch von sedativen Arzneien neben der Sachlage entsprechender psychischer Beeinflussung (energische Ermahnung zur Selbstbeherrschung etc.) hat nur einen bescheidenen Erfolg; die Anfälle werden etwas seltener, die gemütliche Erregbarkeit bleibt fast unverändert. Nunmehr hypnotische Behandlung in einer kleinen Anzahl von Sitzungen mit dem Resultate, daß die Patientin von dem Tage der ersten Sitzung an nur mehr einen Anfall (und diesen infolge zufälliger Umstände) hat und die gemütliche Erregbarkeit sich alsbald derart verringert, daß die Patientin nach Aussage ihrer Angehörigen eine größere Sanftmut zeigt als vor ihrer Erkrankung. Die Patientin blieb geheilt. Der Erfolg bezüglich der Anfälle hätte hier vielleicht auch auf anderem Wege erzielt werden können, bezüglich des psychischen Verhaltens dagegen nicht.

Beobachtung III.

Eine Frau in den 50er Jahren leidet infolge eines Schreckens seit fast einem Jahre an der als Basophobie bezeichneten Zwangsangst. Sie kann ohne Begleitung nicht ausgehen und bewegt sich auch in ihrer Wohnung nur an den Wänden und Möbeln sich anhaltend umher. Reicht man ihr den kleinen Finger, so kann sie so rasch und sicher wie jeder Gesunde gehen, selbst laufen. Fordert man sie dagegen auf, allein eine kleine Strecke zu gehen, so gerät sie nach ein paar Schritten ins Taumeln und würde ohne Unterstützung hinstürzen. Die Frau wurde schon längere Zeit mit Arzneien behandelt und elektrisiert, ohne jeden Erfolg. Aufklärung über ihren Zustand und ermutigender Zuspruch erweist sich ohne Nutzen; dagegen gelingt es, in sechs hypnotischen Sitzungen, die Patientin völlig und dauernd von ihrer Phobie zu befreien. Sie kommt zu den letzten Sitzungen schon von ihrer entfernten Wohnung ohne Begleitung zu mir.

Beobachtung IV.

Ein Beamter in den 30er Jahren von hysterischer Veranlagung leidet nach einer Venenentzündung an einem Beine, welche eine Anschwellung desselben hinterlassen hat, an Schmerzen an diesem, welche beim Umhergehen sich allmählich bis zum Unerträglichen steigern. Der Patient verläßt deshalb sechs Wochen das Zimmer nicht. Verschiedene während dieser Zeit von dem Hausarzte des Patienten angewendete Mittel, welche sämtlich eine Suggestivwirkung hätten äußern können, beeinflussen den Zustand in keiner Weise (Massage Einreibungen etc.); Patient wird deshalb an mich zu weiterer Behandlung überwiesen. Auch die von mir neben entsprechender psychischer Beeinflussung geübte elektrische Behandlung erzielt keinen erheblichen Fortschritt; nun wird der Patient in der Hypnose am Beine elektrisiert, was zur Folge hat, daß derselbe alsbald weitere Strecken ohne jeden Schmerz zurücklegen und seinen Dienst wieder aufnehmen kann.

Beobachtung V.

Der Fall betrifft ein 18jähriges Mädchen vom Lande, welches seit mehr als Jahresfrist zur Zeit der Menses von schweren und lang anhaltenden hystero-epileptischen Anfällen regelmäßig heimgesucht wurde. Das Leiden trat im Gefolge heftiger gemütlicher Erregungen auf. Verschiedene Mittel waren gegen dasselbe schon vergeblich angewendet worden. Die Patientin, welche nur kurze Zeit in Beobachtung bleiben konnte, wurde nur viermal hypnotisiert und hierbei ließ sich schon in der ersten Sitzung Somnambulismus erzielen. Ich suggerierte der Patientin, daß bei ihr die Menstruation, welche bis dahin gewöhnlich sechs Tage gedauert hatte, sich auf 3 Tage beschränken und während derselben kein Anfall mehr eintreten werde. In der letzten Hypnose, welche ungefähr 16 Tage vor dem mutmaßlichen Termine der nächsten Menses statt hatte, wurde ihr außerdem suggeriert, daß sie mir nach 4 Wochen einen Brief schreiben und in demselben über ihr Befinden in der Zwischenzeit berichten werde. Die Patientin war völlig amnestisch, und ich hütete mich derselben im Wachzustande irgend eine Andeutung betreffs des ihr erteilten posthypnotischen Auftrages zu geben. Meine Eingebungen realisierten sich vollkommen in allen Details; nach mehreren Wochen erhielt ich einen Brief, in welchem die Patientin die lebhafteste Freude über den Erfolg der hypnotischen Behandlung äußerte. Die Menstruation hatte nur 3 Tage gedauert und die früheren hysterischen Begleiterscheinungen derselben waren gänzlich ausgeblieben. Das Schreiben enthielt keine Bemerkung, aus welcher sich entnehmen ließ, daß sich das Mädchen irgend eines von mir erteilten Auftrages bewußt war; sie glaubte allem Anscheine nach, aus eigenem Antriebe zu schreiben.

Beobachtung VI.

Dr. X., ledig, 26 Jahre alt, ohne erhebliche erbliche Belastung, hat als Kind nur Masern und Keuchhusten durchgemacht und wurde schon während der letzten Gymnasialjahre durch Zwangsvorstellungen beunruhigt. Es handelt sich hauptsächlich um religiöse Zwangsskrupel die ihn quälten, und unter diesen spielten solche die Hauptrolle, welche an die Lehre von der Sünde gegen den hl. Geist anknüpften. Während der ersten Universitätsjahre steigerten sich die Zwangsskrupel und die damit zusammenhängenden gemütlichen Erregungen derart, daß er Aufnahme in das Sanatorium N. suchen mußte. In diesem wurde sein Zustand soweit gebessert, daß er sein Studium fortsetzen konnte. In den Jahren nach dem Bestehen des Examens wechselte sein Zustand, soweit die Zwangsvorstellungen in Betracht kommen, erheblich; auf Besserungen folgten Verschlimmerungen. Dabei hatte sich der Patient allmählich eine eigene Lehre von der Sünde gegen den heiligen Geist gebildet und grübelte fortwährend darüber nach, ob seine Handlungen und Gedanken damit in Einklang stünden. Da ihn diese Grübeleien bei jeder Beschäftigung behinderten, wurde es ihm unmöglich, den Verpflichtungen der Stellung, die er in einem kleinen Städtchen übernommen hatte, nachzukommen. Dies veranlaßte ihn, sich zurück nach M. und in meine Behandlung zu begeben.

Patient, von Jugend auf mit übertriebener Gewissenhaftigkeit, namentlich in religiöser Hinsicht, behaftet, negiert Masturbation und sexuellen Verkehr; Pollutionen nicht häufig, dagegen Anzeichen einer gewissen sexuellen Erregtheit infolge der Abstinenz. Schlaf wechselnd. Objektiv 0.

Patient wurde hypnotisch behandelt. In der ersten Zeit dieser Behandlung trat eine Veränderung in den Symptomen der bei ihm bestehenden Zwangsneurose in folgender Weise ein: Er beschäftigte sich nicht mehr fortwährend mit der Übereinstimmung seiner Handlungen und Gedanken mit der von ihm früher konstruierten Lehre von der Sünde gegen den heiligen Geist, sondern mit einer neuen Modifikation dieser Lehre, die er nicht aus dem Kopfe brachte. Er wurde gänzlich von der Vorstellung beherrscht, daß jede hämische Beurteilung irgend eines Sachverhalts eine Sünde gegen den heiligen Geist sei. An diese Vorstellung knüpfte sich die Furcht, er könnte irgend etwas tun, was er später selbst hämisch oder spöttisch beurteilen würde, und diese Furcht hatte eine ständige Selbstbeobachtung mit entsprechenden Grübeleien zur Folge.

Die hypnotisch-suggestive Behandlung mußte auf die Einzelheiten dieses gewiß sonderbaren Gedankenganges sorgfältig eingehen und dieselben aus ihren Verbindungen lösen und allmählich zu beseitigen trachten. Während der über eine Anzahl von Monaten sich erstreckenden Behandlung erfuhren die religiösen Zwangsgrübeleien des Patienten noch manche Modifikationen, die ich hier nicht weiter berühren will. Durch die Suggestion gelang es mehr und mehr, das Denken des Patienten von den religiösen Zwangsgrübeleien frei zu machen. Der sehr intelligente Patient gab mir hierbei öfters sehr wohl verwertbare Andeutungen in Betreff der für den momentanen Zustand geeigneten Suggestionen. Der schließliche Erfolg war ein in jeder Hinsicht befriedigender und erhielt sich während einer Reihe von Jahren. Ich sah den Patienten erst nach mehr als 10 Jahren wieder; er hatte sich inzwischen eine bedeutende anwaltliche Praxis erworben, der zuliebe er seit langer Zeit auf die ihm nötige Erholung verzichtet hatte. Infolge der hierdurch bedingten Überanstrengung und beruflicher Aufregungen waren (nach seiner Ansicht) wieder religiöse Zwangsvorstellungen ähnlich den früheren mehr und mehr hervorgetreten, die ihm das Arbeiten ungemein erschwerten und ihn schließlich veranlaßten, meine Dienste wieder in Anspruch zu nehmen. Die eingeleitete hypnotische Behandlung, die sich auf eine Anzahl von Wochen beschränken mußte, war wieder von entschieden günstigem Erfolg. Der Patient konnte nach der Rückkehr in sein Domizil den Anforderungen seines Berufes ohne Schwierigkeiten wieder Genüge leisten. Ein Jahr später setzte ein Unfall in den Bergen seinem Leben ein Ziel.

Beobachtung VII.

Herr S., Postbeamter, 46 Jahre alt, erblich nicht belastet und früher immer gesund, litt seit mehreren Jahren bereits, allem Anscheine nach infolge häufigen Nachtdienstes, an zunehmendem Schlafmangel. In den letzten Monaten hatte sich der Zustand so verschlimmert, daß Patient es kaum auf 2 Stunden Schlaf brachte. Dementsprechend verschlechterte sich das übrige Befinden, Kopfdruck, Abnahme der Arbeitskraft, hochgradige Verstimmung und psychische Unruhe, sowie Appetitmangel stellten sich ein. Bei dem Patienten mußte zunächst von hypnotischer Behandlung abgesehen werden, weil mehrere Versuche nach der fraktionierten Methode erfolglos blieben; Patient war nicht imstande, sich kurze Zeit ruhig liegend zu verhalten. Es wurde daher vorerst ein rein somatisches Heilverfahren (Halbbäder, Brom etc.) angewandt und der Patient beauftragt, sich für die später vorzunehmende Hypnotisierung durch öfteres ruhiges Liegen mit geschlossenen Augen und lautloses Zählen vorzubereiten. Hierbei trat nur eine geringe Besserung des Zustandes ein; Patient kam nicht über 3 Stunden Schlaf hinaus. Als 14 Tage später die Hypnotisierung neuerdings versucht wurde, ließ sich Somnolenz und nach wenigen Sitzungen bereits ein ausgeprägter Schlafzustand erzielen. Von diesem Zeitpunkte an besserte sich der Schlaf in ganz auffälliger Weise. Patient brachte es alsbald auf 7—8 Stunden festen Schlafes und in einigen Wochen war sein Befinden in jeder Hinsicht befriedigend.

Beobachtung VIII.

Vor einer Reihe von Jahren wurde ich von Herrn Kollega Hofrat Dr. Doldi dahier ersucht, eine seit langem in seiner Behandlung stehende Dame zu hypnotisieren. Die unverheiratete, etwa 44 Jahre alte Patientin war seit fast 20 Jahren infolge eines schweren Sexualleidens, das wiederholte operative Eingriffe nötig gemacht hatte, von Menstrualkoliken heimgesucht, die ihr das Leben zur Qual machten und sie zum Morphinismus geführt hatten. Das Morphium, obwohl zur Zeit in einer Dosis von 0,25 täglich injiziert, hatte auf die Schmerzen keine Wirkung mehr. Die Patientin befand sich in den letzten 14 Tagen nach Mitteilung Kollega Doldis und ihrem eigenen Berichte in einem ganz trostlosen Zustande: Tag und Nacht heftige Schmerzen, die keine Viertelstunde ruhigen Schlafes zuließen und auch den Appetit ganz und gar aufhoben. Um dem Wunsche des Kollegen und der Patientin zu entsprechen, nahm ich am 17. Mai abends 7 Uhr die Hypnotisierung der Patientin vor, bei der vorliegenden Sachlage ohne Hoffnung auf Erfolg, im Grunde lediglich solatii causa. Die Einschläferung geschah nach der fraktionierten Methode, jedoch nur in 2 Absätzen, da die erste Einschläferung bereits befriedigend wirkte. Ich verließ die Patientin, die genügend beeinflußt schien, nachdem ich ihr das Erforderliche wiederholt suggeriert hatte, um mich zu dem in einem Nebengemache anwesenden Kollegen zu begeben und mit diesem das Resultat der Prozedur zunächst einige Zeit abzuwarten. Nach etwa 20 Minuten wurde ich durch aus dem Schlafzimmer der Patientin dringende Laute veranlaßt, nach dieser zu sehen. Auf mein Befragen berichtete die Patientin, daß sie nicht eigentlich geschlafen, aber sich in einem Zustande so seliger Ruhe und völliger Schmerzbefreiung befunden habe, daß sie irgend etwas darum geben würde, wenn sie sich wieder in diesen Zustand versetzen könnte. Ich erklärte hierauf der Patientin, daß die Einschläferung jedenfalls noch eine beruhigende Nachwirkung haben und die Nacht besser verlaufen werde als bisher. Als ich die Patientin am folgenden Tage (18. V. abends) wieder sah, teilte mir dieselbe mit, daß sie nicht nur die Nacht hindurch gut geschlafen, sondern auch während des größten Teils des Tages geschlummert und eben, als ich kam, geträumt hatte. Dem Einschlafen des Nachts war eine Anwandlung von Heißhunger vorhergegangen. Die Patientin wurde noch zweimal, bei dem eben erwähnten Besuche und am 20. Mai hypnotisiert; die Besserung des Befindens hielt an, so daß die Patientin nach einigen Tagen ihre Beschäftigung als Künstlerin wieder aufnehmen konnte.

Indikationen.

Die Hypnotherapie ist kein Spezifikum für irgend ein Leiden oder irgend ein Symptom, dagegen bei allen Krankheitszuständen, welche psychischer Beeinflussung in irgend einer Hinsicht zugänglich sind, verwendbar. Diese Sachlage bedingt es, daß für die Verwertung der hypnotischen Behandlung der Neigung und Erfahrung des einzelnen Arztes auf hypnotherapeutischem Gebiete ein sehr weiter Spielraum gegeben ist, ebenso aber auch den Wünschen und persönlichen Verhältnissen der Kranken in erheblichem Maße Rechnung getragen werden kann. Es kann deshalb nicht Wunder nehmen, daß die Zahl der Erkrankungen, bei welchen hypnotische Behandlung mit mehr oder weniger Nutzen angewendet wurde, im Laufe der Jahre ungeheuer angewachsen ist und die Gepflogenheiten der hypnotherapeutisch tätigen Ärzte in bezug auf die Auswahl der von ihnen behandelten Fälle zum Teil sehr von einander abweichen. Bei den schwersten Erkrankungen innerer und äußerer Teile, z. B. Krebsleiden und Tuberkulose, wie den leichtesten alltäglichen Affektionen, Bronchialkatarrh, Muskelrheumatismus, Warzen etc. ist Hypnotherapie gelegentlich mit einem gewissen Nutzen verwertet worden. Ich kann diese Ausdehnung der hypnotischen Praxis weder als verwerflich, noch als allgemein empfehlenswert erachten. Es handelt sich hierbei zum Teil um Betätigung einer Vorliebe für das Verfahren auf Grund einer besonderen Fertigkeit in der Handhabung desselben, zum Teil wohl auch um ein Entgegenkommen gegen Wünsche von Patienten, die man nicht unberücksichtigt lassen kann.

Für den ärztlichen Praktiker, der sich mit den Leistungen der Hypnotherapie bekannt machen will, handelt es sich jedoch in erster Linie darum, sich über die speziellen Indikationen dieses therapeutischen Verfahrens zu unterrichten, d. h. Aufklärung darüber zu erlangen, bei welchen Leiden und Störungen die hypnotische Behandlung für die Erzielung wesentlicher Heilerfolge anderen therapeutischen Methoden gegenüber besondere Vorteile bietet oder unter Umständen bieten kann. Erst in zweiter Linie kommt für ihn in Betracht, bei welchen Affektionen die Hypnotherapie überhaupt mit Aussicht auf Erfolg in irgend einer Richtung angewendet werden kann. Zweifellos ist es für den Praktiker von Interesse, daß man Leiden wie Chlorose, Rheumatismus, Stuhlverstopfung, die gewöhnlich mit somatischen Mitteln behandelt werden, auch durch hypnotische Suggestion beseitigen kann, allein letztere bildet hier nur eines unter einer Mehrzahl verfügbarer Mittel und kein unter allen Umständen überlegenes. Ungleich wichtiger ist es jedoch für den Arzt, die Leiden und Symptome zu kennen, welche besonders geeignete und dankbare Objekte der Hypnotherapie bilden. Über diesen Punkt bestehen jedoch selbst unter den erfahrensten und kompetentesten Hypnotherapeuten zum Teil noch erhebliche Meinungsverschiedenheiten. Nur über einige allgemeine Gesichtspunkte und die Behandlung der Hysterie hat sich allmählich eine gewisse Übereinstimmung ausgebildet. Als besonders geeignet für die hypnotische Behandlung werden die Fälle betrachtet, in welchen das vorhandene Leiden oder einzelne Symptome desselben sicher oder vermutlich in der Hauptsache psychogenen Ursprungs sind. Das Hauptkontingent dieser Fälle gehört dem Gebiete der Neurosen (Psychoneurosen) an. Die Hysterie bildet jedoch nicht, wie man früher angenommen hat, das Hauptobjekt der Hypnotherapie. Manche Autoren gehen jedoch etwas weiter, indem sie alle psychischer Beeinflussung zugänglichen Krankheitserscheinungen dem Gebiete der Hypnotherapie zuweisen. Indes wird auch in den für die Hypnotherapie zweifellos geeigneten Fällen die Anwendung dieses Verfahrens primo loco nicht allgemein als ratsam erachtet. Insbesondere wurde von Schultz Sparsamkeit in der Verwertung der Hypnotherapie als ein Hauptgrundsatz erklärt, und soll zur hypnotischen Behandlung nur dann übergegangen werden, wenn die in erster Linie versuchte psychische Wachbehandlung versagt hat.

Ich selbst bin ebenfalls für das Sparsamkeitsprinzip bei Verwertung der Hypnotherapie, muß aber die regelmäßige Anwendung dieses Prinzips für unzweckmäßig erachten. Mit Schultz bin ich der Meinung, daß man auch in Fällen, die sich für hypnotische Behandlung eignen mögen, zunächst mit psychischer Wachbehandlung beginnen und erst, wenn sich deren Unzulänglichkeit herausgestellt hat, zur Heranziehung der Hypnotherapie übergeht[1]). Wenn es sich aber um Affektionen handelt, bei denen man auf Grund ausreichender Erfahrungen nur von hypnotischer Behandlung, abgesehen von Psychoanalyse, einen wesentlichen Erfolg sich versprechen kann, wäre es Zeit- und Müheverschwendung, wollte man die Verwendung der Hypnotherapie erst von Mißerfolgen anderer psychotherapeutischer Verfahren abhängig machen. Gewisse Indikationen können auch durch die persönlichen Verhältnisse und Anschauungen des Patienten gegeben sein. Steht z. B. nur beschränkte Zeit für die Behandlung zur Verfügung, so empfiehlt sich in manchen Fällen in erster Linie die Hypnotherapie, sofern durch diese rascher ein gewisser Erfolg als durch andere psychotherapeutische Maßnahmen erzielt werden kann. Äußert der Patient besonderes Vertrauen zur hypnotischen Behandlung, so darf diese auch in erster Linie in Anwendung kommen, auch wenn die Aussicht besteht, daß auch auf anderem Wege sich ebenfalls ein günstiges Resultat erzielen läßt.

---

[1]) Es ist hierbei jedoch nicht nötig, ja auch nicht wünschenswert, daß das gesamte Gebiet der psychischen Wachbehandlung erschöpft wird.

Bevor ich auf die einzelnen für die hypnotische Behandlung nach meiner eigenen Erfahrung und den Mitteilungen in der Literatur in Betracht kommenden Erkrankungen eingehe, halte ich es für zweckmäßig, hier noch einige bei Verwertung der Hypnotherapie zu berücksichtigende allgemeine Grundsätze darzulegen. Der Arzt, der mit hypnotischer Behandlung sich befassen will, muß sich vor allem mit einer großen Dosis Geduld ausrüsten. Das angewandte Verfahren kann ebensowohl rascher zu einem Erfolge führen, wie man erwartet hat, als auch viel später, und es ist daher nicht ratsam, bei Beginn der Behandlung die Hoffnungen des Patienten in bezug auf den zeitlichen Eintritt des Erfolges zu hoch zu spannen. Der Arzt muß sich auch hüten, wenn der Fortschritt in der Vertiefung der Hypnose oder in der Erzielung therapeutischer Wirkungen nicht seinen Erwartungen entspricht, in irgend einer Weise Ungeduld oder Unzufriedenheit zu bekunden, da sich dies auf den Patienten übertragen und dessen Vertrauen in die Behandlung erschüttern könnte. Solange die Behandlung fortgesetzt wird, darf der Arzt nie unterlassen, die Hoffnung auf ein günstiges Resultat zu nähren, auch wenn er selbst darüber in Zweifel sein mag. Mit der Beseitigung der zu bekämpfenden Krankheitserscheinungen ist die Aufgabe des Arztes nicht gelöst. Er muß auch auf Verhütung von Rezidiven durch Fortsetzung der Behandlung für eine gewisse Zeit Bedacht nehmen und ebenso den Patienten gegen ungünstige Einwirkungen seiner Umgebung oder anderer Personen schützen. Letzteres kann dadurch geschehen, daß man dem Patienten in der Hypnose erklärt: „Ihr Leiden ist geheilt, Sie sind gesund und bleiben gesund, und werden niemand glauben, der Ihnen etwas anderes sagt."

Soweit als tunlich, soll man es vermeiden, die Hypnotherapie als ultimum refugium zu verwerten oder wenigstens den Kranken hiervon Kenntnis zu geben. Es ist für die Wirksamkeit einer hypnotischen Kur keineswegs abträglich, sondern eher förderlich, wenn der Kranke weiß, daß er in derselben nicht seinen letzten Hoffnungsanker zu erblicken hat. Ferner möchte ich betonen, daß es bei einer größeren Zahl von Beschwerden nicht nötig ist, jeder einzelnen Klage des Patienten durch eine Suggestion Rechnung zu tragen. Wenn die Hauptstörungen beseitigt sind, kann man auf das Schwinden untergeordneter Beschwerden dadurch einwirken, daß man den Kranken für gesund erklärt. Hiermit wird dem Kranken indirekt suggeriert, daß die noch bestehenden Molesten von keiner Bedeutung sind, und diese Auffassung trägt zur Beseitigung derselben wesentlich bei.

Von den Krankheiten des Nervensystems bilden die organischen Erkrankungen des Gehirns, Rückenmarks und der peripheren Nerven begreiflicherweise für eine erfolgreiche Verwertung der Hypnotherapie nur ein beschränktes Feld. Zerstörtes oder hochgradig geschädigtes Nervengewebe kann selbstverständlich durch keine Art psychischer Einwirkung wieder hergestellt werden, weshalb auch die hierdurch bedingten Ausfallserscheinungen auf hypnotherapeutischem Wege nicht beseitigt werden können. Allein bei den in Frage stehenden Erkrankungen finden sich neben den gröberen strukturellen Läsionen auch geringere und ausgleichbare Veränderungen, und die hierdurch bedingten Funktionsstörungen sind der hypnotischen Behandlung wenigstens in gewissem Maße zugänglich. Das gleiche gilt für die psychogen bedingten Symptome, welche nicht selten bei Erkrankungen des Nervensystems die organisch verursachten Störungen überlagern und diese verstärken. Von einer erheblichen Anzahl von Autoren (Bernheim, Fontan, Großmann u. a.) haben denn auch bei zerebralen Herderkrankungen sowohl als chronischen organischen Rückenmarkserkrankungen (Tabes, Myelitis etc.) auf hypnotherapeutischem Wege manche recht beachtenswerte Resultate erzielt. Nach meinen Erfahrungen bildet namentlich die durch Angstzustände bedingte Steigerung der Gehstörung bei zerebralen Herderkrankungen, Tabes, multipler Sklerose etc. ein günstiges Objekt für die Hypnotherapie. Kranke, die ohne Unterstützung nicht zu gehen vermögen, lassen sich dahin bringen, daß sie unter Benützung eines Stockes frei umher sich bewegen können. Unter Umständen kann man auch in derartigen Fällen die hypnotische Behandlung solatii causa anwenden, um dem Kranken z. B. die Schwäche seiner Beine, die sein Gemüt bedrückt, weniger fühlbar zu machen. Dies ist möglich, auch wenn objektiv an der Leistungsfähigkeit der Beine nichts geändert wird.

Von ungleich größerer Bedeutung als für die organischen Erkrankungen des Nervensystems hat sich die Hypnotherapie für die Neurosen und alle übrigen in das Gebiet der sogenannten funktionellen Nervenerkrankungen gehörenden Affektionen erwiesen. Hierüber ist man unter den Sachkundigen so ziemlich einer Meinung. Die neurasthenischen Zustände bilden für die hypnotische Suggestivbehandlung im allgemeinen ein sehr lohnendes Feld, doch leistet uns das Verfahren den einzelnen neurasthenischen Erscheinungen gegenüber nicht immer die gleichen Dienste. Von den psychischen Symptomen bilden die Stimmungsanomalien, Angstzustände und Zwangsvorstellungen häufig dankbare Objekte der Hypnotherapie; das gleiche gilt für die sensiblen Reizerscheinungen (Kopf-, Rücken- und Gliederschmerzen etc.). Auch bei der nervösen Herzschwäche, der nervösen Dyspepsie und Enteropathie, sowie den nervösen Funktionsstörungen der Blase (reizbare Blase) läßt sich dieselbe oft mit Vorteil verwerten. Die spezifischen Erschöpfungssymptome, Herabsetzung der geistigen Leistungsfähigkeit, Gedächtnisabnahme, motorische Schwäche sind, je nach ihrer Dauer und den ursächlichen (sowie anderen) Verhältnissen der hypnotischen Suggestion in wechselndem Maße zugänglich. Besonders hervorragende Dienste leistet uns die hypnotische Behandlung bei dem neurasthenischen (nervösen) Schlafmangel. Das gleiche gilt für die Schlafstörungen bei anderen nervösen und psychischen Leiden (Hysterie, Melancholie, periodischen Depressionszuständen etc.) Hier handelt es sich vor allem um die Eruierung der Ursache des Schlafdefizits, deren Beseitigung immer, soweit als möglich, in erster Linie anzustreben ist. Besteht die Zwangsfurcht vor dem Nichtschlafenkönnen, so bildet die Hypnotisierung gegen diese an sich schon ein wichtiges Hilfsmittel. Sie muß mit größter Geduld und der Ausnützung aller technischen Hilfsmittel vorgenommen werden und bildet für den Kranken eine Art Schlafgymnastik, durch die er allmählich wieder lernt, sich in die für den Eindruck des Schlafes erforderliche psychische Verfassung zu versetzen. Dem muß auch durch die therapeutischen Eingebungen Rechnung getragen werden. Auch diese müssen in erster Linie darauf hinzielen, alle den Eintritt des Schlafes erschwerenden oder verhindernden psychischen Momente (peinliche Erinnerungen, Zwangsfurcht vor dem Nichtschlafenkönnen etc.) zu bekämpfen. An diese müssen sich Eingebungen anschließen, die auf Vertiefung und Andauer des Schlafes abzielen. In den Fällen, in welchen zwar das Einschlafen nicht erschwert, aber die Andauer des Schlafes erheblich verringert ist, müssen die Eingebungen dahin gerichtet sein, daß der Patient bei frühem Erwachen sich darüber nicht alteriert, sondern in aller Ruhe und mit Vertrauen den Wiedereintritt des Schlafes erwartet, der unter diesen Verhältnissen auch meist nicht lange ausbleibt. Eine Frage, die hier noch in Betracht kommt, ist die, wie man es bei den Patienten zu halten hat, die an regelmäßigem Gebrauch von Schlafmitteln gewöhnt sind. Die völlige Untersagung dieser Mittel von Beginn der hypnotischen Behandlung an erscheint mir nicht zweckmäßig, ist auch schwer durchführbar; dagegen muß eine sukzessive und nicht zu lange sich hinziehende Entziehung mit aller Energie angestrebt werden.

Die Hysterie bildet, wie schon erwähnt wurde, nicht mehr das Hauptobjekt hypnotischer Behandlung. Die glänzenden Erfolge, die man in einzelnen Fällen dieser Erkrankung erzielt, gestatten noch keinen Schluß für die durchschnittliche Leistung des Verfahrens bei dem Leiden. Die Zahl der Fälle ist nicht gering, in welchen sich durch die Hypnotherapie lediglich vorübergehende oder bescheidene Besserung, mitunter auch überhaupt kein therapeutischer Erfolg erzielen läßt, während man durch die Wachsuggestion und andere psychotherapeutische Maßnahmen zu dauernden günstigen Resultaten gelangt[1]).

Die Unzulänglichkeit der Hypnotherapie bei einem Teil der Hysterischen ist auf verschiedene Umstände zurückzuführen, von denen wir nur die folgenden hier anführen wollen. Die hypochondrischen Hysterischen (eine zahlreiche Klasse) sind wegen der Art ihrer Suggestibilität sehr wenig beeinflußbar, weil diese fast ganz in Autosuggestibilität aufgeht. Infolge dieses Verhaltens sind sie therapeutischen Suggestionen nur wenig oder vorübergehend zugänglich, während sie von Autosuggestionen ganz beherrscht werden. Gelingt es bei diesen Kranken, ein Symptom zu beseitigen, so wird es gewöhnlich durch ein anderes ersetzt und hierdurch an dem Gesamtzustande nichts geändert. An diese Klasse reihen sich die schwerkranken, körperlich herabgekommenen Hysterischen an, deren wir bereits gedachten, die infolge ihres geschwächten Geisteszustandes unfähig sind, therapeutische Eingebungen festzuhalten und zu realisieren. Auch die Fälle mit Disposition zu hysterischen (lethargischen) Schlafzuständen eignen sich wenig für die Hypnotherapie, da bei denselben Hypnotisierungsversuche gewöhnlich nur eine hysterische Schlafattacke herbeiführen, deren Umwandlung in Hypnose zwar möglich ist, aber nicht immer gelingt. Was die Symptomatologie der einzelnen Fälle anbelangt, so geht die, man darf wohl sagen, allgemeine Erfahrung dahin, daß die monosymptomatischen Formen der Hysterie erheblich günstigere Objekte für die Hypnotherapie bilden als die polysymptomatischen.

In der Therapie der Geisteskrankheiten hat das hypnotische Verfahren keine größere Bedeutung bisher erlangt, und es ist auch nicht wahrscheinlich, daß sich dies in absehbarer Zeit ändern wird. Zum Teil erklärt sich diese Sachlage aus dem schon erwähnten Umstande, daß nur etwa 10% aller Geisteskranken hypnotisierbar sind. Günstige Resultate wurden bisher nur bei leichteren Melancholien, periodischen Depressionszuständen, Zyklothymieen, sowie hysterischen Psychosen erzielt. Für eine ausgedehntere Anwendung der Hypnotherapie bei Psychosen traten Voisin und Geyerstam ein, doch haben deren Ansichten in den psychiatrischen Kreisen keinen Anklang gefunden.

Ein Gebiet, auf dem die Hypnotherapie Bedeutendes zu leisten vermag, sind die psychischen Zwangserscheinungen, die nicht bloß bei Neurasthenie, sondern auch bei anderen Erkrankungen, Hysterie, Epilepsie, Melancholie, zum Teil auch als Symptome selbständiger Neurosen der Angst- und Zwangsneurose sich finden.

Von den Zwangsvorstellungen sind die selbständigen vereinzelt oder in Gruppen auftretenden der Hypnotherapie im allgemeinen leichter zugänglich als

[1]) Auch Forel bemerkt, daß man bei Hysterischen nach seinen Erfahrungen durch geschickte Suggestion im Wachen nicht selten mehr erreicht, als durch förmliche, angekündigte Hypnose.

die verschiedenen Zwangssuchten, Zweifelsucht, Grübelsucht, Fragesucht, Zwangsskrupel etc. Doch lassen sich auch bei diesen Formen des Zwangsvorstellens Erfolge erzielen, die einer Heilung gleichkommen (vgl. Beobachtung 6, S. 107), die aber keinen Schutz gegen Rezidive gewähren. Ein radikaler Erfolg läßt sich in den in Frage stehenden Fällen öfters durch die Verknüpfung der hypnotischen Behandlung mit einer Form von Psychoanalyse erzielen, eine Kombination, die sich deshalb empfiehlt, weil sie durch Ausnützung der intrahypnotischen Hypermnesie der einfachen Psychoanalyse gegenüber zu einer Abkürzung des Verfahrens führen kann.

Von den dem Gebiete der Zwangserscheinungen angehörenden Angstzuständen bieten die einfachen, d. h. primär oder überhaupt inhaltlosen Angstzustände der hypnotischen Behandlung im allgemeinen weniger Schwierigkeiten als die bei bestimmten äußeren Anlässen auftretenden oder wenigstens von gewissen Vorstellungen ausgehenden Angstzustände, die Phobien, die sich häufig genug viele Jahre hindurch erhalten. Die Dauer des Bestehens dieser Störungen ist von wesentlicher Bedeutung für den Erfolg jeder gegen dieselbe eingeleiteten Therapie, auch der Hypnotherapie. Phobien, die erst seit Wochen oder einigen Monaten sich entwickelt haben, sind in der Regel ungleich leichter auf hypnotherapeutischem Wege zu beseitigen, als solche von mehrjährigem Bestande[1]), doch kann das Alter der Phobie allein einen Erfolg nicht verhindern. Ich habe in den letzten Jahren eine seit 25 Jahren bestehende Agoraphobie durch hypnotische Behandlung völlig zu beseitigen vermocht, doch ist bei den lange bestehenden Phobien die unablässige Verbindung der hypnotischen Suggestion mit anderen psycho-therapeutischen Maßnahmen, insbesondere solchen, die auf Hebung der Willensenergie abzielen, erforderlich. In manchen Fällen liegt die Schwierigkeit nicht lediglich in dem langen Bestande der Phobie, sondern auch in deren ursächlichen Momenten, die eine Kombination von Psychoanalyse mit Hypnotherapie erheischen mögen.

Es ist heutzutage noch nicht möglich, über die therapeutischen Leistungen der verschiedenen Methoden der Psychoanalyse, speziell auf dem Gebiete der Zwangserscheinungen, zu einem endgültigen Urteile zu gelangen. Während die Spezialisten der Psychoanalyse ihr Verfahren zumeist allen übrigen Methoden psychischer Behandlung überlegen erachten, wird von manchen auf dem Gebiete der Psychotherapie zweifellos kompetenten Autoren der Heilwert der Psychoanalyse gering eingeschätzt. Tatsache ist jedenfalls, daß die Psychoanalyse bei den Zwangsneurosen keineswegs immer zum Ziele der Heilung führt, und dies selbst bei lange fortgesetzter Behandlung von kompetenter Seite. Ferner steht fest, daß ihre Anwendung häufig in der ersten Zeit zu einer Verschlimmerung des Leidens führt und ihre Verwertbarkeit an ein gewisses Alter (nicht über 50 Jahre) und nicht zu geringer Intelligenz (nach Freud) gebunden ist. Die Hypnotherapie ist dagegen in jedem Lebensalter, von sehr jungen Kindern abgesehen, und auch bei sehr beschränkten Individuen mit Erfolg anzuwenden und führt bei völlig sachgemäßer Technik nie zu einer Verschlimmerung des zu behandelnden Leidens, wohl aber sehr häufig schon in der ersten Zeit der Behandlung zu einer Besserung. Die Hypnotherapie hat demnach der Psychoanalyse gegenüber gewisse nicht zu unterschätzende Vorteile und es kann daher keine Rede davon sein, daß sie durch die Psychoanalyse, trotz der dieser zukommenden Vorzüge, entbehrlich gemacht wird.

Zu den Zwangserscheinungen, die auf hypnotherapeutischem Wege zu beseitigen sind, zählt auch die nicht ganz seltene pathologische Liebe (Zwangsliebe), der wir bei beiden Geschlechtern begegnen. Eine Beseitigung normaler Verliebtheit auf hypnotherapeutischem Wege halte ich nur dann für zulässig, wenn sie von der betreffenden Person (wie in Fall 1) gewünscht wird.

---

[1]) Die Gründe dieses Unterschieds habe ich a. O. dargelegt, so in meinem Handbuch des Hypnotismus, Seite 395 u. f.

Die Epilepsie bildet im allgemeinen für die Hypnotherapie kein günstiges Objekt. Gewöhnlich läßt sich nur eine vorübergehende Besserung oder Beseitigung komplizierender Symptome (wie Schlafmangel, Kopfschmerzen etc.) erzielen. Für die Heilbarkeit des Leidens auf hypnotherapeutischem Wege trat insbesondere Wetterstrand ein, der hierbei die Anwendung des künstlich verlängerten Schlafes empfahl, doch hält selbst Forel, ein Verehrer Wetterstrands, dieser Empfehlung gegenüber Reserve für geboten. Er selbst konnte nur über einen Fall von Heilung von Epilepsie auf hypnotherapeutischem Wege berichten.

Neuralgien und andere in der Form des Schmerzes sich äußernde (algische) Affektionen bilden häufig günstige Objekte für die hypnotische Behandlung. Von letzteren sind es insbesondere die bei Hysterischen und Neurasthenischen häufig vorkommenden, durch psychische Momente verursachten oder unterhaltenen Schmerzzustände, ebenso aber auch solche, welche mit abgelaufenen oder veralteten rheumatischen Affektionen zusammenhängen. Bei rezenten Neuralgien, welche somatischer Behandlung zugänglich sind, halte ich die Verwertung der Hypnotherapie nicht für angezeigt, wohl aber bei länger bestehenden Neuralgien, bei welchen mit anderen Mitteln kein Erfolg erzielt wurde. Besonders günstige Resultate wurden bei Ischias und namentlich Trigeminusneuralgien und zwar bei letzteren Leiden auch in Fällen erlangt, in welchen bereits operative Eingriffe in Aussicht genommen waren (Trömner, Mohr). In zwei derartigen Fällen meiner Beobachtung konnte ebenfalls durch hypnotische Behandlung die Operation vermieden werden.

Von Affektionen der motorischen Sphäre wurde die Chorea minor von einer Anzahl von Autoren durch hypnotische Suggestion erfolgreich behandelt. Ich habe das Verfahren namentlich in den durch psychische Momente (Schreck etc.) verursachten Fällen von Chorea wirksam gefunden. Auch bei lokalisierten Muskelspasmen (Blepharospasmus, Fazialiskrampf, Halsmuskelkrämpfen) und Tics verschiedener Art, ferner in manchen Fällen von Tremor, sowie beim Stottern kann die hypnotische Suggestion sehr wertvolle Dienste leisten. Das gleiche gilt für die als Krampf bezeichneten Beschäftigungsneurosen (Schreibekrampf, Klavierspieler-, Violinspielerkrampf etc.), doch müssen bei diesen Leiden entsprechende Übungen mit der hypnotischen Suggestivtherapie verknüpft werden.

Von Affektionen des Respirationsapparates läßt sich bei hartnäckigem, nervösen Husten und bei der sogenannten nervösen Form des Asthma, bei welcher die Angst vor dem Anfalle das diesen hauptsächlich auslösende Moment bildet, durch hypnotische Suggestion zumeist mehr als durch andere psychotherapeutische Maßnahmen erreichen; doch hat auch bei dem Asthma der Emphysematiker die hypnotische Behandlung mitunter gute Dienste geleistet, und Forel berichtet von einem Falle dieser Art, bei dem auch Bronchialkatarrh bestand, daß unter hypnotischer Behandlung nicht nur das Asthma geheilt, sondern auch das Emphysem gebessert wurde. Bei den nervösen Herzaffektionen der Neurasthenischen und Hysterischen läßt sich die Hypnotherapie ebenfalls öfters, wie schon angedeutet wurde, mit Erfolg verwenden, doch läßt sich m. E. hiermit zumeist nicht wesentlich mehr als mit larvierter Wachsuggestion erreichen. Von einer Anzahl von Autoren (Wetterstrand, A. Smith u. a.) wurde auch von günstigen Wirkungen der hypnotischen Suggestion bei organischen Herzerkrankungen berichtet. Hierbei handelt es sich selbstverständlich nur um Erleichterung der durch das Leiden verursachten Beschwerden. Von besonderem Interesse ist die Beobachtung A. Smith's, daß sich bei einem an Herzerweiterung leidenden

Patienten durch die hypnotische Suggestion, „er nehme ein faradisches Bad“, eine ähnliche Verkleinerung des Herzens wie durch den Gebrauch eines solchen Bades erzielen ließ. Von nervösen Affektionen des Verdauungsapparates fand ich insbesondere die durch emotionelle Vorgänge bedingten nervösen Dyspepsien und Gastralgien der hypnotischen Behandlung sehr zugänglich, ebenso auch die nervösen (psychogen bedingten) Diarrhöen. Dagegen sind meine Erfahrungen bezüglich der Erfolge hypnotischer Behandlung bei habitueller Obstipation nicht so günstig, wie die von Forel und anderen Autoren berichteten. Von den Störungen des Harnapparats kommt, abgesehen von der bereits erwähnten „reizbaren Blase“, die Enuresis nocturna und diurna für die hypnotische Behandlung in Betracht. Die Enuresis nocturna findet sich nicht lediglich bei Kindern und halbwüchsigen Individuen, sondern auch, wie namentlich die Kriegserfahrungen gezeigt haben, mitunter bei Erwachsenen. Von einer großen Anzahl von Autoren wurden bei diesen Leiden durch hypnotische Behandlung sehr befriedigende Resultate erzielt. Meine eigenen Erfahrungen stimmen hiermit überein, doch glaube ich, daß hier die hypnotische Behandlung nicht immer in erster Linie zu verwenden ist.

Ein großes und sehr lohnendes Gebiet für die Verwertung der Hypnotherapie bilden die Störungen und Anomalien der Sexualsphäre bei beiden Geschlechtern. Unter den hier in Betracht kommenden Leiden bei Männern stehen Impotenzarten, die nicht auf organischen Erkrankungen beruhen, obenan, in erster Linie die lediglich durch psychische Momente bedingte (rein psychische) Impotenz, aber auch die psychisch nervöse, d. h. ursprünglich durch Schwächezustände der betreffenden spinalen Zentren bedingte und dann durch psychische Faktoren verstärkte, ebenso auch die rein nervöse Impotenz, wie sie im Gefolge von sexuellen Exzessen, häufiger frustraner Erregungen und anderen Schädlichkeiten vorkommt, können durch hypnotische Behandlung sehr günstig beeinflußt werden. Doch empfiehlt sich in letzteren Fällen neben oder auch schon vor der hypnotischen Behandlung (dies insbesondere bei der rein nervösen Form) die Anwendung bewährter somatischer Kurmittel (Elektrizität etc.).

Die rein psychische Impotenz bildet, wie wir nicht verhehlen wollen, nicht selten für die hypnotische Behandlung keine so leichte Aufgabe, wie man a priori glauben sollte. Es gilt dies speziell für die Fälle, in welchen das Leiden seit einer Reihe von Jahren besteht und die Vorstellungen, welche den Potenzmangel hervorrufen (Furcht vor einem Mißlingen der Kohabitation infolge der Erinnerung an ein vor langer Zeit erlebtes Fiasko) allmählich den Charakter von Zwangsvorstellungen angenommen haben, die sich bei jedem Koitusversuche regelmäßig und unabwendbar einstellen. Die Überwindung dieser Hemmnisse erheischt in den veralteten Fällen gewöhnlich, wenn ein dauernder Erfolg erzielt werden soll, erhebliche Geduld seitens des Arztes wie des Patienten.

Auch bei den sexuellen Reizzuständen, Libido nimia, gehäuften Pollutionen und präzipitierter Ejakulation, kann die Hypnotherapie gute Dienste leisten, ebenso aber auch, wie wir sogleich hier beifügen wollen, bei eingewurzelter durch den Patienten selbst nicht zu überwindender Neigung zu häufiger Masturbation. Ich habe hier speziell die Fälle bei Erwachsenen im Auge, bei denen diese Neigung trotz öfterem sexuellen Verkehr, ja selbst in der Ehe sich erhalten kann. Hier erweist sich die hypnotische Behandlung als das wirksamste Mittel uud gewöhnlich schon von Anfang an von günstigem Erfolge. Dabei sind jedoch sehr detaillierte Suggestionen erforderlich, die sich auf das ganze sexuelle Verhalten des Patienten beziehen müssen.

Was die Perversionen betrifft, so hat man früher geglaubt, daß die Homosexualität (das Urningtum) auf hypnotherapeutischem Wege sich beseitigen lasse, und es wurde auch von manchen Autoren über günstige Erfahrungen bei der erwähnten Perversion berichtet. Im Laufe der Jahre hat es sich jedoch mehr und mehr herausgestellt, daß bei dem reinen Urningtum, das nicht erworben werden kann, da es auf angeborener Veranlagung beruht, Heilerfolge auf hypnotherapeutischem Wege sich nicht erzielen lassen. Dagegen bildet der Zustand des sexuellen Zwittertums, bei dem neben normalen Gefühlen für das weibliche Geschlecht auch ein homosexueller Trieb besteht, ein entschieden günstiges Objekt für hypnotische Behandlung und zwar auch dann, wenn die homosexuelle Komponente überwiegt. Selbstverständlich muß der Patient ernstlich bemüht sein, von seiner homosexuellen Neigung befreit zu werden, und alle in dieser Richtung gegebenen Suggestionen und Ratschläge zu verwerten. Auch gegen andere Perversionen, Pädophilie, Fetischismus und Sadismus kann die Hypnotherapie nach meinen Erfahrungen mit Nutzen Verwendung finden.

Beim weiblichen Geschlechte bilden die nervösen Affektionen des Sexualapparates (Vaginismus, Hysteralgie, Ovarie und sexuelle Anästhesie) geeignete Objekte für die hypnotische Behandlung. Das gleiche gilt für Menstruationsanomalien. In einzelnen Fällen wurden auch bei organischen Leiden der weiblichen Beckenorgane günstige Erfolge durch hypnotische Suggestion erzielt, so insbesondere von Großmann; (siehe auch Beobachtung Nr. 8).

Auch beim chronischen Gelenkrheumatismus (Großmann), sowie bei akuten und chronischen Muskelaffektionen ist die Hypnotherapie mit Erfolg verwertet worden, doch handelt es sich hier um Leistungen, die nicht häufig zu erzielen sind.

Wichtiger sind die Dienste, welche uns die Hypnotherapie gegen den Alkoholismus leistet. Die hypnotische Suggestion kann hier völlig befriedigende Resultate erzielen, allerdings nur bei Individuen, welche nicht durch ihre Alkoholexzesse geistig zu sehr heruntergekommen und willensunfähig geworden sind. Die Behandlung erheischt sehr detaillierte Suggestionen (siehe oben) und jedenfalls eine Reihe von Monaten. Es muß immer, wenn ein dauernder Erfolg erzielt werden soll, völlige Abstinenz und nicht bloß Bekehrung zur Mäßigkeit im Trinken angestrebt werden. Deshalb ist Anschluß des Patienten an eine Abstinentengesellschaft immer sehr wünschenswert.

Auch bei der Behandlung des Morphinismus und Kokainismus hat sich die Hypnotherapie wertvoll erwiesen, doch kommt ihr im allgemeinen bei den genannten Leiden nur die Bedeutung eines die übrigen therapeutischen Maßnahmen unterstützenden Momentes zu. Von Affektionen des Gehörs sind nervöse Schwerhörigkeit und Ohrensausen durch die hypnotische Suggestion öfters gebessert worden.

Die Verwertung der Hypnose für chirurgische und zahnärztliche Zwecke war vor Einführung der Äther- und Chloroformnarkose von großer Bedeutung, da die hypnotische Anästhesie die schmerzlose Vornahme nicht bloß kleiner, sondern auch großer operativer Eingriffe ermöglichte. Heutzutage kann bei der Ausbildung der Technik der Anästhesierung und der Menge der zu Gebote stehenden Mittel nur noch ganz ausnahmsweise von der hypnotischen Anästhesie für chirurgische Zwecke Gebrauch gemacht werden.

In jüngster Zeit wurde von Friedländer die Verwertung einer Verbindung der Hypnose mit der Narkose — von ihm als „Hypnonarkose" bezeichnet — bei chirurgischen und gynäkologischen Operationen eindringlich empfohlen. Der Vorschlag Friedländers ist zweifellos berechtigt und verdient die vollste Beachtung seitens der operierenden Ärzte, da die Hypnonarkose geeignet ist, nicht nur eine wesentliche Verringerung des im Einzelfall erforderlichen Quantums des Narkotikums zu ermöglichen, sondern auch dem Kranken erhebliche Unannehmlichkeiten während der Narkose und nach der Operation zu ersparen. Das Verfahren ist jedoch nicht so einfach, wie man a priori annehmen könnte, da dessen Wirksamkeit davon abhängt, daß bei dem Kranken durch die Hypnose Anästhesie oder wenigstens Analgesie herbeigeführt wird. Vorerst besteht noch völlige Unklarheit darüber, in welchem Prozentsatz der Fälle sich die durch den Seelenzustand der Kranken für die Hypnotisierung erwachsenden Schwierigkeiten genügend überwinden lassen. Auch die vorbereitenden Maßnahmen, welche das Verfahren erheischt, dürften nicht selten schwer durchführbar sein. Indes kann über die Verwertbarkeit des Verfahrens nur die operative Praxis entscheiden, deren Ergebnisse abgewartet werden müssen.

Auch in der Geburtshilfe hat die hypnotische Anästhesie Anwendung gefunden und zwar zur Beseitigung der Wehenschmerzen bei Entbindungen. Der hypnotische Zustand hat hierbei auf die Uteruskontraktion keinen oder nur einen etwas verlangsamenden Einfluß. Manche Beobachtungen scheinen auch dafür zu sprechen, daß durch die hypnotische Suggestion auf den Verlauf der Geburtstätigkeit sowohl verlangsamend als beschleunigend eingewirkt werden kann.

Die hypnotische Suggestion läßt sich auch zur Beseitigung fehlerhafter und übler — z. T. jedenfalls krankhafter — Angewöhnungen und Neigungen bei Kindern und jugendlichen Individuen verwenden, ein Verfahren, das man als „moralische Orthopädie" bezeichnet hat, so insbesondere bei Neigung zum Nägelkauen, bei unverbesserlichem Hang zum Lügen, zum Stehlen, zur Unreinlichkeit, Trägheit, Grausamkeit etc. Die Erfolge sind nach den bisherigen Beobachtungen meiner eigenen Erfahrung häufig entschieden günstig, doch empfiehlt sich das Verfahren nur in den Fällen, in welchen man mit den üblichen erzieherischen Mitteln nichts erreicht hat (so namentlich bei abnorm veranlagten Charakteren).

Die Hypnose kann auch für diagnostische Zwecke Dienste leisten. Die Unterscheidung zwischen organischen und funktionellen, resp. psychisch bedingten Störungen stößt mitunter aus dem einen oder anderen Grunde auf Schwierigkeiten, und da kann die Beeinflußbarkeit der bestehenden Symptome oder deren Hervorrufung durch die hypnotische Suggestion die Diagnose ihres psychischen Ursprungs sichern. So kann bei Lähmungen, bei welchen es zweifelhaft ist, ob sie durch organische Erkrankung oder psychogen bedingt sind, die Beseitigung durch hypnotische Suggestion die Entscheidung zugunsten letzterer Ursache liefern. Bei den nicht seltenen Kombinationen von Symptomen organischer Rückenmarkserkrankungen (z. B. Tabes) mit solchen hysterischer Natur, kann die hypnotische Suggestion die Scheidung letzterer von den organisch bedingten wesentlich erleichtern, indem sie nur die hysterischen Störungen beseitigt. Bei Schmerzen, deren Ursprung unklar ist, kann die hypnotische Suggestion ebenfalls durch ihre Wirkung diagnostische Fingerzeige geben, doch ist hier zu berücksichtigen, daß auch bei organisch bedingten Schmerzen (z. B. bei Kopfschmerzen) eine zeitweilige Besserung oder Beseitigung durch hypnotisch suggestive Einwirkungen möglich ist. Auch für die Unterscheidung epileptischer und hysterischer Krampfanfälle kann die hypnotische Suggestion Dienste leisten. Man kann in der Hypnose, wenn es sich um einen hysterischen Anfall handelt, der von einem epileptischen nicht mit Sicherheit zu unterscheiden ist, durch entsprechende Suggestion einen Anfall herbeiführen, was bei Epilepsie nicht gelingt. Ich selbst konnte in einem Falle von chronischer ankylosierender Entzündung der Wirbelsäule, in welchem beide Kniee in mäßiger dauernder Flexionsstellung sich befanden, welche wegen hochgradiger Schmerzhaftigkeit der Gelenke im Wachzustande nicht überwunden werden konnte, in der Hypnose feststellen, daß der Kontraktur keine Gelenkveränderung zugrunde lag. Nachdem der Patientin Gefühllosigkeit für beide Kniee suggeriert worden war, gelang es, dieselben ohne Schwierigkeit und ohne jede Verursachung irgendwelchen Schmerzes völlig zu strecken, nur war hiezu bei dem linken Knie ein erheblicher Druck erforderlich. Die Patientin, bei der das Leiden bestand, war nicht amnestisch geworden, sie berichtete nachträglich, daß sie mit Erstaunen bemerkt habe, wie sich ihre Kniee ohne Schmerz strecken ließen; diese kehrten jedoch nach dem Aufhören des Druckes alsbald in ihre frühere Stellung zurück. Die hypnotische Anästhesie hat auch zur Feststellung chirurgischer Erkrankungen Verwertung gefunden. Ich glaube, daß von der hypnotischen Anästhesie für Untersuchungszwecke in chirurgischen und gynäkologischen Fällen öfters Gebrauch gemacht werden sollte, als es bisher der Fall war, wodurch manche den Patienten unangenehme, wenn nicht nachteilige Narkotisierung erspart werden könnte.

Suggestivbehandlung im Wachen.

Die hypnotische Suggestion hat als Heilagens eine mächtige Konkurrentin in der Suggestion im Wachen. Die im Wachzustand geweckte Heilvorstellung kann, wenn dieselbe die Charaktere der Suggestion erlangt, d. h. völlig unbeeinflußt von Gegenvorstellungen bleibt, dieselben Heilwirkungen entfalten wie die hypnotische Heilsuggestion. Die Anwendung von Heilverfahren, die wir nach unseren derzeitigen Kenntnissen als Suggestionsbehandlung im Wachen auffassen müssen, läßt sich bis ins graueste Altertum verfolgen und ist unzweifelhaft in früheren Jahrhunderten ungleich häufiger geübt worden als in der Jetztzeit, allerdings zumeist, ohne daß die Ärzte eine Ahnung von dem tatsächlichen Sachverhalte hatten. Die Beschwörungs- und Zauberformeln, deren sich Priester und Magier bei den alten Sumeriern, Indern und Ägyptern bei Krankheiten zu Heilzwecken bedienten, konnten wie die in der christlichen Ära benützten geweihten Öle und Salben, die Berührung von Reliquien, Exorzismen etc. und die ärztlich gebrauchten Mittel der sogenannten Dreck-Apotheke den Kranken nur dadurch sich nützlich erweisen, daß sie bei denselben die Vorstellung der Heilung mit suggestivem Charakter erweckten.

Der Einfluß der Einbildungskraft, i. e. von Vorstellungen bei der Heilung von Krankheiten ist zwar schon in früheren Zeiten nicht ganz unbeachtet geblieben, doch sind wir erst in den letzten Dezennien durch das Studium der hypnotischen Phänomene und die dadurch gewonnene Kenntnis von dem mächtigen Einflusse, welchen Vorstellungen auf das Entstehen und Schwinden von Krankheitserscheinungen äußern, dahin gelangt, die immense Bedeutung der Suggestion in unserer Therapie mehr und mehr zu erfassen.

Die Vorstellung der Heilung, des Schwindens einer vorhandenen Krankheitserscheinung, kann auf verschiedene Weise bei dem zu Behandelnden erweckt (demselben suggeriert) werden: a) Durch das bloße Wort, die mündliche Versicherung, daß die betreffende Störung nicht mehr vorhanden sei, oder durch die Ankündigung, daß dieselbe innerhalb einer gewissen Zeit verschwinden werde oder müsse, in manchen Fällen auch durch Befehle, welche zu einer bis dahin für unmöglich gehaltenen Leistung auffordern. Die angeführten psychischen Einwirkungen lassen sich, wenn bei dem Patienten der erforderliche Grad von Gläubigkeit — Suggestibilität — vorhanden ist, insbesondere bei einer Reihe neurasthenischer und hysterischer Zufälle mit Erfolg verwerten. So ist es mir z. B. öfters gelungen, topophobische Neurasthenische, welche längere Zeit schon nicht mehr allein auszugehen imstande waren, durch die energische Versicherung, daß sie überall hin allein gehen könnten und daß ihnen dabei nicht das Geringste zustoßen werde, dahin zu bringen, daß sie ohne Anstand wieder allein ausgehen konnten. Es ist mir ferner gelungen, intensiven Schlundkrampf, welcher das Schlucken verhinderte, durch die energische Versicherung: „Sie können schlucken", hysterischen Trismus durch die Versicherung: „Sie können den Mund öffnen" wenigstens zeitweilig zu beseitigen, ebenso fand ich die energische Versicherung: „Sie können" bei manchen hysterischen Lähmungen und Schwächezuständen von Nutzen. Durch Zureden lassen sich auch die hysterischen Anfälle zum Teil beeinflussen. Die Erklärung des Arztes, daß der Anfall von keiner Bedeutung und in wenigen Augenblicken vorüber sei, hat häufig eine alsbaldige Beendigung des Anfalles oder wenigstens einen temporären Nachlaß desselben zur Folge.

Die Ankündigung, daß eine vorhandene Störung alsbald weichen werde, hat begreiflicherweise am meisten Aussichten auf Erfolg bei Symptomen, die gewöhnlich von transitorischem Charakter sind (Schmerzen, Tremor, Zuckungen etc.). Das Schwinden einer seit längerer Zeit bestehenden Krankheitserscheinung für einen bestimmten (näheren oder entfernteren) Termin anzukündigen, ist immer eine sehr unsichere Sache und empfiehlt sich für den ärztlichen Praktiker wenig, wenn auch durch diesen modus prozedendi in manchen Fällen (namentlich von Charlatanen) unstreitig Heilresultate herbeigeführt worden sind. Auch die Befehlsform der Heilsuggestion ist bei länger bestehenden Leiden ein sehr unsicheres und riskiertes Vorgehen und darum wohl nur in ganz vereinzelten Fällen ratsam. Zwar ist es öfters gelungen, seit längerer Zeit bettlägerige Hysterische mit Lähmung der Beine dadurch, daß man sie ohne weiteres aus dem Bette nahm, auf die Füße stellte und ihnen den Befehl erteilte, nunmehr zu gehen, von ihrer Lähmung zu befreien. Allein der Versuch, derartige Wunderkuren zu vollbringen, ist, wenn er ohne entsprechende Vorbereitung unternommen wird, nicht viel besser als ein Glückspiel. Auch der Arzt von größter Autorität ist keineswegs sicher, bei dem Patienten sofort jenen Grad von Suggestibilität zu finden, welcher seinem Worte Erfolg verschafft. Jedenfalls empfiehlt es sich daher in derartigen Fällen, den Kranken, bei welchem man mit dem Imperativ vorgehen will, für die Annahme dieser Art von Heilsuggestion vorher durch geeignete psychische Einwirkungen zu präparieren, wenn auch hierdurch ein Erfolg noch keineswegs gesichert wird[1]).

Weniger Bedenken erheben sich gegen die Anwendung der Befehlsform der Heilsuggestion bei manchen nicht zu lange bestehenden Störungen, auf deren Unterdrückung der Wille Einfluß hat, so bei nervösem Husten oder Aufstoßen (insbesondere bei jugendlichen Individuen). Der Befehl, aufzuhören, kann hier sofort eine Unterdrückung der vermeintlich unwillkürlichen, in Wirklichkeit jedoch dem Willen unterworfenen Bewegungen herbeiführen.

Die Heilsuggestion in Befehlsform kann auch sozusagen à échéance, i. e. für eine gewisse Zeit gegeben werden, wie folgende Beobachtung zeigen wird. Ich behandelte eine Hysterische aus der Provinz, welche infolge eines Unfalles erkrankt war, einige Zeit mit sehr wechselndem Erfolge; jedes neue Verfahren führte anfangs eine entschiedene Besserung herbei, die sich jedoch alsbald wieder verlor. Da ich die Überzeugung hatte, daß lediglich das psychische Verhalten der Patientin, i. e. von Zeit zu Zeit immer wiederkehrende schädliche Vorstellungen

[1]) Charcot bemerkte schon, daß man den Arzt nicht genug warnen könne, selbst bei unzweifelhaften psychischen Lähmungen die Rolle eines Thaumaturgen zu übernehmen, da der Erfolg eines Befehles, abgesehen von dem Bereiche der Hypnose, nicht zu berechnen sei.

(Zweifel und Befürchtungen wegen der Heilbarkeit ihres Leidens, Erwägungen über die möglichen Folgen desselben für die Zukunft etc.) diese Hartnäckigkeit ihres Zustandes bedingten, so erklärte ich ihr eines Tages, daß sie binnen 14 Tagen gesund werden müsse und ich sie nach Ablauf dieser Zeit unter allen Umständen nach Hause schicken werde. Diese Erklärung wirkte ganz wunderbar; das Leiden besserte sich von diesem Tage an ganz stetig, Rückfälle blieben aus, und die Patientin konnte nach Ablauf der angegebenen Zeit, abgesehen von einigen geringen Beschwerden, als gesund entlassen werden; sie ist auch nach den mir zugegangenen Berichten gesund geblieben. Die durch meine Erklärung bei der Patientin energisch geweckte Vorstellung des Gesundwerdenmüssens hat hier offenbar die Heilung dadurch angebahnt, daß sie alle entgegenstehenden Vorstellungen unterdrückte und das ganze Vorstellen in eine der Gesundung förderliche Bahn lenkte[1]).

Die Beseitigung von Krankheitserscheinungen durch rein verbale Heilsuggestion im wachen Zustande setzt einen Grad von Gläubigkeit voraus, welchen wir bei nicht sehr vielen Menschen finden. In der Mehrzahl der Fälle ruft diese Eingebung eine Reihe von Gegenvorstellungen hervor, durch welche deren Annahme und Wirksamkeit verhindert wird. Deshalb sind wir zumeist genötigt, die Vorstellung der Heilung durch ein assoziatives Vehikel in den geistigen Organismus des Kranken einzuführen, ein Vehikel, welches das Haften und Unbekämpftbleiben dieser Vorstellung in gewissem Maße sichert oder wenigstens erwarten läßt. Es geschieht dies, indem wir Mittel in Anwendung ziehen, welche den Kranken allgemein als Heilmittel bekannt sind oder im speziellen Falle als solche betrachtet werden. Das benützte Mittel braucht durch seine chemischen oder physikalischen Eigenschaften keine Wirkung auf das zu bekämpfende Symptom auszuüben, seine Beschaffenheit ist überhaupt nebensächlich, sofern es nur geeignet ist, bei dem Kranken die Erwartung einer Heilwirkung hervorzurufen, resp. die in dieser Richtung gegebene ärztliche Suggestion zu unterstützen (larvierte, maskierte, materielle Suggestion). Es kann daher auch ein zufällig und nicht in therapeutischer Absicht angewandtes Mittel unter Umständen einen Heilerfolg herbeiführen. So erzählt Sobernheim von einem mit Zungenlähmung behafteten Kranken, dessen Arzt nach vielen vergeblichen Bemühungen, die Lähmung zu beseitigen, ein neues Instrument seiner Erfindung versuchen wollte, zuvor jedoch ein Thermometer in den Mund einführte. Der Kranke glaubte, daß dieses das heilbringende Instrument sei, und war einige Minuten nach der Einführung von seiner Lähmung befreit. Da die große Mehrzahl der Menschen an die Heilkraft von Medikamenten glaubt, so liegt es nahe, daß sehr häufig die Heilsuggestion in medikamentöser Form gegeben wird. Die Wirkungen, welche durch Brotpillen, Aqua colorata, Milchzuckerpulver, homöopathische und Matteische Tinkturen und Kügelchen in manchen Fällen erreicht werden, sind bekannt. Ebenso können äußerlich, in Form von Einreibungen, Pflastern, Überschlägen etc. angewandte Mittel und subkutane Injektion von Aq. dest. oder indifferenten Lösungen in geeigneten Fällen gute Dienste leisten. Natürlich kommt es auch und zwar nicht selten vor, daß Ärzte in dem Glauben an die physiologische Wirksamkeit eines Mittels dasselbe darreichen, während es in den betreffenden Fällen, wenn überhaupt, nur auf suggestivem Wege nützt.

[1]) Die Beeinflussung durch das Wort (verbale Suggestion) spielt auch, wie wir hier erwähnen wollen, eine große Rolle bei der in den Glaubens- (oder Gebets-) Heilanstalten der Schweiz, Englands und anderer Länder geübten Behandlung.

Die Gruppe der physikalischen Heilmittel liefert uns ebenfalls sehr geeignete, oft sogar viel brauchbarere Vehikel für die therapeutische Suggestion als die Apotheke. Dabei kommt in Betracht, daß viele Gebildete zu den physikalischen Agentien (den sogenannten Naturheilmitteln) mehr Vertrauen haben als zu den pharmazeutischen Präparaten. Die verschiedenen Elektrisationsmethoden, hydriatische Prozeduren, Mineralquellbäder und Bäder mit verschiedenen Zusätzen, Magnete, Massage, Handgriffe können je nach den Umständen des Falles, dem zur Verfügung stehenden Heilapparate und den Neigungen des Patienten in Gebrauch gezogen werden. Besonders ausgedehnte Verwertung gestattet die Elektrizität, weil dieselbe an den verschiedenen Körperstellen in beliebiger Intensität von der Stufe des noch nicht Fühlbaren bis zu sehr schmerzhafter Stärke sich anwenden läßt. Ich möchte jedoch nicht unterlassen, hier vor unnötiger elektrischer Mißhandlung der Kranken, speziell allzu liberalem Gebrauche des von manchen Beobachtern besonders empfohlenen faradischen Pinsels bei nervösen Störungen zu warnen. Ich habe manche Fälle gesehen, in welchen durch sehr schmerzhafte Elektrisierung lediglich geschadet wurde, obwohl die Art des Leidens für eine suggestive elektrische Behandlung ganz geeignet war. Es gibt viele Kranke, welche einen Heilerfolg nur von einer Elektrisation erwarten, die deutliche Empfindungen bei ihnen hervorruft, dagegen nur wenige, welche a priori ein besonderes Vertrauen zu schmerzhaften Prozeduren haben. Die statische Elektrizität bietet den besonderen Vorteil, daß sie in einer dem Kranken imponierenden Weise sich anwenden läßt, ohne nennenswerte Schmerzen zu verursachen.

Zu suggestivem Zwecke können ferner verschiedene Arten der Lokalbehandlung (Pinselungen des Rachens z. B. bei hysterischem Husten, Sondeneinführung beim hysterischem Ösophaguskrampf, Magenausspülungen bei nervösen Magenbeschwerden und insbesondere bei hysterischem Erbrechen,[1]) Gebrauch farbiger Gläser bei hysterischer Achromatopsie, auch Schein-Operationen dienen. Daß bei der Beseitigung nervöser Beschwerden durch gynäkologische Behandlung geringfügiger Sexualleiden bei Frauen die Suggestion die Hauptrolle spielt, wird heutzutage auch von den Gynäkologen mehr und mehr anerkannt.

Es ist leicht verständlich, daß seitens der Ärzte die Vehikel der Heilsuggestion gewöhnlich dem Arsenal der regulären Therapie entnommen werden. Bei gläubigen (speziell religiös-gläubigen) und zum Mystizismus neigenden Gemütern können jedoch auch durch reine Phantasieheilmittel, i. e. Mittel, welche an sich keinerlei Heilwert besitzen und lediglich auf die Phantasie, zum Teil auch auf die religiösen Vorstellungen des Kranken wirken, Heilresultate herbeigeführt werden. In diese Kategorie gehören: die Amulette, die Perkinschen Traktoren (kleine Metallplatten), die sogenannten Heilmystikartikel, Lourdeswasser, geweihte Öle, Reliquien und die verschiedenartigsten Sympathiemittel. Durch alle diese Mittel sind schon Krankheitserscheinungen beseitigt worden, welche anderen, anscheinend rationellen therapeutischen Einwirkungen getrotzt hatten.

Die Wichtigkeit der larvierten Suggestivtherapie für die alltägliche ärztliche Praxis veranlaßt uns, hier noch einige Bemerkungen über dieselbe anzufügen. Je größer das Vertrauen, welches der Patient dem Arzte entgegenbringt, und je größer dessen Gläubigkeit im allgemeinen ist, um so einfachere Mittel genügen zur Erzielung eines Heilerfolges. So habe ich bei hysterischen Kindern öfters

---

[1]) Auch in Fällen von Hyperemesis gravidarum hysterischen Ursprungs wurden durch Magenausspülungen sehr günstige Resultate erzielt.

heftige Schmerzanfälle, gegen welche verschiedene Medikamente vergeblich angewendet worden waren, durch kalte Waschungen der betreffenden Teile zu unterdrücken vermocht. Bei Erwachsenen würde man mit einem derartigen Verfahren wohl nur sehr selten reüssieren. Der Arzt, der überhaupt irgend ein Mittel zu suggestivem Zwecke verwendet, darf bei einigermaßen verständigen Personen in keiner Weise merken lassen, daß er die Art und Gebrauchsweise desselben für gleichgültig hält. Je eingehender und präziser die Vorschrift für die Anwendung des gewählten Mittels gestaltet wird, um so bedeutendere Suggestivwirkung ist zu erwarten. Der Arzt tut auch immer gut, wenn er darauf achtet, daß die Beschaffenheit des gewählten Mittels und dessen Applikationsweise eine leicht verständliche Beziehung zu dem zu beseitigenden Symptome zeigt, so daß der Patient kein besonderes Sacrificium intellectus zu leisten hat, um an eine Heilwirkung zu glauben, vielmehr die Vorstellung der Heilung in ihm durch das Mittel an sich schon, unabhängig von der ärztlichen Suggestion, erweckt wird. Das Tragen eines Amuletts als Mittel gegen Schlaflosigkeit zu empfehlen, dürfte nur bei einem sehr beschränkten Kranken zu riskieren sein und Erfolg haben, während die Darreichung eines indifferenten Pulvers, dessen Inhalt der Patient nicht kontrollieren kann, auch bei intelligenten Personen den vermißten Schlaf herbeiführen kann. Die hysterische Anurie ist öfters durch Pillen aus Mica panis mit entsprechender Suggestion behoben worden; solche leisten auch bei nervösem Husten Schmerzen und Krämpfen nicht selten gute Dienste; bei hysterischen Lähmungen und Anästhesien wird man dagegen mit Pillen viel schwerer zu einem Resultate gelangen als mit Elektrisation und Massage, welche Prozeduren örtlich auf den funktionsgestörten Teil einwirken.

Soweit es sich um innerlich zu nehmende Mittel handelt, ist die Verordnung lediglich indifferenter Substanzen für die Zwecke der Suggestivbehandlung nicht immer ratsam und durchführbar. Bekanntlich haben viele Kranke und insbesondere Nervenleidende eine Neigung, vom Arzte gewisse Aufschlüsse über die Art der verordneten Mittel zu verlangen und die Rezepte zu studieren. Wollte der Arzt hier jede Aufklärung verweigern, so würde er doch nicht verhindern können, daß sich der Patient solche auf anderem Wege (z. B. durch den Apotheker) verschafft. Um etwaigem Mißtrauen bezüglich der Wirksamkeit der gegebenen Verordnungen vorzubeugen, empfiehlt es sich daher häufig, statt ganz indifferenter Substanzen sehr geringe, selbst ganz minimale Dosen von Mitteln zu verschreiben, welche auf rein chemischem Wege nur in größerer Menge die im betreffenden Falle erforderliche Wirkung herbeiführen könnten, oder Mittel, durch welche im besten Falle nur eine Erleichterung, keine Beseitigung der betreffenden Beschwerden ohne Mitwirkung der Suggestion zu erreichen wäre, so bei Schlafmangel $^1/_2 - 1$ dg Veronal, einige Eßlöffel Bromwasser, wenige Tropfen Baldriantinktur oder Baldriantee, bei Schmerzen minimale Gaben von Antipyrin, Phenazetin u. dergl., bei Obstipation einige Tropfen Sagradawein oder einen Teelöffel voll Tinct. Rhei. aq. Bei dieser Art von Suggestionsbehandlung wird die von dem Arzte ausgehende Suggestion durch die Vorstellungen, welche der Patient von der Heilkraft des verordneten Mittels hat, sehr wesentlich unterstützt, und das dargereichte Mittel kann, soweit dasselbe überhaupt auf somatischem Wege eine Wirkung äußert, nur die intendierte psychische fördern.

Daß der larvierten Suggestion, in welcher Form dieselbe auch angewendet werden mag, eine verbale beigefügt wird, ist durchaus nicht immer notwendig, mitunter nicht einmal wünschenswert. Wenn wir es dem Patienten überlassen, sich selbst die betreffenden Suggestionen zu geben, seine Phantasie in dieser Richtung frei walten lassen und nur durch unser Vorgehen die erwünschten Suggestionen ihm nahe legen, so kommt es gelegentlich vor, daß derselbe in seinen Autosuggestionen über das hinausgeht, was wir ihm verbal suggerieren könnten oder würden. So sonderbar die ungünstigen Wirkungen sind, welche manche Patienten infolge sogenannter Idiosynkrasien, in Wirklichkeit von Autosuggestionen beim Gebrauche ganz harmloser Arzneien und Prozeduren an sich beobachten, ebenso sonderbar und unerwartet sind auch die günstigen Wirkungen, von welchen andere berichten. Namentlich in bezug auf Appetit, Schlaf und Allgemeinbefinden äußern die Autosuggestionen der Patienten mitunter einen fördernden Einfluß, welchen man nach der Art des angewandten Mittels nicht erwarten kann.

Wir dürfen nicht glauben, daß in unserer Therapie der Einfluß der Suggestionen sich auf diejenigen Fälle beschränkt, in welchen wir von der direkten verbalen Suggestion oder larvierten Suggestivbehandlung Gebrauch machen. Die Anwendung eines jeden somatischen Mittels und Heilverfahrens kann sich mit Suggestionen verknüpfen, die der Arzt durch irgend welche Äußerungen bei dem Patienten anregt, oder die dieser unabhängig von solchen sich bildet. Die Suggestionen können je nach ihrem Inhalte die Wirkung des gebrauchten Mittels unterstützen, aber auch abschwächen oder selbst hemmen. Für den Arzt empfiehlt es sich sehr, diesen Möglichkeiten bei jeder Behandlung Rechnung zu tragen und insbesondere die Verwendung von Mitteln tunlichst zu meiden, von welchem der Patient die Überzeugung (Autosuggestion) hat, daß sie ihm nichts nützen.

XIV. Kapitel.

Forenses.

Die forense Bedeutung der Hypnose und der Suggestion bildete schon im verflossenen Jahrhundert den Gegenstand zahlreicher Publikationen, die nicht allein von Ärzten, sondern zum Teil auch von Juristen ausgingen. Wir wollen hier nur einige der wichtigsten Punkte dieses Gebietes berühren.

Es liegt an sich nahe, daß der in tiefer Hypnose Befindliche (Somnambule) wegen seines Geisteszustandes, insbesondere seiner Willensschwäche, Gegenstand von Verbrechen werden kann. Doch sind bisher nur an weiblichen Hypnotisierten verübte Sittlichkeitsverbrechen (Mißbrauch zum Beischlaf) bekannt geworden. Eine Anzahl derartiger Fälle gelangte namentlich in Frankreich zu gerichtlicher Aburteilung. Ein Vorkommnis dieser Art bildete auch vor kurzem Gegenstand einer Verhandlung vor dem hiesigen Volksgerichte. Ein junger Zollbeamter hypnotisierte ein noch nicht 16 jähriges Mädchen und benutzte den Zustand, in den er es versetzt hatte, um es zu deflorieren. Weder von dem Mädchen, noch von dessen Eltern wurde Anzeige gegen ihn erstattet. Diese erfolgte aus Rache seitens eines Unbeteiligten. Der Angeklagte wurde zu 1 Jahr 2 Monaten Gefängnis verurteilt[1]).

Weit mehr Interesse als die hier erwähnten Tatsachen haben die kriminellen Suggestionen d. h. die Suggestionen, durch welche der Hypnotisierte zur Verübung eines Verbrechens angestiftet werden soll, seit mehr als 3 Dezennien erregt. Der Eifer und die Gründlichkeit, mit welchen die Frage dieser Suggestionen von manchen Autoren erörtet wurde, steht in keinem Verhältnisse zu ihrer praktischen Bedeutung; tatsächlich ist bisher noch kein Fall bekannt geworden, in welchem ein schweres Verbrechen erweislich durch hypnotische Suggestion angestiftet wurde. Die Ansichten über die Tragweite krimineller Suggestionen hängen wesentlich von der Auffassung ab, welcher die einzelnen Autoren bezüglich der Fähigkeit des Hypnotisierten, Eingebungen Widerstand zu leisten, zuneigen. In dieser Beziehung standen sich die Ansichten der Autoren im verflossenen Jahrhundert zum Teil sehr schroff gegenüber und sind auch gegenwärtig von einer Übereinstimmung noch erheblich entfernt, wenn auch in manchen Punkten eine Annäherung nicht zu verkennen ist. Die extremsten Anschauungen bezüglich der kriminellen Suggestionen wurden von zwei Nancyer Autoren, Beaunis und Liégeois, vertreten. Nach Beaunis sollte der Hypnotisierte nur so viel Selbständigkeit und Willensfreiheit behalten, als ihm der Hypnotiseur zu lassen beliebt; er verhält sich wie der Stock in der Hand des Wanderers. Auch Liégeois bekannte sich zu der Ansicht, daß im tiefen Somnambulismus das Individuum in moralischer wie in physischer Hinsicht dem Hypnotiseur willenlos überliefert ist. Erheblich reservierter bezüglich der Widerstandsfähigkeit Hypnotisierter gegen kriminelle Suggestionen äußerte sich Bernheim, weniger dagegen Forel, welcher erklärt: „Sicher bleibt für mich die Tatsache, daß ein sehr guter Somnambule im hypnotischen Schlaf durch Suggestion schwere Verbrechen begehen und unter Umständen nachher nichts mehr davon wissen könnte.“ Die betreffenden Individuen müssen nach Forel nicht schlechte oder willensschwache Menschen sein, ihr Verhalten wird lediglich durch den hohen Grad ihrer Suggestibilität bedingt. Zu einem wesentlich anderen Standpunkt bekannte sich eine erhebliche Anzahl anderer Autoren, vor allem Delboeuf, Gilles de la Tourette, Motet, Ballet, P. Janet, Desplats, Kötscher. Diese Autoren traten dafür ein, daß man durch hypnotische Suggestionen nicht imstande ist, ein Individuum zu seinem Charakter widersprechenden Handlungen zu veranlassen und daher die kriminellen Suggestionen nicht die Bedeutung besitzen, die ihnen von der anderen Seite zugeschrieben wird. Beide Parteien haben zugunsten ihrer Ansicht experimentelle Beobachtungen angeführt.

Man hat Hypnotisierte in der Hypnose und posthypnotisch zur Ausführung von Mordattentaten auf ihnen bezeichnete Individuen mit teils imaginären Mordwerkzeugen, z. B. einem Lineal oder Federhalter, den man als Dolch reichte, oder ungeladenen Schußwaffen, auch zur Darreichung von vermeintlich Gift enthaltenden Getränken veranlaßt. Ebenso wurde die Ausführung von Diebstählen intra- und posthypnotisch durch Suggestion bewirkt. Die betreffenden Hypnotisierten haben bei den Versuchen mit Mordsuggestionen zum Teil ohne irgend welches Zögern und ohne jede Affektäußerung, sozusagen kaltlächelnd, zum Teil aber auch nach einem mehr oder minder starken inneren Kampfe die ihnen

[1]) Der Täter hatte seine Kenntnis des Hypnotisierens aus einer jener populären Schriften, die unter dem Titel „Jedermann Hypnotiseur“ dem Publikum offeriert werden, geschöpft, ein Beweis von der Gemeingefährlichkeit derartiger Schriften.

suggerierten ungeheuerlichen Handlungen ausgeführt. Ähnlich verhielt es sich bei der Realisierung der Diebstahlssuggestionen. Diesen gewiß bemerkenswerten Tatsachen steht jedoch eine weitaus größere Reihe von Beobachtungen gegenüber, welche in unzweideutiger Weise lehren, daß Hypnotisierte imstande sind, nicht nur kriminelle und ausgesprochen unmoralische, sondern auch an sich harmlose, aber ihren Gefühlen und Grundsätzen oder auch ihren Interessen zuwiderlaufenden Eingebungen erfolgreich Widerstand zu leisten. Ich begnüge mich hier, einige wenige Beispiele anzuführen.

Delboeuf berichtet von mehreren weiblichen Somnambulen, die sich weigerten, einen Herrn zu umarmen. Eine von Pitres beobachtete Frau, welche die verschiedensten Eingebungen realisierte, war nicht zu bestimmen, jemanden zu schlagen, und verfiel in Lethargie, wenn man mit diesem Ansinnen heftig in sie drang. Eine Kranke Férés, welche das Opfer eines jungen Mannes geworden war, konnte in der Hypnose nicht dazu gebracht werden, irgend eine Handlung zum Schaden ihres Verführers zu unternehmen. Ein junges, von Delboeuf beobachtetes Dienstmädchen weigerte sich in der Hypnose, eine Blume von einem Muttergottesaltar wegzunehmen.

Dr. de Jong suggerierte einer jungen Dame im Somnambulismus, Tinte über ihren eleganten Anzug auszugießen; die Eingebung erweckte auch einen starken Impuls zu dieser Handlung, den die Hypnotisierte jedoch schließlich überwand. Ich selbst suggerierte einer Somnambulen, die ich wegen ihrer Gefügigkeit mehrfach zu Demonstrationen benützte, nachdem sich dieselbe durch Suggestion in die verschiedensten Situationen ohne jeden Anstand hatte versetzen lassen: „Sie sind jetzt am Starnberger See und nehmen ein Bad.“ Die Somnambule erwiderte hierauf: „Es ist jetzt April, und da ist es noch zu kalt, im See zu baden.“ Und alle meine Bemühungen, sie von dieser Weigerung abzubringen, waren erfolglos. Offenbar war es nicht die Scheu vor dem kalten Bade, sondern vor der Entkleidung, was die im übrigen keineswegs besonders prüde Somnambule zu ihrem Widerstand gegen meine Eingebung bestimmte.

Wir haben im Vorstehenden zwei Reihen von Tatsachen kennen gelernt, die bezüglich der Macht der hypnotischen Suggestion anscheinend unvereinbare Schlüsse ergeben: auf der einen Seite Fälle, in welchen scheinbar ganz ungeheuerliche Taten auf entsprechende Suggestion hin ohne jeden inneren Kampf verübt wurden, auf der andern Seite Fälle, in welchen selbst harmlose Eingebungen wirkungslos blieben, wenn dieselben den Gefühlen oder Grundsätzen des Individuums zuwider liefen. Zur Erklärung dieses so außerordentlich verschiedenen Verhaltens wurde seitens derjenigen, welche die Allgewalt der Suggestion auf Grund ihrer Erfahrungen nicht zuzugeben geneigt sind, angeführt, daß die durch Suggestion angeführten Laboratoriumsverbrechen der Beweiskraft ermangeln, da es sich bei denselben im Grunde nur um eine Komödie handeln konnte. Der Hypnotisierte mußte wissen, daß der Hypnotiseur von ihm nicht ernsthaft die Ausführung eines Verbrechens verlangen könne. Es liegen auch mehrere Beobachtungen vor, aus welchen über jeden Zweifel hervorgeht, daß der Hypnotisierte trotz der Einschränkung seines geistigen Horizonts genügende Urteilskraft besitzt, um die Ungefährlichkeit oder Gefährlichkeit der ihm suggerierten Handlung zu erkennen.

Dr. Cocke gab einer Somnambulen eine Karte als Dolch in die Hand und befahl ihr, ihn zu stechen; der Befehl wurde ohne jedes Zögern ausgeführt. Cocke überreichte hierauf der Hypnotisierten ein offenes Taschenmesser und wiederholte den Befehl, ihn zu stechen; die Folge war, daß die Hypnosierte die Hand erhob und in einen hysterischen Anfall verfiel. Über ähnliche Erfahrungen berichtet Delboeuf. Dieser Autor beschäftigte in seinem Hause eine weibliche Person, welche alle hypnotischen Eingebungen hemmungslos realisierte. Delboeuf hatte dieser Person im somnambulen Zustande schon öfters irgendeinen Gegenstand als „Revolver“ ergreifen und auf einen der Anwesenden abschießen lassen. Als Delboeuf jedoch eines Tages die Somnambule aufforderte, einen Revolver von der Wand zu nehmen, der gewöhnlich geladen, im konkreten Falle jedoch entladen war, und damit auf einen der Anwesenden zu schießen, erwies sich das sonst so gefügige Medium völlig refraktär. Es hatte offenbar die Befürchtung, der Revolver könnte geladen sein und ein Unglück passieren.

Noch bemerkenswerter sind hierher gehörige Erfahrungen, über welche Kaufmann berichtet. Dieser Autor führt an, daß ein hypnotisierter junger Mann, der durch entsprechende Suggestionen bestimmt werden konnte, einen (fiktiven) Mord zu begehen, sich weigerte, einer gegen sein materielles Interesse oder sein Anstandsgefühl verstoßenden Eingebung Folge zu leisten[1]. Der Autor befindet sich jedoch in einem sehr bedeutenden Irrtum, wenn er glaubt, diese Tatsachen dadurch erklären zu können, daß er annimmt, „Instinktgefühle wie Scham- und Anstandsgefühl seien sozusagen originaler wie altruistische Gefühle und daß im Innern das Schamgefühl viel stärker verankert ist, wie z. B. der Sinn für Eigentum oder das Interesse für das Leben des anderen.“ Die Entwickelung der altruistischen Gefühle ist in den einzelnen Fällen sehr verschieden, und um einen Mord bei vollem Bewußtsein der Bedeutung dieser Handlung zu begehen, genügt es für ein Individuum nicht, daß seine altruistischen Gefühle weniger tief verankert sind; solche Gefühle müssen ihm vollständig mangeln. Ich halte es daher für ausgeschlossen, daß ein Mensch, der in der Hypnose eine gegen sein Anstandsgefühl verstoßende Eingebung ablehnt, eine auf Mord gerichtete Eingebung realisiert, wenn er glaubt, daß es sich um mehr als eine bloße Fiktion handelt. Das Gefühl für die Heiligkeit des fremden Lebens ist bei intellektuell und ethisch einigermaßen normalen Individuen weit tiefer begründet und mächtiger als Anstands- und Schamgefühl, namentlich letzteres, welches bei sonst gleicher Moralität bei weiblichen Personen sehr verschieden entwickelt ist.

Überblicken wir die bezüglich der kriminellen Suggestionen vorliegenden experimentellen Erfahrungen, so läßt sich bei Abwägung aller in Betracht kommenden Momente nicht verkennen, daß der hypnotischen Suggestion nicht jene Macht zukommt, die ihre von manchen Seiten zugeschrieben wurde, die Macht, die den Hypnotisierten zu einem bloßen Werkzeug des Hypnotiseurs herabdrückt. Wohl entwickelte ethische Gefühle und Grundsätze, wie sie ein ausgeprägt sittlicher Charakter in sich schließt, gewährt dem Individuum einen sehr wirksamen Schutz nicht nur gegen kriminelle, sondern überhaupt gegen unmoralische und anstößige Eingebungen jeder Art. Auf der anderen Seite muß aber auch zugegeben werden, daß intellektuell und namentlich moralisch minderwertige Personen nicht über jene Hemmungen verfügen, die unter allen Umständen zu einem erfolgreichen Widerstand gegen kriminelle Suggestionen erforderlich sind. Die Annahme Forels, daß auch Menschen von gutem Charakter unter Umständen zur Realisierung verbrecherischer hypnotischer Suggestionen gebracht werden können, läßt sich vorerst nicht als begründet erachten. Es ist nicht der Nachweis erbracht worden, daß die betreffenden Hypnotisierten bei der Ausfüh-

[1]) Er weigerte sich, z. B. einer Dame die Hand zu küssen.

rung der suggerierten Tat nicht den Glauben hatten, daß es sich lediglich um einen fiktiven Akt handle, und der Hypnotiseur von ihnen die Ausführung eines wirklichen Verbrechens nicht verlangen könne. Dies aber ist das entscheidende Moment.

Ungleich wichtiger in forenser Hinsicht als die hypnotische Suggestion ist nach den derzeit vorliegenden Erfahrungen die Wachsuggestion. Eine Reihe Aufsehen erregender Prozesse, die sich in den letzten Dezennien in verschiedenen Ländern abspielten, hat in evidentester Weise dargetan, daß durch Wachsuggestion nicht nur Verbrechen angestiftet, sondern auch falsche Zeugenaussagen vor Gericht herbeigeführt werden können, wodurch die Ermittlung der Wahrheit in außerordentlich hohem Maße erschwert werden mag.

Forense Bedeutung kann jedoch nicht nur die von einem Einzelnen ausgehende und auf ein Einzelindividuum einwirkende Eingebung, sondern auch die suggestive Beeinflussung der Massen, wie sie durch die Presse und von der Rednerbühne aus geschieht, und umgekehrt die Suggestivwirkung der Masse auf den einzelnen in ihr Befindlichen erlangen. Für den von fanatischem Parteigeist erfüllten, wie für den infolge geistiger Beschränktheit urteilslosen Zeitungsleser bildet das Parteiorgan (unter Umständen auch der Parteiredner) ein Orakel, dessen Aussprüche ohne jede Kritik hingenommen werden und deshalb suggestiv wirken können. Die so traurigen kommunistischen Umsturzversuche, die sich in jüngster Zeit in Deutschland abspielten, bieten hierfür einen neuen Beleg. Es kann keinem Zweifel unterliegen, daß die große Masse der Aufrührer dem suggestiven Einflusse Folge leistete, welcher durch Hetzblätter ihrer Partei und gewissenlose Agitatoren auf sie ausgeübt wurde und ihnen die Schändlichkeit ihrer Gewaltakte ebensowenig wie ihre Nutzlosigkeit zum Bewußtsein kommen ließ.

Sachregister.

GPSR Compliance

The European Union's (EU) General Product Safety Regulation (GPSR) is a set of rules that requires consumer products to be safe and our obligations to ensure this.

If you have any concerns about our products, you can contact us on ProductSafety@springernature.com

In case Publisher is established outside the EU, the EU authorized representative is:

Springer Nature Customer Service Center GmbH
Europaplatz 3
69115 Heidelberg, Germany

Batch number: 10844827

Printed by Printforce, the Netherlands